Versorgungsepidemiologie des Ulcus cruris in Deutschland

Anna Kristina Heyer

Versorgungs-epidemiologie des Ulcus cruris in Deutschland

Erkrankungshäufigkeit, Versorgungsqualität und Prädiktoren der Wundheilung

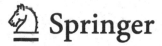 Springer

Anna Kristina Heyer
Hamburg, Deutschland

Dissertation Universität Bremen, 2015

ISBN 978-3-658-13320-7   ISBN 978-3-658-13321-4 (eBook)
DOI 10.1007/978-3-658-13321-4

Die Deutsche Nationalbibliothek verzeichnet diese Publikation in der Deutschen National-
bibliografie; detaillierte bibliografische Daten sind im Internet über http://dnb.d-nb.de abrufbar.

Springer

Gedruckt auf säurefreiem und chlorfrei gebleichtem Papier

Springer ist Teil von Springer Nature
Die eingetragene Gesellschaft ist Springer Fachmedien Wiesbaden GmbH

Vorwort

Mein besonderer Dank gilt Herrn Professor Dr. rer. nat. Gerd Glaeske für seine stets engagierte und freundliche Betreuung. Durch seine langjährige Expertise hat er wertvolle Anregungen sowie Korrekturen einfließen lassen und diese Arbeit in vielerlei Hinsicht erst ermöglicht.

Herrn Professor Dr. med. Matthias Augustin danke ich als seine Mitarbeiterin für die gemeinsame Projektarbeit in den letzten fünf Jahren und der Überlassung des Themas. Besonders bedanke ich mich für seine immer konstruktive Kritik und die Bereitschaft, jederzeit Fragen und Probleme zur Arbeit mit mir zu diskutieren.

Bei den Mitarbeitern und Mitarbeiterinnen des Zentrums für Sozialpolitik (Zes) der Universität Bremen möchte ich mich für die schöne und konstruktive Zeit in Bremen bedanken. Hier gilt mein Dank Professor Dr. P.H. Falk Hoffmann (jetzt Universität in Oldenburg), Dr. P.H. Kristin Sauer, Jana Schulze und Angela Fritsch, die mir inhaltlich, aber vor allem methodisch beigestanden haben.

Auch meinen Kollegen und Kolleginnen am Institut für Versorgungsforschung in der Dermatologie und bei Pflegeberufen (IVDP / CVderm) möchte ich an dieser Stelle danken. Sie haben mir vor allem durch Korrekturlesen dieser Dissertation geholfen. Insbesondere gilt mein Dank Katharina Klose (medizinische Dokumentarin), die das aufwändige Datenmanagement und das Datenmapping der klinischen Routinedaten durchgeführt hat, und Kerstin Protz (Wundmanagerin), die ihren klinischen und patientenorientierten Blickwinkel bei der Aufbereitung des Themas einfließen ließ.

Darüber hinaus möchte ich mich bei meinem Freund Tjerk, meiner Familie und meinen Freunden bedanken, somit bei all denen, die mich unermüdlich motiviert und mir den Rücken freigehalten haben.

Anna Kristina Heyer

Inhaltsverzeichnis

Abbildungsverzeichnis

Tabellenverzeichnis

Abkürzungsverzeichnis

AOK	Allgemeine Ortskrankenkassen
AWMF	Arbeitsgemeinschaft der Wissenschaftlichen Medizinischen Fachgesellschaften e.V.
BÄK	Bundesärztekammer
BIP	Bruttoinlandsprodukt
BKK	Betriebskrankenkassen
CVI	Chronisch venöse Insuffizienz
DRCW	Deutsches Register chronischer Wunden
DRG	Diagnosis Related Groups
G-BA	Gemeinsamer Bundesausschuss
GENMOD	generalisierten linearen Modells (GENMOD
GKV	Gesetzliche Krankenversicherung
GOP	Gebührenordnungsposition
GVW	Gesellschaft für Versorgungskonzepte in der Wundbehandlung mbH
IKK	Innungskrankenkassen
IV	Integrierte Versorgungsverträge
IVDP	Institut für Versorgungsforschung
KBV	Kassenärztliche Bundesvereinigung
KI	Konfidenzintervall
KI	Konfidenzintervall
KPE	Komplexe physikalische Entstauungstherapie
MD	Median
MW	Mittelwert
MW	Mittelwert
OECD	Organisation für wirtschaftliche Zusammenarbeit und Entwicklung
OPS	Operationsschlüssel
OR	Odds Ratio
pAVK	Periphere arterielle Verschlusskrankheit
PKV	Private Krankenversicherung
PZN	Pharmazentralnummer
R^2	Modellgüte
RCT	Randomisiert kontrollierte Studie
SGB V	Sozialgesetzbuch Fünftes Buch
SVR	Sachverständigenrat für die Begutachtung der Entwicklung im Gesundheitswesen
UC	Ulcus cruris
UCA	Ulcus cruris arteriosum
UCM	Ulcus cruris mixtum
UCV	Ulcus cruris venosum
VAS	Visuelle Analogskala
VO	Verordnung

Abstract

Background: Chronic wounds are of great socioeconomic relevance and are usually associated with a long, complicated, and burdensome disease course. In many cases, the quality of life of patients with chronic wounds is substantially impaired. Despite that, epidemiologic and health care analyses in routine care are scarce, published studies on epidemiology show wide variations. Nationwide data for Germany have not yet been published. The aim of this PhD thesis was to analyze population-based prevalence and incidence as well as the health care situation of chronic wounds in Germany. Furthermore, reliable predictors of wound healing were developed and validated.

Method: Secondary analyses of data from a large German statutory health insurance (SHI) (BARMER GEK with about 9 mio.-insured persons) and of clinical routine care were conducted. Several validity analyses werde conducted.

Results: In 2012, 1.04 % of insured persons had a diagnosis of a chronic wound and 0.43 % received wound treatment. Prevalence and incidence increased over the previous four years. Extrapolated to the German population, there were n=785.280 prevalent and n=196.320 incident chronic wounds, including n=325.867 / n=179.960 with wound-relevant treatment in 2012. Across Germany, 40 % of all patients with venous leg ulcers received compression treatment. In 2012, 53 % of persons with leg ulcers were treated both with hydroactive and conventional wound dressings. In contrast, in 36 % of cases only hydroactive and in 11 % only conventional dressing material was used. Consequently, care of patients with chronic wounds can be considered as inadequate. Large regional variations in wound-related health care were observed. In addition, only half of the patients were treated by a wound specialist and 36 % had an inpatient readmission. Furthermore, it was found that clinically relevant variables, like wound size, duration, clinical wound status and infection are predictive factors of wound healing.

Conclusion: There is an annually increasing frequency of chronic wounds in Germany. The internal validity analyses showed that wound treatment is a relevant identification variable for prevalence and incidence erstimations of leg ulcers. Although it is a recommended by guidelines, there still is an underprovision of care in certain fields, e.g. compression treatment in incidental leg ulcers. Furthermore, in- and outpatient (interface) management of patients with leg ulcers is still insuficcient. Therefore, there are methodological restrictions in using claims data of German statutory health insurance for epidemiological and health care services reserach in wound care.

Einleitung

Das deutsche Gesundheitssystem nimmt volkswirtschaftlich eine bedeutende Rolle ein und liegt im internationalen Vergleich bei Betrachtung des Anteils der Gesundheitsausgaben am Bruttoinlandsprodukt auf den oberen Rängen (Destatis, 2015; OECD, 2015). Laut des Sachverständigenrats zur Begutachtung der Entwicklung im Gesundheitswesen sollte das deutsche Gesundheitssystem eine Qualitätssteigerung, eine stärkere Patientenorientierung sowie eine verbesserte Effizienz- und Kostenstruktur bei gleichzeitig hoher Leistung zum Ziel haben (SVR Gesundheit, 2000/2001). Zur Optimierung des Gesundheitssystems bedarf es demnach zukünftig der gleichzeitigen Verbesserung der Qualität und der Wirtschaftlichkeit der Versorgung. Die Versorgungsforschung unter Alltagsbedingungen, so auch im Bereich chronischer Wunden, kann hierzu einen wichtigen Beitrag leisten.

Zu den chronischen Wunden gehört das Ulcus cruris mit einem Anteil von 57-80 % und zählt neben dem Dekubitus und dem diabetischen Fußulcus zu den häufigsten chronischen Wunden (Deutsche Gesellschaft für Wundheilung und Wundbehandlung e.V. 2012; Körber et al., 2011). Patienten mit einem Ulcus cruris sind in ihrer Lebensqualität sehr eingeschränkt, benötigen einen hohen pflegerischen sowie medizinischen Aufwand und nehmen das Gesundheitssystem verstärkt in Anspruch. Im Zuge des demografischen Wandels und der dadurch bedingten zunehmenden Zahl an Gefäßerkrankungen bei älteren Menschen muss mit einem weiteren Zuwachs dieser Erkrankung gerechnet werden (Augustin & Debus 2009, Augustin et al. 2011). Trotz dieser Bedeutung des Ulcus cruris sind Daten zur Epidemiologie und Versorgungsqualität in Deutschland bisher rar.

Ziel der vorliegenden Arbeit wird es daher sein sowohl epidemiologische Angaben als auch die Versorgungssituation von Patienten mit Ulcus cruris in Deutschland zu untersuchen. Darüber hinaus wird ein Vorhersagemodell des Behandlungserfolges (Wundheilung) entwickelt und validiert. Datengrundlage bilden hierbei Sekundärdaten der gesetzlichen Krankenversicherung (GKV). Zur validen Schätzung der Erkrankungshäufigkeit wird auf Basis dieser Daten eine interne Diagnosevalidierung durchgeführt und zur Überprüfung der Übertragbarkeit des entwickelten Prädiktionsmodells - im Sinne einer externen Validitätsprüfung – werden zusätzlich Sekundärdaten aus der klinischen Routine herangezogen. Damit liefert die vorliegende Arbeit eine wichtige epidemiologische und versorgungswissenschaftliche Grundlage, um die aktuelle Versorgungsrealität abzubilden, aber auch für die Entwicklung neuer Versorgungskonzepte, die zur Optimierung des deutschen Gesundheitssystems und der Versorgung von Patienten mit einem Ulcus cruris beitragen können.

Zur Verdeutlichung der eingangs geschilderten Herausforderung und des daraus resultierenden Bedarfs nach einer Optimierung des deutschen Gesundheitssystems wird zu
Beginn der Arbeit zunächst das deutsche Gesundheitssystem ausführlich beschrieben
sowie die aktuelle und zukünftige Problematik skizziert. Um die benannten ökonomischen und qualitätsbezogenen Probleme im Gesundheitswesen zu bearbeiten, bedarf
es außerdem der Kenntnis und Beschreibung der aktuellen Versorgungssituation.
Hierfür spielt die Versorgungsforschung eine bedeutende Rolle. Daher wird diese im
Anschluss an die Hintergrunddarstellung mit den folgenden Themen näher beleuchtet:
Was die Versorgungsforschung beinhaltet, welchen Beitrag dieser Forschungszweig,
der in den letzten Jahren an Relevanz gewonnen hat, für das Gesundheitssystem leisten
kann und welcher Methoden sich diese bedient. Um die Bedeutung der untersuchten
Erkrankung vertiefend darzustellen, werden im Hintergrund der Arbeit neben einer
kurzen Erläuterung des klinischen Erscheinungsbildes des Ulcus cruris die patientenbe-
richteten Einschränkungen sowie die ökonomische Relevanz der Erkrankung erläutert.
Darüber hinaus wird außerdem eine ausführliche Beschreibung des Versorgungsbedarfs
anhand von leitliniengerechten Therapien und Qualitätsindikatoren der Wundversorgung
sowie die Umsetzung der benannten Behandlungsempfehlungen anhand der aktuellen
Literatur beschrieben. Für die Entwicklung eines Vorhersagemodells wird ein kurzer
Überblick über bereits publizierte Prädiktoren der Wundheilung gegeben. Das einfüh-
rende Hintergrundkapitel endet mit einer Vertiefung der Methoden der Versorgungsforschung, welche in dieser Arbeit Anwendung finden wird.
Basierend auf den Schlussfolgerungen des Hintergrundes schließt sich die Formulierung
des Forschungsgegenstandes und der Hauptfragestellungen der vorliegenden Arbeit an.
Die zur Beantwortung der Fragestellungen herangezogenen Sekundärdaten der GKV
und der klinischen Routine werden anschließend in der Methodik dieser Arbeit ausführlich beschrieben. Bei den GKV-Sekundärdaten handelt es sich um Daten der BARMER
GEK, welche mit ca. 9 Mio. Versicherten 10 % der deutschen Bevölkerung repräsentiert.
Im Gegensatz zu den Datenquellen der bislang auf diesem Gebiet publizierten Studien
handelt es sich bei diesen Daten um eine im Längsschnitt betrachtete, bevölkerungsbezogene, sektorenübergreifende und weitestgehend unselektierte Kohorte. Um die Validität der geschätzten administrativen Erkrankungshäufigkeit zu prüfen, werden verschiedene Ziehungskriterien als interne Diagnosevalidierung angewendet. Die klinischen Sekundärdaten aus der Behandlungsroutine, welche als externe Validitätsprüfung des Vorhersagemodells dienen, werden deutschlandweit in verschiedenen spezialisierten
Wundnetzen erhoben. Zur Identifizierung möglicher Prädiktoren des Behandlungserfolges (Wundheilung) und, um eine möglichst reale Versorgungssituation abbilden zu

können, wird die Wunddauer, welche in den GKV-Routinedaten nicht als eigenständige Information enthalten ist, anhand von vorliegender wundrelevanter Parameter modelliert.

Die daran anschließende ausführliche Beschreibung der so gewonnenen Ergebnisse zur Versorgungssituation auf Basis von transsektoralen Behandlungsverläufen in den GKV-Routinedaten umfasst die Beschreibung der administrativen Erkrankungshäufigkeit, die Erkrankungsschwere (als Mortalität sowie Morbidität), die modellierte durchschnittliche Abheilungszeit sowie die Darstellung des Versorgungsgeschehens und der Grad der Umsetzung einer leitliniengerechten Versorgung. Neben der deskriptiven Beschreibung der Inanspruchnahmehäufigkeiten bestimmter leitliniengerechter Behandlungen werden außerdem regionale als auch soziodemografische Unterschiede untersucht. Die Ergebnisse auf Basis der klinischen Sekundärdaten zur Versorgungssituation und der Versorgungsqualität von Patienten, deren Behandlung in spezialisierten Wundnetzen erfolgt, werden anschließend beschrieben.

Eine Gegenüberstellung und Beleuchtung der Validität, sowie der Vor- und Nachteile beider Datenquellen wird in der Diskussion vorgenommen und die Ergebnisse im Kontext der aktuellen Literatur diskutiert. Abschließend wird im Fazit dieser Arbeit der Versorgungs- und Handlungsbedarf, welcher sich aus den Erkenntnissen der Versorgungsrealität und den Prädiktoren der Wundheilung ableiten lässt, skizziert, um zukünftig die Versorgungssituation von Patienten mit einem Ulcus cruris nachhaltig zu verbessern und die Ressourcen des deutschen Gesundheitssystems zielgerichtet einzusetzen.

1. Hintergrund

1.1. Das deutsche Gesundheitssystem

In Deutschland wird den Prinzipien des deutschen Sozialstaats entsprechend die Absicherung im Erkrankungsfall durch das Sozialversicherungssystem gewährleistet. Das deutsche Sozialversicherungssystem bietet soziale Absicherung wie finanziellen Schutz vor den Risiken Krankheit, Arbeitslosigkeit, Betriebsunfälle, Alter und Pflegebedürftigkeit. Das Sozialversicherungssystem wird neben der steuerlichen Finanzierung überwiegend durch die Beitragsfinanzierungen der Erwerbstätigen getragen.

Die Absicherung eines Erkrankungsfalles und der Anspruch auf Leistungen, um Gesundheit zu erhalten und wiederherzustellen oder den Gesundheitszustand zu verbessern, wird in Deutschland durch eine Krankenversicherung geleistet. Die Krankenversicherung wird dabei in zwei unterschiedliche Systeme unterteilt: die gesetzliche Krankenversicherung (GKV) und die private Krankenversicherung (PKV). Grundsätzlich ist der Erwerbstätigenstatus mit einer Versicherungspflicht verbunden und die Höhe der Beiträge richtet sich nach dem Einkommen der Erwerbstätigen. Die Finanzierung der GKV wird überwiegend durch die Beitragsfinanzierung der Erwerbstätigen getragen. Die Höhe des Beitrages orientiert sich an der Beitragsbemessungsgrenze und am Einkommen (Brutto) des Versicherten und betrug im Jahr 2014 15,5%, davon entfallen 8,2 % auf den Arbeitnehmer und 7,3 % auf den Arbeitgeber. Ausnahmen einer solchen Versicherungspflicht stellen hierbei Arbeitnehmer oberhalb einer bestimmten Einkommensgrenze (Versicherungspflichtgrenze: Bruttoeinkommen in Höhe von 48.600 € / Jahr, 2014), Selbstständige sowie Beamte dar. Berechtigt für eine Vollversicherung in der PKV sind Personen, die nicht einer Versicherungspflicht unterliegen. Die Leistungen der GKV werden neben dem Kostenerstattungsprinzip überwiegend über das Sachleistungsprinzip getragen. Dies bedeutet, dass der Patient durch die Mitgliedschaft in einer Krankenkasse unentgeltlich Behandlungen und medizinische Leistungen erhält, die als wirtschaftlich, ausreichend und zweckmäßig nach dem 5. Buch des Sozialgesetzbuches (SGB V) § 12 festgeschrieben und am individuellen Bedarf orientiert sind. Es geht also nicht um ein Maximum an Leistungen, sondern um die Notwendigkeit und den Nutzen für die Patientinnen und Patienten. Solche medizinischen Leistungen sind im Leistungskatalog der GKV festgeschrieben. Die entstandenen Kosten der in Anspruch genommenen Leistung des Leistungsanbieters (Arzt, Krankenhaus, Apotheker, Physiotherapeut u.a.) werden dementsprechend direkt von der Krankenkasse erstattet.

Mit einem Versichertenanteil von knapp 90% der deutschen Bevölkerung ist die GKV das größte Krankenversicherungssystem in Deutschland (GKV-Spitzenverband, 2012).

Zu den Trägern der GKV zählen: die Allgemeinen Ortskrankenkassen (AOK), die Betriebskrankenkassen (BKK), die Innungskrankenkassen (IKK), die Ersatzkassen, die landwirtschaftliche Sozialversicherung sowie die Knappschaft als Selbstverwaltungskörperschaften des öffentlichen Rechts nach § 4 SGB V. Die Zahl der Krankenkassen hat sich im Laufe der Jahre deutlich reduziert. Waren es im Jahr 1990 noch 1147 Krankenkassen, existieren aktuell noch insgesamt 124 Krankenkassen (Stand 01.07.2015) (GKV-Spitzenverband, 2015a).

Volkswirtschaftlich nimmt das Gesundheitswesen eine bedeutende Rolle ein. Seit 1995 sind die gesamten Gesundheitsausgaben im Gesundheitssystem (GKV, PKV, Eigenleistungen) zur Versorgung von Patienten um insgesamt 129 Milliarden (Mrd.) €, nämlich von 186 Mrd. € auf 315 Mrd. € im Jahr 2013 angestiegen (Destatis, 2013). Die Pro-Kopf Ausgaben, somit die Gesundheitsausgaben je Bundesbürger, belaufen sich auf 3.910 € im Jahr 2013 (Destatis, 2013). Wird der Anteil der Gesundheitsausgaben am Bruttoinlandsprodukt (BIP) betrachtet, belaufen sich die Gesundheitsausgaben im Jahr 2013 auf 11,2 % des BIP. Im internationalen Ranking der OECD Länder liegt Deutschland seit den 90er Jahren auf den oberen Rängen (OECD, 2015). An der Spitze lag im Jahr 2013 mit 16,4 % die USA, gefolgt von den Niederlanden sowie der Schweiz mit 11,1 % und Schweden neben Deutschland mit 11,0 %.

Etwa 60 % aller Gesundheitsausgaben, 183 Mrd. € von 315 Mrd. € im Jahr 2013, entfallen auf die GKV, die somit den Hauptfinanzierer unseres Gesundheitswesens darstellt (GKV-Spitzenverband, 2015a). Bei Betrachtung der einzelnen Leistungsbereiche der GKV zeigt sich, dass Krankenhausbehandlungen mit einem Anteil von 68 Mrd. € (35,1 %) den größten Ausgabensektor darstellen, gefolgt von Arzneimitteln mit 34 Mrd. € (17,2 %) und ärztlichen Behandlungen mit 33 Mrd. € (17,3 %) (Abbildung 1-1). Bedingt durch den demografischen Wandel wird der Anteil an älteren Menschen (über 65 Jahre) bis zum Jahr 2030 um rund ein Drittel (33 %) ansteigen. Hingegen wird der Anteil der Erwerbstätigen zwischen 20 und 65 Jahren um ca. 15 % sinken (Statistische Ämter des Bundes und der Länder, 2011). Dies bedeutet, dass durch den demografischen Wandel eine Verringerung der Einnahmen sowie ein Anstieg der Ausgaben stattfinden werden; denn mit zunehmendem Lebensalter lässt sich auch ein Anstieg der Kosten erkennen. Die durchschnittlichen Kosten steigen von 2.140 € im Alter zwischen 15 und 65 Jahren auf 6.520 € im Alter von 65 bis 85 Jahren und auf 14.840 € bei über 85 Jahren (Gesundheitsberichterstattung des Bundes, 2008). Jedoch scheint neben dem Alter vor allem die „zeitliche Nähe zum Tod" eine entscheidende Einflussvariable hinsichtlich der Kosten zu sein (Nöthen, 2011). Nicht nur der demografische Wandel

kann einen Effekt auf die Einnahmen- sowie Ausgabenseite haben. Auch weitere gesell-
schaftliche Faktoren wie die Zunahme altersbedingter chronischer Erkrankungen,
müssen zukünftig berücksichtigt werden (Robert Koch-Institut Berlin, 2012).

Abbildung 1-1: Ausgaben für einzelne Leistungsbereiche der GKV 2014 in Mrd. Euro

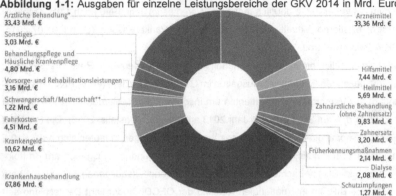

Ärztliche Behandlung*
33,43 Mrd. €

Sonstiges
3,03 Mrd. €

Behandlungspflege und
Häusliche Krankenpflege
4,80 Mrd. €

Vorsorge- und Rehabilitationsleistungen
3,16 Mrd. €

Schwangerschaft/Mutterschaft**
1,22 Mrd. €

Fahrkosten
4,51 Mrd. €

Krankengeld
10,62 Mrd. €

Krankenhausbehandlung
67,86 Mrd. €

Arzneimittel
33,36 Mrd. €

Hilfsmittel
7,44 Mrd. €

Heilmittel
5,69 Mrd. €

Zahnärztliche Behandlung
(ohne Zahnersatz)
9,83 Mrd. €

Zahnersatz
3,20 Mrd. €

Früherkennungsmaßnahmen
2,14 Mrd. €

Dialyse
2,08 Mrd. €

Schutzimpfungen
1,27 Mrd. €

* Nicht berücksichtigt wurden die gezahlten Beträge für Früherkennung, Impfungen, ehemals Sonstige Hilfen und Dialyse-Sachkosten.
** ohne stationäre Entbindung
Darstellung: GKV-Spitzenverband; Quelle: Amtliche Statistik KJ 1

(GKV-Spitzenverband, 2015a)

Somit zeigt sich, dass bedingt durch die zukünftige Veränderung der Bevölkerungsstruk-
tur, durch das sinkende Erwerbstätigenpotenzial und die Veränderung der alters- und
morbiditätsbezogenen Gesundheitsausgaben, der demografische Wandel zunehmend
an Bedeutung gewinnen wird und das deutsche Gesundheitssystem neuen Herausforderungen gewachsen sein muss.

Im Gutachten „Bedarfsgerechtigkeit und Wirtschaftlichkeit" betont der Sachverständi-
genrat wiederholt: „(...) dass das deutsche Gesundheitswesen unbeschadet seiner viel-
fältigen Vorzüge, die auch aus internationaler Perspektive hervorstechen, in Form von
Über-, Unter- und Fehlversorgung noch ein beachtliches Potenzial zur Erhöhung von
Effizienz und Effektivität der Gesundheitsversorgung aufweist, das es aus normativer
Sicht soweit wie möglich auszuschöpfen gilt" (Sachverständigenrat für die Konzertierte
Aktion im Gesundheitswesen (SVR Gesundheit), 2000/2001, S. 17). Es wird insgesamt
eine nur befriedigende Kosten-Nutzen-Relation festgestellt (Sachverständigenrat zur
Begutachtung der Entwicklung (SVR Gesundheit), 2012).

Hierbei scheinen vor allem strukturelle Probleme im Vordergrund zu stehen. Zur Verbesserung der Effizienz und Effektivität des Gesundheitssystems wird insbesondere die
Problematik der bestehenden Versorgungsbrüche durch die bestehenden Schnittstellen
zwischen der ambulanten und der stationären Versorgung in den Mittelpunkt gestellt.

Von diesem mangelnden Schnittstellenmanagement zwischen der stationären und ambulanten Versorgung sind vor allem Patienten mit chronischen Krankheiten und Multimorbidität betroffen, die das System stärker in Anspruch nehmen und lange Behandlungskarrieren aufweisen. Neben der demografischen Veränderung und der strukturellen Veränderung der stationären Versorgung, unter anderem durch die Einführung der diagnosebezogenen Fallgruppen der Diagnosis Related Groups (DRG) und der dadurch sich weiter entwickelnden Reduzierung der stationären Liegedauer sowie der Bettenanzahl, ist die Bedeutung der Schnittstellen zwischen der stationären und ambulanten Versorgung stärker in den Fokus gerückt. Durch die Verkürzung der Liegedauer werden Patienten vermehrt mit noch bestehenden gesundheitlichen Problemen entlassen, was mit einem höheren Bedarf an anspruchsvoller Folgeversorgung einhergeht. Im Jahr 2007 wurde die Herausforderung der Schnittstellenproblematik erkannt und mit dem Gesetz zur Stärkung des Wettbewerbs in der GKV sowie im Jahr 2011 im Gesetz zur Verbesserung der Versorgungsstrukturen in der GKV aufgegriffen und durch das Recht der Patienten auf ein Versorgungsmanagement sowie Entlassungsmanagement durch Ergänzung im SGB V weiter betont. Als zentrales Ziel soll die Versorgung des Patienten als eine multiprofessionelle Aufgabe verstanden werden, bei der der Kommunikations- und Informationsaustausch zwischen den Sektoren (Schnittstellen) und auch innerhalb der ambulanten Versorgung (intra-sektoral), zum Erreichen einer verbesserten Versorgung und einer stattfindenden Versorgungskontinuität führen soll. Das Gesundheitssystem sollte eine Qualitätssteigerung, eine stärkere Patientenorientierung, sowie eine verbesserte Effizienz- und Kostenstruktur bei gleichzeitig hoher Leistung zum Ziel haben (Sachverständigenrat für die Konzertierte Aktion im Gesundheitswesen (SVR Gesundheit), 2000/2001). Zur Optimierung des deutschen Gesundheitssystems bedarf es daher zukünftig der gleichzeitigen Verbesserung von Qualität und Wirtschaftlichkeit der Versorgung. Hierbei kann die Versorgungsforschung mit ihren Analysergebnissen aus der realen Versorgung und Hinweisen auf Über-, Unter- und Fehlversorgung einen wesentlichen Beitrag leisten.

1.2. Der Beitrag der Versorgungsforschung

Die Bewertung der Versorgungsqualität berücksichtigt Behandlungsergebnisse von Versorgungsprozessen aus den verschiedenen Perspektiven der Leistungserbringer und -nehmer und orientiert sich an einheitlichen und standardisierten Methoden zur Evaluation sowie an der wissenschaftlichen Evidenz (Helou et al., 2002). Diese Bewertung und Darstellung der Qualität der Versorgung ist ein zentraler Teil der Versorgungsforschung,

der „(...) die Kranken- und Gesundheitsversorgung und ihre Rahmenbedingungen be-
schreibt und kausal erklärt, zur Entwicklung wissenschaftlich fundierter Versorgungskonzepte beiträgt, die Umsetzung neuer Versorgungskonzepte begleitend erforscht und die
Wirksamkeit von Versorgungsstrukturen und -prozessen unter Alltagsbedingungen evaluiert" (Pfaff, 2003, S.13).

Versorgungsforschung befasst sich somit mit der Identifizierung von Unter-, Über-, und
Fehlversorgung (Glaeske et al., 2009). Der Fokus liegt auf der Patientenorientierung und
der Erfassung eines (zusätzlichen) Nutzens (effectiveness) auf der Basis der belegten
Wirksamkeit (efficacy). Die Versorgungsforschung unter Alltagsbedingungen stellt eine
wichtige Ergänzung zur klinischen Untersuchung dar, welche die Wirksamkeit unter randomisiert kontrollierten Bedingungen erfasst. Klinische Studien weisen durch die enge
Formulierung der Ein- und Ausschlusskriterien häufig ein stark selektiertes Patientenkollektiv auf. Zudem ergibt sich aus dieser Selektion nur eine eingeschränkte Übertragbarkeit der Ergebnisse auf die tatsächliche Versorgung der Patienten. Daten aus randomisiert kontrollierten Studien repräsentieren daher nur einen kleineren Teil der im Alltag zu
versorgenden Patienten und überschätzen oftmals die therapeutische Wirksamkeit. So
zeigte sich beispielsweise in der Studie von Farahani im Vergleich zu Studien unter Alltagsbedingungen eine deutliche Überschätzung der Effizienz einer Biologikatherapie bei
Psoriasis (Farahani et al., 2006). Ein weiterer Kritikpunkt ist die eingeschränkte Aussa-
gekraft über harte und seltene Endpunkte, z.B. Infarkte, Schlaganfall oder Tod sowie zu
unerwünschten Ereignissen, die wegen der geringen Fallzahl in randomisiert kontrollierten Studien gar nicht oder nur selten zu erheben sind. Des Weiteren gibt es in der
klinischen Forschung kaum Zulassungsstudien, welche die Wirksamkeit verschiedener
Therapieoptionen miteinander vergleichen (Head-to-Head). Auch hier trägt die Versorgungsforschung dazu bei, die Effektivität unter Alltagsbedingungen durch vergleichende
Effektivitätsforschung, die sogenannte „comparative effectiveness research", zu untersuchen. Der Wert versorgungswissenschaftlicher Studien unter Alltagsbedingungen im
Vergleich zur klinischen Forschung ist daher unübersehbar.

Häufig wird die Versorgungsforschung neben der grundlagenorientierten Forschung, der
krankheitsorientierten Forschung (z. B. Tierversuche) und der patientenorientierten
Forschung (z. B. klinische Studien) auch als vierte Säule der medizinischen Forschung,
oder als letzte Stufe bzw. Meile der Forschung bezeichnet (Neugebauer et al., 2008).
Ziel der Versorgungsforschung ist es, mittels wissenschaftlich ermittelten und fundierten
Erkenntnissen über grundlegendes und praxisorientiertes Wissen über die Versorgung
eine Optimierung des deutschen Gesundheitssystems zu erreichen. Zentrale Aufgaben

der Versorgungsforschung sind die *beschreibende Versorgungsforschung* und die *erklärende Versorgungsforschung*: die Bewertung sowie Erklärung der Versorgungssituation durch Identifizierung von Einflussfaktoren (Pfaff, 2003). Neben Fragen zur Prävalenz, Inzidenz und der „Effectiveness" unter Alltagsbedingungen bestimmter Therapien sowie der Beschreibung bestehender Verteilungs- und Zugangsbarrieren widmet sich die Versorgungsforschung zudem der Frage nach bestmöglichen Organisationsformen, also den Beziehungen zwischen Struktur-, Prozess- und Ergebnisqualität und deren Auswirkungen auf das Gesundheitssystem (Glaeske et al., 2009). Damit übernimmt die Versorgungsforschung die Aufgabe, die Versorgung der Patienten im Rahmen einer „Ist-" sowie einer „Defizit-Analyse" zu analysieren und zu beschreiben. Anhand dieser beschriebenen Versorgungssituation können mögliche Versorgungsmodelle und Konzepte zur Optimierung entwickelt und mittels Methoden der Versorgungsforschung evaluiert werden.

Je nach Fragestellung bedient sich die Versorgungsforschung unterschiedlicher vorliegender Instrumente und Methoden. Neben Primärdaten, die eigens zum Zweck der Fragestellung erhoben werden, können hierfür des Weiteren Daten aus epidemiologischen Studien, aus Registerstudien sowie aus Sekundärdaten der GKV, welche nicht speziell für Forschungszwecke erhoben wurden, herangezogen werden. Sekundärdaten der GKV sind Abrechnungsdaten der Krankenkassen, die für wissenschaftliche Zwecke zur Verfügung gestellt werden können.

Die Ergebnisse der Versorgungsforschung dienen somit in Deutschland auch als Entscheidungshilfe politischer Akteure hinsichtlich der Finanzierbarkeit bestimmter Leistungen. Sie helfen aber auch bei der Wahl von Entscheidungskriterien, die zum Beispiel zur Überprüfung der Qualität der medizinischen Versorgung unter Berücksichtigung einer transsektoralen Betrachtung herangezogen werden können. Die zunehmend politische Bedeutung der Versorgungsforschung wird durch die gesetzliche Förderung im Koalitionsvertrag der großen Koalition CDU/CSU und SPD unter Beweis gestellt. In einem sogenannten Innovationsfond werden pro Jahr Beträge in Höhe von 300 Mio. Euro für neue Versorgungskonzepte zur Verfügung gestellt, von denen 75 Mio. Euro für die Versorgungsforschung und 225 Mio. Euro für innovative sektorenübergreifende Versorgungsformen, die über die Regelversorgung hinausgehen, verwendet werden (Koalitionsvertrag, 2013, S.55). Mit dem Gesetz zur Stärkung der Versorgung in der gesetzlichen Krankenversicherung (Versorgungsstärkungsgesetz), welches seit dem 23. Juli 2015 in Kraft getreten ist, wurde der Innovationsfond beim Gemeinsamen Bundesausschusses (G-BA) zunächst für die Jahre 2016 bis 2019 eingerichtet (GKV-VSG,

2015). Die Vergabe der Mittel erfolgt durch jährliche Ausschreibungen und Kriterien des G-BA.

1.3. Darstellung und Bedeutung der Erkrankung von Patienten mit Ulcus cruris

Wegen gesellschaftlichen Veränderungen, des demografischen Wandels und der damit einhergehenden absoluten Zunahme von Menschen im höheren Alter sowie der Zunahme an Multimorbidität wird das Gesundheitssystem zukünftig neuen Herausforderungen gewachsen sein müssen. Neben vielen anderen Krankheiten werden auch chronische Wunden in Zukunft weiter an Bedeutung gewinnen, vor allem bedingt durch die zunehmende Zahl von Gefäßerkrankungen älterer Menschen.

Schon heute sind chronische Wunden, im Speziellen das Ulcus cruris (Geschwür an den unteren Extremitäten), häufig für die Patienten äußerst belastend. Chronische Wunden sind zudem mit hohen Krankheitskosten verbunden und schränken die Lebensqualität der Patienten stark ein (Augustin et al., 2011). Die Versorgung von Patienten mit chronischen Wunden gilt bislang als unzureichend, jedoch sind Daten über die Art und Qualität der Versorgung der Betroffenen in Deutschland rar.

In diesem Kapitel wird neben der Darstellung und Beschreibung der Ursachen und des klinischen Erscheinungsbildes des Ulcus cruris auch die Erkrankungshäufigkeit, die epidemiologische Bedeutung, beschrieben. Anschließend werden die gesundheitsbezogene Lebensqualität des Patienten und die Kosten der Versorgung vorgestellt, um die Relevanz der Erkrankung von Patienten mit einem Ulcus cruris zu verdeutlichen.

1.3.1. Das klinische Bild des Ulcus cruris

Chronische Wunden, im Speziellen des Ulcus cruris, sind häufig und für die Patienten äußerst belastend. Als chronisch werden Wunden bezeichnet, die innerhalb von drei Monaten keine Heilungstendenzen aufzeigen (Dissemond, 2006). Das Ulcus cruris ist ein Unterschenkelgeschwür mit unterschiedlicher Ätiologie. Die häufigsten Erscheinungsformen sind:

- – das Ulcus cruris venosum,
- – das Ulcus cruris arteriosum und
- – die gemischt arterio-venöse Ulzeration bzw. das Ulcus cruris mixtum.

Ursächlich für die Erkrankung ist eine chronische Gefäßkrankheit. Die Versorgung des menschlichen Körpers und des Beines mit Sauerstoff werden über die Blutgefäße der Venen und Arterien geregelt. Die Arterien führen das sauerstoffreiche Blut vom Herzen in die Körperteile, die Venen, führen das sauerstoffarme Blut zurück zum Herzen. Die

Kapillaren (Haargefäße) befinden sich zwischen den Blutgefäßen und geben den Sauerstoff an die Zellen und das Gewebe ab. Der Blutdruck in den Venen ist deutlich geringer als in den Arterien. Die Fuß- und die Beinmuskulatur dienen als natürliche Pumpe und unterstützen den Rückfluss des Blutes durch Druck der Muskeln. Die Venenklappen verhindern einen Rückfluss des Blutes durch die Schwerkraft.

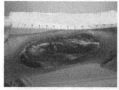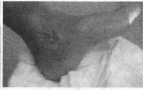

(Fotos: Kerstin Protz)

Abbildung 1-2: Das Ulcus cruris arteriosum (links) und venosum (rechts)

Das Ulcus cruris gehört neben dem Dekubitus und dem Diabetischen Fußulcus mit einem Anteil von 57-80 % zu den häufigsten chronischen Wunden (Deutsche Gesellschaft für Wundheilung und Wundbehandlung e.V., 2012; Körber et al., 2011). Das Ulcus cruris stellt in der Regel die schwerste Form der Grunderkrankung dar, wie die chronisch venöse Insuffizienz (CVI) oder die periphere arterielle Verschlusskrankheit (pAVK). Unter einem Ulcus cruris venosum, woran die Mehrheit der Ulcus cruris Patienten mit 37-80 % erkrankt, versteht man einen Substanzdefekt im pathologisch veränderten Gewebe des Unterschenkels infolge einer venösen Abflussstörung, der CVI (Deutsche Gesellschaft für Phlebologie, 2008). Durch die chronisch venöse Insuffizienz kommt es zur Störung der Makro- und Mikrozirkulation und langfristig zu einer ambulatorischen Hypertonie des Venensystems der unteren Extremitäten, gefolgt von einer venösen Hypervolämie[1]. Diese schädigt durch erhöhten transmuralen[2] Druck in den (post)kapillären Gefäßen die Endgefäße der Haut (Hautkapillaren) und bewirkt eine chronisch entzündliche Reaktion sowie eine Veränderung der Haut (Dermatoliposklerose und Atrophie blanche), was schließlich zur Ulzeration führt (Deutsche Gesellschaft für Phlebologie, 2008). Zahlen zur Prävalenz der CVI zeigen, dass diese in Deutschland stark verbreitet sind und mit zunehmenden Alter stark ansteigen (Rabe et al., 2003; Rabe et al., 2009). Bei ca. 3 % der Patienten mit einer chronisch venösen Insuffizienz entwickelt sich ein Ulcus cruris venosum (Protz, 2014).

---

[1] Venöse Hypervolämie = beinhaltet sowohl die Erhöhung des intravasalen Druckes im Venensystem als auch die Unfähigkeit des Systems, eine adäquate Druckreduktion in abhängiger Lage durch Aktivierung der Muskel-Gelenk-Pumpen zu erreichen

[2] transmural = durch eine Organwand hindurch

Aus der peripheren arteriellen Verschlusskrankheit (pAVK), die zu 90% durch eine Arte-riosklerose (Arterienverkalkung) verursacht wird, entsteht das Ulcus cruris arteriosum mit einer Häufigkeit unterhalb der des Ulcus cruris venosum, nämlich in 4-30 %. Auch hierbei handelt es sich um eine chronische Gefäßkrankheit, einen Verschluss oder eine Verengung der Arterien und seltener der Hauptschlagader (Aorta). Wenn beide kausal relevanten Faktoren, wie eine pAVK und eine CVI vorliegen, wird von einem Ulcus cruris mixtum oder einer gemischten arterio-venösen Ulzeration am Unterschenkel gespro-chen. Die Prävalenz der pAVK wird zwischen 3-10 % geschätzt und steigt auf bis zu 20 % abeinem Alter von 70 Jahren an (Deutsche Gesellschaft für Angiologie, 2009). Diese wird bei 10-20 % der Patienten mit einem Ulcus cruris diagnostiziert.

Patienten mit Ulcus cruris zeigen hohe Morbiditätsraten. Signifikant häufiger haben Patienten mit einem Ulcus cruris im Vergleich zu einer Ulcus cruris freien Vergleichsko-horte als Begleiterkrankung eine Herzinsuffizienz, eine periphere arterielle Verschluss-krankheit und Diabetes mellitus (Wipke-Tevis et al., 2000). Patienten mit einem Ulcus cruris arteriosum haben ein erhöhtes Risiko, einen Herzinfarkt oder einen Schlaganfall zu erleiden (Protz, 2014).

1.3.2. Prävalenz und Inzidenz des Ulcus cruris

Die Prävalenz des Ulcus cruris steigt mit zunehmendem Alter an. Dieser Alterseffekt auf die Prävalenz- oder Inzidenzraten wurde weltweit in der Mehrheit der Studien beobachtet (Margolis et al., 2002; Walker et al., 2002; Heit et al., 2001; Nelzen et al., 1996; O'Brien et al., 2000; Baker und Stacey, 1994). Ein geschlechtsspezifischer Unterschied fand sich nur in wenigen Arbeiten (Margolis et al., 2002). Altersadjustierte Inzidenzen zeigten aber eine höhere Rate bei Frauen als bei Männern (Heit et al., 2001). Laut der Bonner Ve-nenstudie litten insgesamt 0,7 % der Bevölkerung an einem abgeheilten oder bestehen-den (floriden) Ulcus cruris venosum (Rabe et al., 2003). 0,1 % wurden bei einer ärztlichen Untersuchung als florides Ulcus cruris eingestuft (CEAP C6; aktives Unterschenkelgeschwür) und somit 0,6 % als geheiltes Unterschenkelgeschwür. Die Prävalenz im Alter zwischen dem 30. und 39. Lebensjahr lag bei 0,2 %, zwischen 60 und 69 Jahren bei 1,1 % und im Alter zwischen 70 und 79 Jahren bei 2,4 %.

In einer Querschnittstudie, die in einer randomisierten Stichprobe von 520 ambulanten Pflegediensten in Nordrhein-Westfalen durchgeführt wurde, konnte eine Prävalenz des Ulcus cruris von 2,7 % bei solchen Patienten ermittelt werden, die einen ambulanten Pflegedienst in Anspruch nehmen (Laible et al., 2002).

Unter Berücksichtigung internationaler Studien liegt in England eine Prävalenz zwischen 0,1 % und 1,7 % vor (Margolis et al., 2002; Moffatt et al., 2004; Vowden und Vowden,

2009). In Irland zeigt sich ebenfalls ein heterogenes Bild. Die Prävalenz wird zwischen 0,1 % und 2,9 % geschätzt (McDermott-Scales et al., 2009; O'Brien et al., 2000). Auch in Schweden sind unterschiedliche Prävalenzraten zwischen 0,2 % und 2,2 % zu verzeichnen (Forssgren et al., 2008; Nelzen et al., 1996, 1994; Andersson et al., 1993). Unter Berücksichtigung weiterer Länder wie Portugal, USA, Neuseeland und Australien (Tabelle 1-1) zeigen sich zwischen 0,04 % und 2,5 % ähnlich unterschiedliche Prävalenzraten wie bei den bereits genannten Ländern (Pina et al., 2005; Wipke-Tevis et al., 2000; Walker et al., 2002; Baker und Stacey, 1994).Bei der Inzidenzrate werden auch Patienten berücksichtigt, deren Wunde nach einer bestimmten Heilungszeit wieder auftritt (Rezidiv). Bei einem Drittel der Patienten zeigte sich, dass die Wunde einmal wiederkehrt, bei einem weiteren Drittel zwei bis drei Mal und bei dem letzten Drittel bis zu viermal (Deutsche Gesellschaft für Phlebologie, 2008). In Großbritannien lag die Inzidenzrate nach einer erkrankungsfreien Periode von drei Monaten bei 1,2 % (Margolis et al., 2002). Die Inzidenzrate nahm in dieser Studie mit zunehmend längerer erkrankungsfreier Periode von bis zu neun Monaten leicht ab. In den USA lag die Anzahl an Neuerkrankungen pro Jahr bei 1,8 % (1,3-2,4 %) bei einer rezidivfreien Zeit von neun Monaten (Wipke-Tevis et al., 2000).

Unter Annahme einer mittleren Prävalenz des floriden oder abgeheilten Ulcus cruris von 0,7 %, wie sie aus der Bonner Venenstudie hervorgeht (Rabe et al., 2003), leiden bei einer Bevölkerung von ca. 80 Millionen rund 560.000 Menschen in Deutschland unter einem Ulcus cruris. Von einem floriden Ulcus cruris venosum sind dieser Studie zufolge 0,1 % der Bundesbürger, also 80.000 Menschen betroffen. Die divergierenden Prävalenz- und Inzidenzraten in den zitierten, nationalen und internationalen Studien können unterschiedliche Gründe haben. Zum einen stammen die untersuchten Populationen meist aus regionalen Erhebungen, die Ergebnisse sind daher nur bedingt vergleichbar und verallgemeinerbar. Zum anderen kann die beobachtete Heterogenität in der unterschiedlichen Methodik der Studien begründet sein.

Bei vielen der genannten Studien wurde die Prävalenz bzw. die Inzidenz anhand von Querschnittsbefragungen bei Patienten erhoben. Hierbei sind unter anderem der „Nonresponsebias" und eine Fehleinschätzung der Ätiologie zu berücksichtigen. So kann zum Beispiel durch „falsch-positive" Einschätzungen der Ätiologie der Patienten eine Überschätzung und durch Non-Responder eine Unterschätzung der Prävalenz erfolgen (Firth et al., 2010). Die Fehleinschätzung der Wunddiagnose kann nicht nur ein Effekt in den Patientenbefragungen sein, sondern kann auch bei den verschiedenen Versorgern wie Pflegenden oder Hausärzten berücksichtigt werden.

Tabelle 1-1: Studien zur Prävalenz des Ulcus cruris (pro 10.000 Einwohner)

Studie	Land	Methode	Ulcus Ätiologie	n	Dauer der Ulzeration	Alter in Jahren	Prävalenz
Rabe, 2003	Deutschland	Zufallsstichprobe aus den Einwohnermelderegistern der Stadt Bonn und der ländlichen Gemeinde	Venös	3.072	k.A.	18-79 MW 48	0,10 %[1]
Laible, 2002	Deutschland	Randomisierte Zufallsstichprobe von 520 Pflegediensten in Nord-Rhein-Westfalen	Allgemein	12.156	MW 10 Monate	MW 77,5	2,68 %[1]
Vowden, 2009	Großbritannien	Stichprobe aus „primary care trust" und Pflegeheimen in Bradford	Allgemein	487.975	k.A.	0-109 MW 68,4	0,10 %[1]
Srinivasaiah, 2007	Großbritannien	Zufallsstichprobe der Wundversorger in Hull und Ost-Yorkshire	Allgemein	590.000	≤6 Wochen	k.A.	12,00 %[1]
Moffatt, 2004	Großbritannien	Zufallsstichprobe aus Londoner Population	Allgemein	252.000	MW 8 Monate	31-94 MW 75	0,05 %[1]
Margolis, 2002	Großbritannien	Retrospektive Kohortenstudie generiert aus „General Practice Research Database"	Venös	ca. 1.000.000	k.A.	65 - 95	1,69 %[2]
McDermott-Scales, 2009	Irland	Querschnittbefragung an 148 Pflegende	Allgemein	1854	k.A.	k.A.	2,90 %[1]
O'Brien, 2000	Irland	Querschnittstudie an Versorgern in Mid-Western Health Board	Allgemein	317.069	k.A.	≥70 MW 72,3	0,12 %[1]
Forssgren, 2008	Schweden	Querschnittstudie einer regionalen Analyse (Skaraborg)	Allgemein	254.111	k.A.	≥64 Md 79	0,24 %[1]
Öien, 2006	Schweden	Längsschnittliche Befragung an Pflegenden in der Region Blekinge von 1994-2005	Allgemein	ca. 150.000	29% >2 Jahre	k.A.	0,02 %[1]
Nelzen, 1996	Schweden	Randomisierte Zufallsstichprobe mit anschließender Querschnittbefragung spezifischer Regionen in Schweden	Allgemein	12.000	k.A.	50-89 Md 71	0,63 %[1]
Nelzen, 1994	Schweden	Querschnittbefragung in der Region Skaraborg	Venös	270.800	k.A.	39-97 Md 77	0,16 %[1]
Andersson, 1993	Schweden	Randomisierte Zufallsstichprobe mit anschließender Querschnittbefragung in Göteborg	Allgemein	430.763	k.A.	≥65 Md. 74	2,15 %[1]
Pina, 2005	Portugal	Querschnittbefragung an Versorger in Zentral und Nord Neuseeland	Allgemein	186.000	18 Monate	0-99 MW 70,2	0,14 %[2]
Wipke-Tevis, 2000	USA	Querschnittbefragung einer retrospektiven Stichprobe von 1996 und 1998 in Missouri	Venös	32.221	k.A.	MW 79	2,50 %[2]
Walker, 2002	Neuseeland	Querschnittbefragung von Versorgern in Zentral- und Nord-Neuseeland	Allgemein	50.435	k.A.	0-99	0,25 %[1]
Baker, 1994	Australien	Stichprobe der Versorger in Perth mit anschließender Querschnittbefragung der Patienten mit Ulcus cruris	Allgemein	238.000	1-3 Monate (50%)	Md 75	0,11 %[1]
Johnson, 1995	Australien	Querschnittbefragung der Bewohner in Sydney über 60 Jahre	Allgemein	1.050	k.A.	≥60 MW 72	0,95 %[2]

[1] Punktprävalenz = Stichtagprävalenz; [2] Periodenprävalenz = Streckenprävalenz; MW=Mittelwert; Md.=Median

Des Weiteren ist die Vergleichbarkeit der unterschiedlichen Studien zur Prävalenz und Inzidenz stark eingeschränkt. Dies ist in der unterschiedlichen Betrachtung der Zielpopulationen und deren Altersgruppen begründet. In einigen Studien wurden zum Beispiel nur bestimmte Versorgungsbereiche untersucht wie Patienten in einem ambulanten Pflegedienst oder nur stationäre Fälle. Bei dieser selektiven Betrachtung des Settings kann es ebenfalls zu einer Unter- oder Überschätzung der Prävalenz oder der Inzidenz kommen.

1.3.3. Lebensqualität und Kosten der Versorgung von Menschen mit Ulcus cruris

Die Versorgungsqualität chronischer Wunden weist in Deutschland bis heute Defizite auf. Zudem leiden die Patienten unter erheblichen Einbußen ihrer Lebensqualität in den Bereichen körperliche Beschwerden, Alltagsleben, Sozialleben, psychisches Befinden, Therapie und Zufriedenheit (Augustin et al., 2010; Augustin et al., 2014b; Herberger et al., 2012; Augustin et al., 2011; Herberger et al., 2011; Hopman et al., 2014).

Patienten mit einem Ulcus cruris venosum haben im Vergleich zu Patienten mit einer arteriellen Unterschenkelulzeration eine signifikant geringere Lebensqualität in den Bereichen Alltags- und Sozialleben sowie eine höhere Beeinträchtigung durch die Behandlung. Zudem konnte in der Studie von Augustin (2012) gezeigt werden, dass eine geringe Lebensqualität auch mit einer geringen Versorgungs- und Patientenzufriedenheit korreliert. Neben dem Faktor Wunddauer scheint auch der Versichertenstatus (gesetzlich wie privat) die Versorgungszufriedenheit und der zeitliche Versorgungsaufwand die Lebensqualität signifikant zu beeinflussen. Als weitere Prädiktoren für die Lebensqualität (Short Form SF-12) konnten höhere Schmerzlevel, die Wundgröße und -dauer und eine eingeschränkte Mobilität identifiziert werden (Hopman et al., 2014). Auch die Präsenz einer Komorbidität beeinflusst die Lebensqualität der Patienten negativ (Hopman et al., 2013).

In allen Studien zeigte sich, dass unter den körperlichen Beschwerden der Schmerz und dessen inadäquate Behandlung eine große Rolle für die Lebensqualität spielen (Augustin et al., 2010; Augustin et al., 2014b; Herberger et al., 2012; Augustin et al., 2011; Herberger et al., 2011; Hopman et al., 2014). Die Mehrheit der Patienten leidet unter Schmerzen. In der Untersuchung von Hopman et al. (2012) sind es 87 %, in einer Studie von Nemeth et al. (2003) wird bei Patienten mit einer venösen Ulzeration im Schnitt von einer Schmerzprävalenz von 48-54 % berichtet. Es konnte gezeigt werden, dass nur 50 % der Patienten mit Schmerzen eine Schmerzmedikation erhalten (Nemeth et al., 2003). Jedoch scheint auch die Ätiologie des Ulcus cruris einen Einfluss auf den

Schmerz zu haben. Patienten mit einem Ulcus cruris arteriosum leiden häufiger unter Schmerzen als Patienten mit einer venösen Ätiologie (Herber et al., 2007). Ulcus cruris arteriosum Patienten klagen häufiger über starke bis sehr starke Schmerzen als Patienten mit einem Ulcus cruris venosum und können nur kurze Gehstrecken schmerzfrei zurücklegen (Dissemond et al., 2006; Nemeth et al., 2003; Protz, 2014). Schmerzen gehen des Weiteren mit einem schlechteren Schlaf, Immobilität und sozialer Isolation einher (Herber et al., 2007). Die Faktoren Schmerzen, Schlafqualität und soziale Isolation werden signifikant nach Franks und Moffatt (2006) durch die Größe und die Dauer der Wunde beeinflusst.

Ob Heilung einen Einfluss auf die Lebensqualität hat, wurde bislang nicht ausreichend untersucht und wird kontrovers diskutiert. In einigen Studien konnte eine Verbesserung der Lebensqualität bei Patienten mit einer geheilten Wunde im Vergleich zu einer floriden Wunde festgestellt werden (Charles, 2004; Franks et al., 2006). Dies wurde jedoch in anderen Studien nicht bestätigt.

Die Versorgung chronischer Wunden, im Speziellen des Ulcus cruris, erfordert einen hohen pflegerischen und medizinischen Aufwand und stellt somit auch eine wirtschaftliche Herausforderung dar (Müller-Bühl et al., 2013; Purwins et al., 2010). Chronische Wunden sind mit hohen Krankheitskosten verbunden (Purwins et al., 2010; Augustin et al., 2014b).

Die bisherigen Studien zeigen, dass die Kosten der Versorgung von Menschen mit Ulcus cruris im Durchschnitt pro Patient und Jahr aus Sicht der gesetzlichen Krankenversicherungen zwischen 8.452 € und 10.384 € liegen (Purwins et al., 2010; Augustin et al., 2014b). Die höchsten Kosten entfallen auf die Behandlung. Die stationären Kosten stellen einen erheblichen Anteil von knapp 50 % an den Gesamtkosten mit 3.387 € und 3.568 € dar. Deutlich niedrigere Kosten zeigten sich in einer prospektiven multizentrischen Studie in deutschen Krankenhäusern mit deutlich niedrigeren stationären Behandlungskosten in Höhe von 1.342 € pro Patient (Assadian et al., 2011). Die Kosten für Ressourcenverbräuche, wie wundrelevante Arzneimittel und Wundauflagen, belaufen sich auf 1.544 € und 1.646 € (Purwins et al., 2010; Augustin et al., 2014b; Müller-Bühl et al., 2013). Wundauflagen als Medizinprodukte stellen hierbei mit etwa 90 % den höchsten Anteil an Ressourcenverbräuchen dar. Bei Gesamtkosten von im Mittel 9.000 € pro Patient und Jahr und bei einer vorgefundenen Prävalenz von 0,3 % (210.000 Personen) entstehen somit gesamtgeschätzte Kosten von 2 Milliarden Euro pro Jahr. Die wundrelevanten Therapeutika würden sich bei mittleren Kosten von 1.500 € pro Patient und Jahr auf insgesamt 315 Tausend € belaufen. Trotz der unterschiedlichen Gesundheitssysteme können international ähnliche Kostenanteile identifiziert werden. Laut einer Studie in den USA entstehen bei Patienten mit einem Ulcus cruris venosum

Gesamtkosten in Höhe von 9.685 US$ (±14.136 US$) (Olin et al., 1999). Die höchsten Kosten entfielen hierbei ebenfalls auf den stationären Sektor mit 2.445 US$ (7.313 US$). Im Durchschnitt liegt die Verweildauer bei einem Ulcus cruris jeglicher Genese bei 25,4 Tagen, bei einem Ulcus cruris arteriosum bei 38,9 Tagen und bei einer venös bedingten Unterschenkelulzeration bei 23,4 Tagen (Läuchli et al., 2013). Die durchschnittliche Verweildauer aller Patienten, die in Deutschland im Krankenhaus behandelt wurden, lag im Jahr 2011 bei 7,7 Tagen (Destatis, 2014).

Als Einflussfaktoren auf die mittleren Gesamtkosten wurden in Studien Wundanzahl, Wundgröße, Behandlungszeit und Pflegebedürftigkeit genannt (Purwins et al., 2010; Olin et al., 1999). Als weiterer Prädiktor für die Kosten konnte die Wundart identifiziert werden. Patienten mit einem Ulcus cruris arteriosum verursachen höhere Kosten als Patienten mit einem Ulcus cruris venosum (Augustin et al., 2014b).

Ein weiterer und sehr entscheidender Kostenfaktor ist die Dauer bis zur Abheilung (Augustin und Vanscheidt, 2012). Häufig haben diese Patienten sehr lange Behandlungskarrieren. Die mittlere Ulcus cruris Dauer ab der Vorstellung eines Patienten beträgt über zwei Jahre, die durchschnittliche Abheilungszeit eines Ulcus cruris venosum von Beginn einer qualifizierten Behandlung an 5,9 Monate, bei einem arteriell bedingten Ulcus 6,5 Monate. Bei 33-66 % der Patienten mit einem Ulcus cruris venosum beträgt die Abheilungszeit mindestens ein Jahr. Bei 20 % der Patienten liegt diese bei zwei Jahren, bei ca. 8 % sogar bei fünf Jahren (Protz, 2014). Die längste durchschnittliche Abheilungsdauer, nämlich 7,4 Monate, lässt sich bei einem Ulcus cruris mixtum verzeichnen (Läuchli et al., 2013). Insgesamt zeigt sich eine hohe sozioökonomische Bedeutung des Ulcus cruris bedingt durch die hohe Prävalenz, die Kosten, die Verschlechterung der Lebensqualität und die eingeschränkte Arbeitsfähigkeit.

1.4. Versorgungsbedarf und Versorgungssituation des Ulcus cruris

Zur Beschreibung einer bedarfsgerechten Versorgung werden die nach aktuellem Wissensstand vorliegende leitliniengerechte Versorgung von Patienten mit Ulcus cruris und die Prädiktoren der Wundheilung beschrieben.

1.4.1. Versorgungsindikatoren und leitliniengerechte Versorgung

Angesichts der hohen Krankheitslast und der ökonomischen Bedeutung kommt der qualifizierten und zeitgerechten Therapie des Ulcus cruris eine hohe Bedeutung zu. Durch eine leitliniengerechte Behandlung, die unter anderem ein adäquates Wundmanagement beinhaltet, können die Prävalenz und Inzidenz des Wiederauftretens von Ulcus cruris und die daraus resultierenden Folgekosten von Ulcus cruris verringert sowie die

Behandlungszeit verkürzt werden (Öien und Ragnarson Tennvall, 2006). Zudem kann dies erheblich zur Verbesserung der Lebensqualität und zur Verkürzung der Heilungszeit beitragen und die gesamte Wundversorgung positiv beeinflussen. Von zentraler Bedeutung ist in der Versorgung chronischer Wunden nicht nur die phasengerechte Lokaltherapie, sondern auch die sorgfältige Abklärung und Behandlung der Kausalfaktoren wie Gefäß-, Stoffwechsel- oder Immunerkrankungen.

Bis heute gibt es nur wenige hochwertige Studien mit gesicherten Erkenntnissen zur medizinischen Behandlung des Ulcus cruris. Daher orientieren sich die medizinischen Behandlungsempfehlungen des Arztes zu 40 % an individuellen Bedürfnissen des Patienten, an eigenem Erfahrungswissen und Expertenmeinungen (Augustin und Debus, 2009). Mit 15 % beruht nur ein geringfügiger Teil der Entscheidungen auf wissenschaftlich fundierten Studien wie randomisiert kontrollierten klinischen Studien, systematischen Reviews oder Metaanalysen (Augustin und Debus, 2009). Eine Kombination aus Expertenmeinungen und wissenschaftlicher Evidenz bilden die ärztlichen Leitlinien, welche systematisch und evidenzbasiert auf Grundlage von wissenschaftlichen Studien als praxisorientierte Entscheidungshilfe entwickelt werden (Ärztliches Zentrum für Qualität in der Medizin (ÄZQ)). Hierdurch unterscheiden sie sich beispielsweise von systematischen Reviews oder HTA-Berichten in der Orientierung und Formulierung von klaren Handlungsempfehlungen, die als Entscheidungshilfen für den Behandelnden dienen. Leitlinien werden primär von wissenschaftlichen medizinischen Fachgesellschaften entwickelt wie der Arbeitsgemeinschaft der Wissenschaftlichen Medizinischen Fachgesellschaften (AWMF) oder von staatlichen Organisationen, wie der Bundesärztekammer (BÄK) sowie von Berufsverbänden. Die Qualität einer Leitlinie hat einen entscheidenden Einfluss auf die Umsetzung und den Nutzen dieser Entscheidungshilfe. Für einen internationalen Qualitätsstandard von Leitlinien wurde ein Bewertungs- und Entwicklungsinstrument, das „Deutsche Leitlinien-Bewertungs-Instrument" (DELBI), entwickelt (Encke et al., 2005). Neben diesem methodischen Bewertungsinstrument werden die Leitlinien zur Darstellung der Qualität in drei Stufen unterteilt. Diese reichen von einer Handlungsempfehlung von Experten (S1) über eine konsensbasierte (S2k) und evidenzbasierte Leitlinie (S2e) bis hin zu einer evidenz- und konsensbasierten Leitlinie (S3). Die höchste methodische Qualität wird den S3 Leitlinien zugesprochen, die sowohl eine evidenzbasierte systematische und transparente Recherche beinhalten als auch im Konsens einer repräsentativen Experten- und Entwicklergruppe erstellt wurden.

Jedoch bleibt die Kritik an einer mangelnden Umsetzung der Entscheidungsträger, dem „publication bias" wissenschaftlicher Studien, dem wissenschaftlichen Konsensverfahren zur Selektion von Therapien sowie gegebenenfalls vorliegenden Interessenkonflikten bestehen. Bezüglich der Umsetzbarkeit werden Leitlinien durch gesetzliche Regelungen im SGB V weiter gestärkt. Danach soll sich die Auswahl strukturierter Behandlungsprogramme bei chronischen Krankheiten nach „(…) dem aktuellen Stand der medizinischen Wissenschaft unter Berücksichtigung von evidenzbasierten Leitlinien oder nach der jeweils besten, verfügbaren Evidenz sowie unter Berücksichtigung des jeweiligen Versorgungssektors" richten (SGB V) (§ 137f Abs.1 Nr. 3, sowie Abs.2, Nr.1). Auch in der hausarztzentrierten Versorgung soll die Behandlung nach evidenzbasierten, praxiserprobten Leitlinien stattfinden (SGB V) (§ 73b, Abs.2).

Für die Versorgung einer chronischen Wunde, im Speziellen des Ulcus cruris venosum, ist die „Leitlinie zur Diagnostik und Therapie des Ulcus cruris venosum der Deutschen Gesellschaft für Phlebologie" (Deutsche Gesellschaft für Phlebologie, 2008) maßgeblich. Die „Leitlinie zur Diagnostik und Therapie der peripheren arteriellen Verschlusskrankheit (pAVK)" ist für die Behandlung der pAVK als Grunderkrankung eines Ulcus cruris arteriosum relevant (Deutsche Gesellschaft für Angiologie, 2009). Darüber hinaus existiert eine allgemeinere Leitlinie zur Lokaltherapie chronischer Wunden bei Patienten mit den Risiken periphere arterielle Verschlusskrankheit, Diabetes mellitus und chronisch venöse Insuffizienz (Deutsche Gesellschaft für Wundheilung und Wundbehandlung e.V., 2012). Insgesamt zeigt sich bei der Sichtung von Empfehlungen zur lokalen Wundtherapie anhand dieser Leitlinien eine geringe Evidenz. Das Aufkommen an gesicherten Studiendaten lässt sich ebenfalls als gering einstufen.

Diese Leitlinien können zum einen als praxisorientierte Entscheidungshilfe für den Behandler sowie zum anderen zur Entwicklung versorgungsrelevanter Indikatoren und anschließender Bewertung und Darstellung der medizinischen Versorgungsqualität herangezogen werden. In einem mehrstufigen Verfahren wurden Qualitätsindikatoren der Versorgung von Patienten mit Wunden entwickelt (Augustin et al., 2011). Anhand vorliegender Literatur und Leitlinien wurden Indikatoren identifiziert und anschließend in einem Delphi-Verfahren bewertet. Insgesamt konnten hierbei zwanzig Indikatoren festgelegt und ein Index aus der Summe der zutreffenden Versorgungskriterien entwickelt. Qualitätsindikatoren messen die Leitlinienkonformität, die Durchführungsqualität und den Grad der Zielerreichung.

Die jeweiligen Behandlungsstrategien und der Heilungsverlauf von Patienten mit chronischen Wunden unterscheiden sich je nach Ätiologie (Läuchli et al., 2013). Die Behandlung chronischer Wunden zeichnet sich durch Komplexität und mehrere parallel anzuwendende Therapien aus (Augustin und Debus, 2009). Zudem zeigt sich ein breites Spektrum verschiedener Interventionen, welches von der Diagnostik über lokale Therapieverfahren bis hin zu operativen, physikalischen sowie systemischen Verfahren reicht.

Anamnese

Zu Beginn der Behandlung erfolgen eine sorgfältige klinische Anamnese und eine gesonderte Schmerzanamnese. Letztere beinhaltet eine aussagekräftige Erfassung des Ausmaßes, der Qualität und der Häufigkeit wundbedingter Schmerzen sowie der schmerzfördernden und schmerzlinderen Faktoren. In der Anamnese sind subjektive Symptome, bekannte Grunderkrankungen, familiäre Belastungen, vorangehende Operationen und Erkrankungen des Gefäßsystems sowie medikamentöse Behandlungen zu erfassen.

Diagnostik

Aufgrund der vielfältigen Ätiologie des Ulcus cruris und der jeweilig unterschiedlichen Behandlungsstrategien ist die Differentialdiagnose ein entscheidender Baustein für die Behandlung und den Heilungserfolg.

Zur Beurteilung des Gefäßstatus gibt es unterschiedliche gefäßdiagnostische Maßnahmen, die von einer Basisdiagnostik bis zu erweiterten diagnostischen Maßnahmen reichen. Der venöse Status wird in der Basisdiagnostik mit Hilfe der Doppler- bzw. Duplexsonographie der Bein-Arterien erfasst, zudem gibt die Messung des Knöchel-Arm-Druck-Indexes (KADI) einen Aufschluss über eine mögliche arterielle Beteiligung (Deutsche Gesellschaft für Phlebologie, 2008). Der Schweregrad der chronisch venösen Insuffizienz wird mittels der Widmer oder CEAP-Klassifikation kategorisiert (Clinical condition, Etiology, Enatomic location, Pathophysiology) (Deutsche Gesellschaft für Phlebologie, 2008).

Die Klassifikation der pAVK erfolgt nach den Fontaine-Stadien oder den Rutherford-Kategorien (Deutsche Gesellschaft für Angiologie, 2009). Als erweiterte Diagnostik, vor allem bei Patienten der CEAP-Klassifikation Level 2, wird die (farbkodierte) Duplex-Sonographie von der AWMF-Leitlinie Diagnostik und Therapie des Ulcus cruris venosum empfohlen (Deutsche Gesellschaft für Phlebologie, 2008). Zur Ermittlung des arteriellen Gefäßstatus dient der KADI bzw. - auf Englisch - der Ankle-Brachial-Pressure-Index (ABPI) und die Verschlussdoppleruntersuchung.

Zudem ist eine adäquate Erfassung des Wundstatus zu Beginn und im Verlauf erforderlich, der die Beurteilung von Wundgröße, Wundrand und -umgebung sowie Wundexsudat und -geruch beinhaltet. Auch die Erfassung von Schmerzen, beispielsweise mittels visueller-Analogskala (VAS), sollte zu Beginn und im Verlauf erfolgen.

Tabelle 1-2: Qualitätsindikatoren einer leitliniengerechten Therapie (Augustin et al. 2011)

Gruppe	Prädiktor	Bedingung
Anamnese	Sorgfältige Anamnese	Zu Beginn der Behandlung erfolgt eine sorgfältige klinische Anamnese.
	Schmerzanamnese	Zu Beginn der Behandlung erfolgt eine gesonderte Schmerzanamnese.
Diagnostik	Sorgfältiger Wundstatus	Vor Therapiebeginn wird der Wundstatus erfasst.
	Erfassung der Wundgröße oder Fotodokumentation	Die Wundgröße wird zu Beginn und im Verlauf der Intervention dokumentiert.
	Schmerzerfassung	Schmerzen werden bei jeder Vorstellung mittels Schmerzskala (z. B. visueller Analogskala) gemessen.
	Erfassung des Gefäßstatus	Die Erfassung des Gefäßstatus gehört zur Basisdiagnostik und ist bei jedem Ulcus cruris durchzuführen.
	Erfassung des Knöchel-Arm-Druck-Index (KADI)	Der KADI wird zusammen mit den Verschlussdrücken beider Extremitäten bei jedem Ulcus cruris in der Basisdiagnostik ermittelt.
	Abstrichdiagnostik	Eine Abstrichdiagnostik wird bei klinischem Verdacht auf eine Wundinfektion durchgeführt.
	Wundbiopsie	Eine Wundbiopsie ist durchzuführen bei 1) unklarer Ätiologie oder 2) Wunddauer >1 Jahr.
	Allergiediagnostik	Eine Allergiediagnostik (Epikutantest) wird bei Verdacht auf Kontaktallergien durchgeführt.
Therapie	Kompressionstherapie	Bei Ulcus cruris venosum und bei ödematösen Unterschenkeln und Füßen wird unter Beachtung von Kontraindikationen eine Kompressionstherapie durchgeführt.
	Gefäß-Intervention	Wenn indiziert, wird als Kausaltherapie eine interventionelle Sanierung insuffizienter Venen oder ischämischer Arterien durchgeführt.
	Wunddébridement	Ein Wunddébridement wird bei allen Ulcera regelmäßig (wenn nötig) durchgeführt, sofern keine Kontraindikationen vorliegen und die Schmerzen kontrolliert werden können.
	Angemessene Schmerztherapie	Schmerzen werden unter Verwendung einer Schmerzskala individuell behandelt.
	Angemessene Schmerztherapie beim Verbandwechsel	Schmerzen beim Verbandwechsel werden vorausschauend abgefragt und prophylaktisch zeitnah behandelt.
	Feuchte Wundversorgung	Die Wunden werden nach den Prinzipien der feuchten Wundbehandlung behandelt, sofern hierfür keine Kontraindikationen vorliegen.
	Antiseptik	Bei Zeichen einer Wundinfektion oder bei erhöhten Risikoscores wird eine lokale Antiseptik durchgeführt.
Prävention	Nachsorge bei Abheilung	Zur Vermeidung eines Wundrezidivs werden Nachkontrollen in individuell geeigneten Abständen durchgeführt.
	Klärung Compliance/Adhärenz	Zur Verbesserung der Wirksamkeit notwendiger Maßnahmen wird die Compliance/Adhärenz des Patienten geklärt.
	Patienteninformationen	Dem Patienten werden im Laufe der Primärbehandlung nach mündlicher Aufklärung verständliche und nützliche wissenschaftsbasierte Informationen gegeben.

Zur Absicherung einer bakteriologischen Infektion und zur Erfassung pathogener Keime (z. B. MRSA) dient eine Abstrichdiagnostik. Bei unklarer Ätiologie und bei einer bestehenden Wunddauer von einem Jahr trotz sach- und fachgerechter Therapie ist eine Wundbiopsie durchzuführen (Augustin et al., 2011). Eine Biopsie ist eine mikrobiologische Untersuchung einer gewonnenen Gewebeprobe. Bei Verdacht auf Kontaktallergien ist eine Allergiediagnostik, beispielsweise per Epikutan-Testung, durchzuführen (Deutsche Gesellschaft für Phlebologie, 2008).

Therapie - Lokaltherapie

Zur notwendigen Lokaltherapie chronischer Wunden zählen die Wundauflagen, welche in „nicht hydroaktiv" (konventionell) und „hydroaktiv" (advanced) unterteilt werden können (Protz, 2014). Während die erstgenannten wundphysiologisch als „trockenes" Prinzip wirken, gewährleisten die letztgenannten ein feuchtes, wundheilungsförderndes Milieu und werden deswegen als hydroaktive Wundauflagen bezeichnet. Die nicht-hydroaktiven Wundauflagen tragen zu übermäßiger Austrocknung der Wunde bei, was den Heilungsverlauf hemmen kann. Einfache Kompressen, die zu den nicht-hydroaktiven Wundauflagen zählen, bieten zudem keinen ausreichenden Schutz vor eindringenden Keimen. Zudem sind die nicht-hydroaktiven Wundauflagen für den Patienten beim Verbandwechsel in vielen Behandlungssituationen schmerzhafter (Protz, 2014). Die hydroaktiven Wundauflagen wirken hingegen dem Austrocknen einer Wunde entgegen und schaffen ein therapeutisch günstiges Wundmilieu. Je nach Heilungsphase müssen hydroaktive Wundauflagen im Vergleich zu nicht-hydroaktiven Wundauflagen weniger häufig gewechselt werden, was deren Wirtschaftlichkeit und Patientenakzeptanz erhöht. Umgekehrt können nicht-hydroaktive Wundauflagen bei Notwendigkeit häufiger Verbandwechsel, bei stark exsudierenden Wunden und in vielen Akutsituationen eine höhere Effizienz aufweisen.

Die auf dem deutschen Markt verfügbaren Wundauflagen lassen sich diversen Materialgruppen zuordnen und sind in einer großen Produktvielfalt erhältlich. Zu den hydroaktiven Wundauflagen zählen unter anderem die Produktgruppen:

- Alginate,
- Hydrofaser,
- Hydrokolloidverbände,
- Hydrogele als Tubengele mit oder ohne Konservierungsstoffe oder Hydrogele als Gelplatten,
- Vlieskompressen mit Superabsorber,
- Schaumverbände (Feinporige Polyurethanschaumverbände, Hydropolymerverbände),
- Folienverbände (semipermeable Transparentfolienverbände),

- Aktivkohleverbände ,
- Hydrophobe Wundauflagen,
- Aktive Wundauflagen (z.B. silberhaltige Wundauflagen, Kollagenwundauflagen, Hyaluronsäure, Hämoglobin, Proteasen modulierender Salbenverband, Schaumverband mit NOSF, Chitosan) und
- Honigprodukte.

Zu den nicht-hydroaktiven Wundauflagen zählen die Produktgruppen:

- Wunddistanzgitter und Fettgaze,
- Mullkompressen, kombinierte Saugkompressen und
- Wundschnellverbände.

Des Weiteren kommen in der Lokaltherapie spezielle Verfahren wie die Elektrostimulation, die lokale Unterdrucktherapie sowie Therapielarven, zum Einsatz.

Die Datenlage zur vergleichenden Wirksamkeit hydroaktiver Wundauflagen in der Behandlung chronischer Wunden ist bislang sehr heterogen (Palfreyman et al., 2007; Singh et al., 2004; Bouza et al., 2005; Heyer et al., 2013). Es finden sich bisher keine hinreichenden Studien zur vergleichenden Wirksamkeit verschiedener Gruppen von Wundauflagen. Die bislang publizierten Metaanalysen (Palfreyman et al., 2007; Bergin und Wraight, 2006; Dumville et al., 2011; Dumville et al., 2012; Singh et al., 2004; Bouza et al., 2005) zur Evidenz der Wirksamkeit von Wundauflagen weisen erkennbare Defizite und Schwächen in der Methodik auf (Heyer et al., 2013). So schließen sie zum Beispiel viele klinisch relevante Studien aus, die nicht nach den aktuellen Grundsätzen von RCTs durchgeführt wurden, aber durchaus valide Daten enthalten (Bouza et al., 2005). Im Zuge dessen wurde eine Metaanalyse durchgeführt, die nicht nur randomisiert kontrollierte Studien, sondern auch Studien unter Alltagsbedingungen berücksichtigt (Heyer et al., 2013). Des Weiteren wurden in der Metaanalyse alle Produktgruppen der hydroaktiven Wundauflagen betrachtet. In diese Metaanalyse wurden 170 Studien aufgenommen, die als Outcome „Heilung" beschrieben. 65 davon waren kontrollierte Studien mit insgesamt 5.690 chronischen Wunden, 105 waren unkontrollierte Studien mit insgesamt 22.492 chronischen Wunden. In den Analysen der direkt vergleichenden Studien unter kontrollierten Bedingungen zeigte sich eine signifikante Erhöhung der Abheilungschance von 52 % bei einer Behandlung mit hydroaktiven gegenüber der Behandlung mit konventionellen Wundlagen. Unter Berücksichtigung unkontrollierter Studien unter Alltagsbedingungen zeigte sich eine mittlere Abheilungschance von 33 %. Die grundsätzlich verbesserte Wirksamkeit zeigte sich unabhängig von begleitenden Kausaltherapien, wenngleich sich durch diese die Überlegenheit der hydroaktiven im Vergleich zur konventionellen Behandlung zumindest verringerte. Dies unterstreicht die Wichtigkeit der Kausaltherapie, die immer eine Grundvoraussetzung für die Wundheilung darstellt.

Der Vergleich der hydroaktiven und konventionellen Wundauflagen zeigte, dass die mittleren Abheilungschancen bei hydroaktiven Wundauflagen in den unkontrollierten Studien etwas niedriger ausfielen als in den kontrollierten Studien (Heyer et al., 2013). Jedoch erwies sich ein positiver Einfluss hydroaktiver Wundauflagen auf die Wundheilung. Allerdings wurde in dieser Studie bislang nicht die Überlegenheit einer hydroaktiven Produktgruppe gegenüber einer anderen untersucht.

Zur Versorgungslage mit hydroaktiven Wundauflagen zeigte die Hamburger Wundstudie, dass die Mehrheit (78,6 %) der Wundpatienten mit hydroaktiven Wundauflagen behandelt wurde (Herberger et al., 2012).

Kompressionstherapie

Eine der Säulen der kausalen Behandlung des Ulcus cruris venosum ist die Kompressionstherapie, deren Wirksamkeit in Studien guter Qualität hinreichend belegt wurde (O'Meara et al., 2012). Sie zielt darauf ab, den Druck und die Volumenüberlastung im Venensystem zu reduzieren (Protz, 2014; Maklebust und Margolis, 1997; Deutsche Gesellschaft für Phlebologie, 2008) und eine dauerhafte Verbesserung des venösen Rückflusses zum Herzen zu erreichen. Im Zusammenhang mit Bewegung ist die Kompressionstherapie die Grundlage der nicht invasiven Maßnahmen und kann alleine bzw. in Kombination mit diesen angewendet werden. Ihre Hauptwirkung entfaltet die Kompression bei Aktivierung der Muskel-Gelenk-Pumpen, weswegen Patienten zu regelmäßiger Fußgymnastik und Gehübungen anzuregen sind (Deutsche Gesellschaft für Phlebologie, 2008). Viele kontrollierte Studien belegen, dass eine konsequente Kompressionstherapie die Abheilung beschleunigt und Rezidive reduziert (Reich-Schupke und Stücker, 2013; Heinen et al., 2004; Nelson und Bell-Syer, 2012). Mit zunehmendem Arbeitsdruck der Kompressionsbandagierungen steigt die Abheilungsrate. Eine Kompression (in der Regel in Form von medizinischen Kompressionsstrümpfen (MKS)) sollte, wenn keine chirurgische Wiederherstellung des Venensystems möglich ist, zur Rezidivprohylaxe dauerhaft getragen werden (Protz, 2014).

Eine Kompressionsbandagierung wird mit wieder verwendbaren oder einmalig zu benutzenden Binden angelegt (Deutsche Gesellschaft für Phlebologie, 2008). Unterschiedliche Materialien wie Mehrkomponentensysteme, Kurzzug- und Polsterbinden oder auch Strümpfe können zur Kompressionsbehandlung venöser Ulcera verwendet werden (Deutsche Gesellschaft für Phlebologie, 2008).

Die Unterlassung der Kompressionstherapie bei einem Ulcus cruris venosum stellt dementsprechend – von wenigen Kontraindikationen abgesehen - einen Behandlungsfehler und somit eine Fehl- bzw. Unterversorgung dieser Patienten dar (Deutsche Gesellschaft für Phlebologie, 2008). Trotz der erwiesenen Wirksamkeit der Kompressionstherapie gibt es aber bis heute Versorgungsdefizite. In Versorgungsstudien von Patienten mit einem Ulcus cruris venosum zeigte sich, dass die Mehrheit der Patienten (zwischen 50 und 60 %) keine Kompressionstherapie erhielt (Srinivasaiah et al., 2007; Chaby et al., 2013; Rabe et al., 2013), obwohl mit einer konsequenten und richtig angelegten Kompression die Heilungswahrscheinlich-keit erhöht und das Rezidivrisiko minimiert werden kann.

Operative Therapien/Gefäß-Interventionen

Zu den operativen Maßnahmen zur Behandlung der Grunderkrankung zählen kausale Verfahren. Hierzu gehören gefäßchirurgische Operationen an den Blutgefäßen, die eine Revaskularisation (Verbesserung der Durchblutung der minderversorgten Gefäße) erreichen wie Stenteinlagen, Bypässe oder Dilatation, Verödung, Stripping oder Lasertherapie von Varizen, eine Klappenrekonstruktion/-transplantation, Fasziotomie oder Fasziektomie sowie eine Ulkusexzision (Ausschneidung) und Ulkusdeckung (z.B. Meshgraft-, Vollhaut-, Lappenplastik).

Wunddébridement

Bei einem Wunddébridement wird avitales (abgestorbenes Gewebe) und die Wundheilung behinderndes Gewebe wie Nekrosen[3] und Beläge sowie Biofilme, Abfallstoffe, Verbandrückstände und Fremdkörper entfernt bzw. abgetragen. Der tatsächliche Wundumfang und -zustand ist ansonsten nicht beurteilbar und Infektionen können sich unbeobachtet ausbilden. Die Durchführung eines Wunddébridements wird, wenn notwendig, bei allen Ulcera cruris regelmäßig empfohlen, solange keine Kontraindikationen vorliegen und die Schmerzen kontrolliert werden können. Ausnahmen bestehen bei trockenen Nekrosen einer pAVK. Diese sind erst im Anschluss an eine Revaskularisation zu entfernen. Ein adäquates Débridement ist die Voraussetzung für eine qualitätsorientierte lokale Wundtherapie.

Schmerztherapie und lokale Antiseptik

Zu den systemischen Therapien bei der Behandlung des Ulcus cruris zählen neben der Gabe von Schmerztherapie gemäß des WHO-Stufenschemas, die lokale Therapie mit Antiseptika bei Anzeichen einer lokalen Wundinfektion und gegebenenfalls auch der Einsatz von systemischen Antibiotika bei einer entsprechend systemischen Wundinfektion.

Manuelle Lymphdrainage

Unter einem Ulcus cruris venosum, woran die Mehrheit der Ulcus cruris Patienten mit 57-80 % erkrankt, versteht man einen Substanzdefekt im pathologisch veränderten Gewebe des Unterschenkels infolge einer venösen Abflussstörung. Das häufigste

---

[3] Nekrotisches Gewebe = abgestorbenes oder geschädigtes Gewebe

Symptom der CVI sind geschwollene Beine mit Spannungsgefühl. Mithilfe der manuellen Lymphdrainage und einer Kompressionstherapie wird die Makro- und Mikrozirkulation des Lymph- sowie des venösen Blutflusses im Körper gesteigert, was zu einer besseren Heilung führt (Hutzschenreuter et al., 2000).

Zur physikalischen Therapie des Ulcus cruris venosum zählt die manuelle Lymphdrainage, die zum Leistungsbereich „Heilmittel" gehört. Es konnte eine Förderung der Wundheilung durch die physikalische Entstauung nachgewiesen werden (Hutzschenreuter et al., 2000). Bestandteil dieser Therapieform, die von 30 Minuten (Teilbehandlung) über 45 Minuten (Großbehandlung) bis hin zu 60 Minuten (Ganzbehandlung) reichen kann, ist die erforderliche Kompressionsbandagierung der betroffenen Extremität im Anschluss an die manuelle Lymphdrainage zur Erhaltung und Sicherung der Behandlung (Heilmittelkatalog, 2011). Dieser Gesamtprozess wird als komplexe physikalische Entstauungstherapie bezeichnet (KPE).

Prävention

Auch präventive Maßnahmen sind bei der Behandlung von Menschen mit chronischen Wunden zu berücksichtigen. Durch eine konsequente Rezidivprophylaxe und eine in regelmäßigen Abständen durchzuführende Nachsorge können Rezidive minimiert werden. Zudem steht eine angemessene Patientenedukation mittels verständlicher und für den Patienten relevanter Informationen neben einer Abklärung der Compliance[4] bzw. Adhärenz[5] im Fokus präventiver Maßnahmen.

1.4.2. Versorgungssituation von Patienten mit Ulcus cruris in Deutschland

Bislang gibt es nur wenige Studien, die die Versorgungssituation von Patienten mit chronischen Wunden beschreiben und Versorgungsdefizite aufzeigen (Läuchli et al., 2013; Augustin et al., 2011; Herberger et al., 2012). In den bereits publizierten Untersuchungen gilt die Versorgung von Patienten mit chronischen Wunden bis heute als unzureichend und weist Defizite auf. Zudem gestaltet sich die Implementierung und Umsetzung von Leitlinien in die Routineversorgung als schwierig (Selbmann und Kopp, 2005; Kastner et al., 2011).

Die Umsetzung und Etablierung einer leitliniengerechten Therapie des Ulcus cruris wurde in einer regionalen Studie in Hamburg ermittelt (Herberger et al., 2012). In dieser Studie wurden die Qualitätsindikatoren (Kapitel 1.4 Tabelle 1-2) bei allen Versorgern von Patienten mit einem Unterschenkelgeschwür untersucht. Insgesamt zeigte sich bei der Betrachtung der regionalen Wundversorgung in Hamburg, dass die Mehrheit mit 61,8 %

---

[4] Einhaltung des ärztlichen Rates
[5] Gemeinsame Entscheidungsfindung und Therapiezielvereinbarung

der Versorger über die Hälfte der Kriterien erfüllte. Jedoch wurde die Minderheit der Patienten leitliniengerecht versorgt. Hierbei zeigte sich, dass die Diagnostik bei vielen Versorgern defizitär war. Obwohl ein sorgfältig ermittelter Wundstatus zu Beginn und im Verlauf als obligat gilt, wurde nur in 26,5 % der Fälle dieser Qualitätsindikator erfüllt. Eine Differentialdiagnose, beispielweise mittels Dopplersonographie der Bein-Arterien, ist für die Behandlung des Ulcus cruris und dessen Heilungserfolg entscheidend und wurde nur bei ca. der Hälfte der Patienten durchgeführt. Zudem litt die Mehrheit der untersuchten Patienten unter Schmerzen (54,6 %) und wurde somit nicht adäquat mit Analgetika versorgt.

Bei Betrachtung der lokaltherapeutischen Versorgung zeigte sich, dass die Mehrheit (78,6 %) der Hamburger Wundpatienten mit hydrokativen Wundauflagen aktuell behandelt wurde.

Die Mehrheit der Patienten mit einem Ulcus cruris venosum erhielt keine Kompressionstherapie (Srinivasaiah et al., 2007; Chaby et al., 2013; Rabe et al., 2013), obwohl mit einer sach- und fachgerechten Kompressionstherapie die Heilungswahrscheinlichkeit erhöht und das Rezidivrisiko minimiert werden kann. Als Gründe für eine geringe Response mit einer Kompressionstherapie werden die Wundgröße, die Wunddauer, Vorbehandlungen durch Venen OPs (Ligation und Stripping), Hüft- und Knieprothesen, geringer KADI und Vorhandensein von Fibrin ($\geq$ 50 %) genannt (Margolis et al., 1999). Eine nicht durchgeführte Kompressionstherapie ist somit ein Behandlungsfehler und stellt eine Fehl- bzw. Unterversorgung von Patienten mit einer venösen Ulzeration dar. Der Umsatz von Kompressionsbinden in Apotheken, ermittelt mittels Daten des Einkaufes von Apotheken beim Großhändler (PHARGO), stieg hingegen von 5.000 € im vierten Quartal im Jahr 2010 auf knapp 7.000 € im dritten Quartal im Jahr 2013, während der Umsatz von Kompressionsstrümpfen zu stagnieren scheint (Poersch, 2014). Nicht nur das Fehlen dieser kausalen Therapie wird diskutiert, sondern auch die Anwendung. Diesbezüglich zeigt eine aktuelle Studie, dass die Mehrheit der Versorger die verschiedenen Kompressionsmaterialien, vor allem Mehrkomponentensysteme und Ulcus-Strumpfsysteme, welche lange am deutschen Markt (seit dem Jahr 2000) etabliert sind und deren Evidenz gegenüber Kurzzugbinden belegt ist, nicht kennen und mit deren Anwendung nicht vertraut sind (Protz et al., 2014). Des Weiteren hat diese Studie festgestellt, dass die Anwender einen therapienotwendigen Kompressionsdruck nicht erreichen, was zur Folge hat, dass die positiven Effekte einer Kompressionstherapie nicht optimal eintreten können.

Auch bei der Wundreinigung zeigten sich Defizite, lediglich 54,5 % der Patienten erhielten eine solche (Herberger et al., 2012). Operative Verfahren wurden in 24,6 % der Fälle durchgeführt. Bei Betrachtung des Versorgers zeigte sich in dieser Studie, dass die

Mehrheit der Patienten mit einem Ulcus cruris allein durch einen Hausarzt versorgt werden und nur in 26 % der Fälle durch einen Dermatologen (Herberger et al., 2012). Hausärzte und Allgemeinmediziner fühlen sich in der Behandlung chronischer Wunden unsicherer als Spezialisten (Müller-Bühl et al., 2013). Studien zeigten bereits, dass bei der Versorgung von Patienten durch ein interprofessionelles Team mit einem adäquaten Schnittstellenmanagement eine Verkürzung der Heilungszeit mit geringeren Kosten einhergeht (Gottrup, 2004; Kjaer et al., 2005; Harrison et al., 2005). Neben den klinischen Parametern kann eine multiprofessionelle Zusammenarbeit, die in eine intra-sektorale Versorgung resultiert, bei einer adäquaten Behandlung von Patienten mit chronischen Wunden von großer Relevanz sein.

1.4.3. Prädiktoren der Wundheilung

Zur Identifikation der Ursachen langer Behandlungskarrieren bzw. von Wundheilungsstörungen sind die Faktoren, die den Heilungsprozess positiv beeinflussen, von großer Relevanz. In der Literatur konnten bislang einige prädiktive (vorhersagbare) Faktoren der Wundheilung identifiziert werden.

In einer multizentrischen prospektiven Studie über einen Beobachtungszeitraum von sechs Monaten in Frankreich wurden prognostische Faktoren der Wundheilung bei Patienten mit einem Ulcus cruris venosum untersucht. Gefäßchirurgische Operationen, die Adhärenz gegenüber einer Kompressionstherapie und die prozentuale Wundverkleinerung innerhalb der ersten vier Wochen haben einen positiven signifikanten Effekt auf die Wundheilung (Chaby et al., 2013). Als weiterer Risikofaktor wird die Wunddauer beschrieben (Moffatt et al., 2010; Meaume et al., 2005; Beckert et al., 2009). Wunden, die nicht in den ersten sechs Monaten heilen, haben eine sehr viel geringere Heilungschance, als solche, die innerhalb der sechs Monate abheilen (Hill et al., 2004). Meaume et al. (2004) beobachtete die geringere Heilungswahrscheinlichkeit bei einem Cut-off Wert von bereits drei Monaten. Auch bei einer Wundgröße von mehr als 10 cm² wird häufig eine geringere Wahrscheinlichkeit beschrieben, eine Heilung zu erzielen (Meaume et al., 2005; Labropoulos et al., 2012; Beckert et al., 2009; Margolis et al., 2004; Phillips et al., 2000). Ein seltener, berichteter und vorgefundener Effekt war der der Wundanzahl auf die Wundgröße. Eine zunehmende Wundanzahl geht mit einer geringeren Heilungswahrscheinlichkeit einher (Beckert et al., 2009; Margolis et al., 2004; Phillips et al., 2000). Des Weiteren werden Faktoren, wie vorangegangene Behandlungen, der Schweregrad des Ulcus, Komplexität der Ätiologie, Alter des Patienten, Adipositas, fehlender Arterienpuls und die bakterielle Besiedelung (z.B. Pseudomonas aeruginosa) beschrieben (Abbade et al., 2011; Moffatt et al., 2010; Skene et al., 1992; Labropoulos et al., 2012; Beckert et al., 2009; Margolis et al., 2004; Phillips et al., 2000). Die Ausbildung von Rezidiven gilt als Risikofaktor (Chaby et al., 2006). Das Rezidivrisiko steigt signifikant mit dem Verlauf der Behandlung einer tiefen Beinvenenthrombose, einer vorausgegangenen Wundgröße größer als 10cm² und keiner oder falsch angelegter Kompression (Maklebust und Margolis, 1997; Franks et al., 1995). Prädiktoren eines Rezidivs bzw. der Entstehung eines Ulcus cruris sind des Weiteren das Vorliegen bestimmter Vor- und Begleiterkrankungen wie Diabetes mellitus, pAVK und Ödeme (Wipke-Tevis et al., 2000). In der Studie von Nelzen und Fransson (2007) wurden vorangegangene Venenoperationen als Risikofaktor für ein Rezidiv identifiziert.

Als Risikofaktor wird in den meisten Studien das Vorliegen und der Erkrankungsverlauf einer tiefen Beinvenenthrombose beschrieben (Moffatt et al., 2010; Skene et al., 1992; Labropoulos et al., 2012; Berard et al., 2002; Darvall et al., 2009; Brandt et al., 2009; McKenzie et al., 2002). Zudem zeigten Studien, dass die Prävalenz eines Ulcus cruris bei Patienten mit rheumatoider Arthritis höher ist (Firth et al., 2010). Eine arterielle Verschlusskrankheit geht laut Literatur mit einer geringeren Heilungschance einher (Meaume et al., 2005). Auch die Stauungsfibrose der Haut bei chronisch venöser Insuffizienz (Dermatoliposklerose) und die daraus resultierende Hautatrophie (Gewebeschwund) führt zu einer erhöhten Verletzlichkeit der Haut bzw. zu einer Wundheilungsstörung (Abbade et al., 2011; Moffatt et al., 2010).

1.5. Methoden und Instrumente der Versorgungsforschung

Zur Erlangung einer Qualitätssteigerung, stärkeren Patientenorientierung sowie verbesserten Effizienz- und Kostenstruktur des deutschen Gesundheitssystems, wie es im Sachverständigenratsgutachten bereits im Jahr 2000 angesprochen wurde, kann die Versorgungsforschung einen wesentlichen Beitrag leisten (Kapitel 1.2.). Je nach Fragestellung bedient sich die Versorgungsforschung hierbei unterschiedlicher vorliegender Instrumente und Methoden aus allen verfügbaren sekundären als auch primären Datenquellen.

Als Sekundärdaten werden Routinedaten der gesetzlichen Kranken-, Renten- und Unfallversicherung oder aus bevölkerungsbezogenen Registern bezeichnet. Als Sekundärdatenanalyse wird somit die Nutzung bzw. Auswertung von Routinedaten ohne direkten Bezug zum primären Erhebungsanlass bezeichnet (Swart und Ihle, 2006). Routinedaten der Krankenkassen und des klinischen Alltags wie Registerdaten sind daher wichtige Datenquellen der Versorgungsforschung, welche nicht speziell für Forschungszwecke erhoben wurden, sondern für wissenschaftliche Zwecke zur Verfügung gestellt werden (Glaeske et al., 2010).

1.5.1. Sekundärdaten der GKV

Die Daten der Sozialversicherungsträger, unter anderem Daten der gesetzlichen Krankenversicherung (GKV), werden primär zu Abrechnungszwecken dokumentiert. Etwa 90 % der deutschen Bevölkerung sind in der gesetzlichen Krankenversicherung versichert, der kleinere Anteil in der privaten Krankenversicherung (Busse und Blumel, 2014; GKV-Spitzenverband, 2015a). Somit stellt die GKV zunächst zahlenmäßig den bedeutsamsten Versicherungsträger dar.

Bereits 1995 wurde im Gutachten „Gesundheitsversorgung und Krankenversicherung 2000" des Sachverständigenrates für die Konzertierte Aktion im Gesundheitswesen (SVR) explizit benannt, dass sich die gesetzliche und private Krankenversicherung für mehr Ergebnisorientierung, mehr Qualität und mehr Wirtschaftlichkeit an Planung, Organisation, Beurteilung und Finanzierung beteiligen. Nach § 287 SGB V dürfen die gesetzlichen Krankenkassen ihre Datenbestände unter bestimmten Bedingungen für wissenschaftliche Forschungsvorhaben nach § 303 a (Datentransparenz) auswerten. Der Umfang der Daten umfasst die Versorgung von in Anspruch genommenen gesundheitlichen Versorgungsleistungen aus den Sektoren der ambulant ärztlichen Versorgung, der stationären Versorgung, der Anschlussheilbehandlung, der Versorgung mit Arznei-, Heil- und Hilfsmitteln, der Pflege sowie Informationen zur Arbeitsunfähigkeit und soziodemografischen Angaben der Versicherten (Abbildung 1-3).

Neben der zahlenmäßigen Bedeutung dieser Daten liegt des Weiteren der wissenschaftliche Mehrwert in dem Populationsbezug sowie der sektorenübergreifenden und längsschnittlichen Verfügbarkeit der Daten, welche für die Bedarfsplanung, Evaluation und Sicherstellung der Versorgung von Bedeutung sind. Somit können administrative Schätzungen der Erkrankungshäufigkeit (Prävalenz und Inzidenz) bzw. der behandelnden Morbidität nach soziodemografischen Kennziffern wie Alter, Geschlecht und regionale Zuordnung erfolgen.

Darüber hinaus können mithilfe dieser GKV-Daten Versorgungsqualität sowie Versorgungsmuster und Ressourcenverbräuche und die daraus resultierenden Kosten anhand der Nachfrage von Gesundheitsleistungen durch die Patienten dargestellt werden. Demgegenüber können anhand fallbezogener Analysen, beispielsweise von Krankenhausdiagnosestatistiken ohne Populationsbezug, keine dieser Aussagen getroffen werden. Vor diesem Hintergrund hat die Nutzung solcher Daten in den letzten Jahren kontinuierlich zugenommen. Daraus resultierend hat die Arbeitsgruppe „Erhebung und Nutzung von

Sekundärdaten" der Deutschen Gesellschaft für Sozialmedizin und Prävention (DGSMP) im Jahr 2005 eine Leitlinie „Gute Praxis Sekundärdaten (GPS)" zur Etablierung von Standards im Umgang mit diesen Daten verabschiedet (Swart et al., 2005). Für eine bessere Berichtsqualität wurde „STROSA", ein Vorschlag für einen Berichtsstandard für Sekundärdatenanalysen, in 2014 veröffentlicht (Swart und Schmitt, 2014).

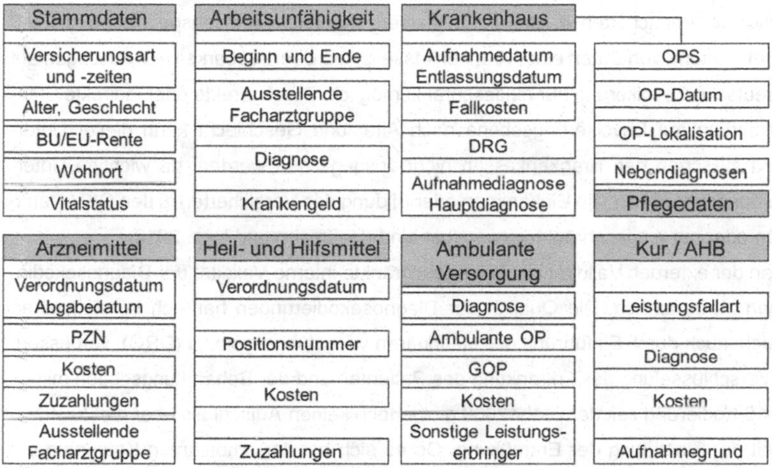

Stammdaten	Arbeitsunfähigkeit	Krankenhaus	
Versicherungsart und -zeiten	Beginn und Ende	Aufnahmedatum Entlassungsdatum	OPS
Alter, Geschlecht	Ausstellende Facharztgruppe	Fallkosten	OP-Datum
BU/EU-Rente	Diagnose	DRG	OP-Lokalisation
Wohnort		Aufnahmediagnose Hauptdiagnose	Nebendiagnosen
Vitalstatus	Krankengeld		Pflegedaten
Arzneimittel	Heil- und Hilfsmittel	Ambulante Versorgung	Kur / AHB
Verordnungsdatum Abgabedatum	Verordnungsdatum	Diagnose	Leistungsfallart
PZN	Positionsnummer	Ambulante OP	Diagnose
Kosten		GOP	
Zuzahlungen	Kosten	Kosten	Kosten
Ausstellende Facharztgruppe	Zuzahlungen	Sonstige Leistungs-erbringer	Aufnahmegrund

BU/EU-Rente=Berufs- Erwerbsunfähigkeitsrente; PZN=Pharmazentralnummer; DRG=Diagnosebezogene Fallgruppen; GOP = Gebührenordnungsposition (Alle medizinischen Leistungen, die zu Lasten der GKV getragen werden); OPS=Operations- Prozedurenschlüssel; AHB = Anschlussheilbehandlung

Abbildung 1-3: Datenumfang der GVK-Sekundärdaten

Die Vorteile der GKV-Sekundärdaten liegen zusammenfassend darin, dass es sich um personenbezogene und sektorenübergreifende Inanspruchnahme- bzw. Behandlungsdaten mit Arzt- und Institutionsbezug handelt, welche kostengünstig und recht zeitnah in großer Menge zur Verfügung stehen. Demgegenüber bestehen die Nachteile dieser Daten darin, dass es sich um GKV-Versicherte handelt und daher keine Aussagen über Privatversicherte (10 % der Bevölkerung) getätigt werden können. Zudem können keine Aussagen über privat finanzierte Leistungen getroffen werden. Dies sind individuelle Gesundheitsleistungen (IGeL-Leistungen) oder andere Zusatzleistungen der Ärzte, die nicht zu den Leistungen der GKV gehören und daher vom Patienten selbst oder von Versicherungsträgern wie der Unfall- oder Rentenversicherung getragen werden. Auch Arzneimittel, die im Rahmen der Selbstmedikation in den Apotheken gekauft wurden, sind in diesen Daten nicht dokumentiert. Da es sich bei den Daten um gesundheitsbezogene Inanspruchnahmedaten der Versicherten handelt, können keine Angaben über die unversorgte Morbidität getätigt werden.

Des Weiteren liegen keine Informationen über klinische Endpunkte oder patientendefi-
nierte Endpunkt, wie Angaben zur Lebensqualität und patientenbezogener Nutzen vor.
Die externe Validität der Daten wird zudem dadurch eingeschränkt, dass soziodemografische Angaben über den Patienten nicht enthalten sind. In Deutschland gibt es derzeit
124 verschiedene Krankenkassen, davon allein etwa 80 verschiedene Betriebskrankenkassen (BKK) und Innungskrankenkassen (GKV-Spitzenverband, 2015a), die sich hinsichtlich der Versichertenstruktur unterscheiden. Durch das „kassenspezifische Klientel"
bei Betrachtung von Daten einer Krankenkasse ist die Übertragbarkeit der Aussagen auf
die deutsche Bevölkerung nur eingeschränkt möglich. Durch direkte oder indirekte Standardisierung auf Bevölkerungsebene nach Alter und Geschlecht kann dieser Unterschied zwischen den Krankenkassen nicht ausgeglichen werden, da wichtige Unterscheidungsparameter wie Einkommen oder Bildung des Versicherten in den GKV-Daten
fehlen oder nur eingeschränkt verwendbar sind (Hoffmann und Icks, 2012).

Neben der externen Validität ist die eingeschränkte interne Validität der Diagnosekodierungen zu benennen. Die Qualität der Diagnosekodierungen hat sich im stationären
Bereich, auch durch Einführung des stationären Vergütungssystems (DRG), verbessert.
Die Verschlüsselung der Erkrankung des Patienten und der Behandlungsoption mittels
ICD-10 Kodierung seit dem Jahr 2000 gibt jedoch keinen Aufschluss über die Zuverläs-
sigkeit der Einstufung der Erkrankung. Ob es sich bei der ambulanten Kodierung um
eine Beschwerde, einen Verdacht oder eine bereits diagnostizierte Erkrankung handelt,
kann anhand der Daten nicht zuverlässig bewertet werden. Darüber hinaus können Fehlkodierungen oder die Fortführung von bereits nicht mehr vorliegenden Erkrankungen
oder falsch eingestuften Erkrankungen die Reliabilität der Aussagen einschränken
(Schubert et al., 2006). Um die Validität der Diagnosekodierung zu berücksichtigen, sind
bei der Identifizierung der jeweiligen Zielerkrankung weitere zusätzliche Informationen
über die Erkrankung aus den Daten heranzuziehen, um diesen Effekt weitestgehend
einzuschränken (interne Diagnose-validierung). Dies kann beispielsweise erfolgen,
indem weitere relevante Hinweise zur Erkrankung wie relevante Verordnungen, Mehrfachkodierungen in einem bestimmten Quartal oder die Einschätzung der Diagnosesicherheit des Arztes herangezogen werden. Die Einstufung in „gesichert" kann zur kon-
servativen Schätzung führen, wohingegen aus als „fraglich" eingestuften Diagnosen eine
weniger konservative Schätzung erfolgt. Für jede Zielerkrankung muss daher eine individuelle interne Validierung der Parameter erfolgen.

Daher können auf Grundlage der Abrechnungsdaten der in Anspruch genommenen
Leistungen eines Versicherten Aussagen zur Inanspruchnahmemorbidität, also eine administrative Schätzung der Erkrankungshäufigkeit und die alltägliche Versorgung durch
das deutsche Gesundheitssystem erfolgen. Auf Grundlage dieser Erkenntnisse können

die vorgefundenen Versorgungsstrukturen analysiert und wo notwendig zur Steigerung der Qualität der Patientenversorgung, herangezogen werden

1.5.2. Sekundärdaten aus klinischer Routine und Patientenregister

Sekundärdaten aus der klinischen Routine werden, wie auch die GKV-Daten, nicht mit Blick auf einen primären Erhebungsanlass ausgewertet. Bei den Sekundärdaten aus der klinischen Routine handelt es sich um Daten, die innerhalb des medizinischen Behandlungsprozesses erhoben, in einem Datensatz zusammengeführt und zu einem späteren Zeitpunkt anonymisiert nach versorgungsrelevanten Fragestellungen ausgewertet werden. Mittels dieser Daten können medizinische Behandlungscharakteristika der untersuchten Einrichtungen im Bezug auf Patienten mit einer bestimmten Erkrankung dargestellt und beschrieben werden.

Besondere methodische Herausforderungen liegen bei den klinischen Routinedaten in der hierarchischen Datenstruktur. Die Daten der Patienten werden in vielen Praxen oder Zentren in der Routine erhoben, was zu einer Heterogenität der Daten, Unterschieden der Populationen, Expositionen, Outcomes, potenzieller Confounder innerhalb und zwischen den Datenquellen, führt. Daraus resultiert die Herausforderung angemessene Verfahren zur Datenzusammenführung und Analyse zu wählen.

Eine Erweiterung dieser Sekundärdaten aus der klinischen Routine stellen die Registerdaten dar. Als Register werden Studiendaten bezeichnet, die nach einer vorab definierten, aber im zeitlichen Verlauf auch zu erweiternden Fragestellung standardisiert für eine bestimmte Zielpopulation erhoben werden (Müller et al., 2010). Bei Registerdaten handelt es sich somit um Daten, die eigens zum Zweck der Studie prospektiv (aktiv) mit einem hohen methodischen Maß an Standardisierung von der Planung bis zur Berichterstattung zur Sicherstellung der Reliabilität, Objektivität und internen Validität dokumentiert werden. Des Weiteren sollen die Registerteilnehmer hinsichtlich klinischer und soziodemografischer Merkmale repräsentativ für die Zielpopulation sein (externe Validität).

Register bedienen sich je nach Fragestellung und Zielsetzung unterschiedlicher Methoden und Instrumente der Erhebungs- und Auswertungsstrategien. Je nach Zielsetzung können Register unterschieden werden in: Krankheitsregister, Produktregister, Medikamentenregister, Qualitätsregister und populationsbezogene Register. In Krankheitsregister werden Patienten mit der zu untersuchenden Erkrankung eingeschlossen. Register, in denen Patienten mit einem bestimmten Medizinprodukt behandelt werden, werden als Produktregister bezeichnet. Ähnlich verhält es sich mit den Medikamentenregistern, bei denen Patienten eingeschlossen werden, die mit bestimmten Medikamenten therapiert werden. Aussagen über die Qualität der medizinischen Versorgung können in Qualitätsregistern getätigt werden. Die populationsbezogenen Register erfassen die Expositionen anstelle von Outcomes auf Bevölkerungsebene. Vor dem Hintergrund, dass Register häufig mehrere Fragestellungen untersuchen, ist eine eindeutige Zuordnung oftmals nicht möglich.

Methodisch betrachtet werden Registerstudien durch den weitestgehend unselektierten Einschluss von Patienten und der nicht-selektiven Dokumentation des Versorgungsgeschehens den nicht-interventionellen Beobachtungsstudien zugeordnet. Im Vergleich zu klinisch randomisierten Studien mit häufig einschränkenden Ein- und Ausschlusskriterien können in Registern Aussagen über Patientengruppen getätigt werden (zum Beispiel Multimorbide), die sonst keine Berücksichtigung finden. So konnten deutliche Unterschiede im eingeschlossenen Patientenkollektiv zwischen Patienten des RABBIT-Registers (Erfasst Krankheits- und Therapieverläufe von Patienten mit rheumatoider Arthritis) und Patienten in randomisiert kontrollierten Studien (RCT) festgestellt werden (Zink et al., 2006). Etwa 70 % der Teilnehmer im Rheumaregister wären nicht in publizierten RCTs eingeschlossen worden. Des Weiteren konnte in der Studie festgestellt werden, dass 30 % der Registerteilnehmer, somit der potenziellen RCT-Teilnehmer, deutlich höhere Ansprechraten aufwiesen als die restlichen Patienten. Ähnliche Unterschiede konnten auch in der schon weiter oben zitierten Studie von Feharani et al. (2006) beobachtet werden. Hierbei zeigte sich in einer gesundheitsökonomischen Evaluationsstudie unter Alltagsbedingungen eine deutlich niedrigere Effizienzschätzung einer Biologikatherapie im Vergleich zu publizierten RCTs. Diese Studienbeispiele zeigen, dass nur ein geringer Teil der versorgten Bevölkerung in RCTs repräsentiert ist und daher die Wirksamkeit therapeutischer Behandlungen überschätzt werden kann.

Somit können mit Registerdaten erstmals Versorgungsstrukturen und -prozesse im Langzeitverlauf unter Alltagsbedingungen und unter Berücksichtigung klinischer Parameter beschrieben werden (Rustenbach et al., 2011). Einschränkend sind die aufwendige Sicherung der Datenqualität sowie die hohe Zeit- und Kostenintensität der Durchführung zu erwähnen, so dass häufig nur wenige und eingeschränkte, z.B. nur regional erhobene und oft nicht aktuelle Daten vorliegen. Dieser „Selection bias" kann zur Unterrepräsentativität der Teilnehmer führen und schlussendlich ebenfalls in einer Über- oder Unterschätzung der Effekte resultieren.

2. Forschungsgegenstand und Hauptfragestellungen

Bedingt durch den demografischen Wandel, der Zunahme an relevanten Vorerkrankungen und den Behandlungskosten wird zukünftig ein wachsender Bedarf an einer verbesserten Versorgung des Ulcus cruris bestehen. Für eine bessere Versorgungsplanung ist die Kenntnis epidemiologischer, evidenzbasierter und somit versorgungswissenschaftlicher Daten notwendig.

Mit der vorliegenden Arbeit sollen daher die folgenden Forschungsfragen untersucht werden:

1. *Wie stellt sich die Versorgungssituation von Patienten mit Ulcus cruris in Deutschland dar?*

   a. Wie ist die Prävalenz und Inzidenz von Ulcus cruris in Deutschland?

   b. Unter welchen Komorbiditäten leiden die Patienten?

   c. Wie ist die Nutzungshäufigkeit definierter leitliniengerechter Behandlungsoptionen bei Patienten mit Ulcus cruris?

   d. Findet eine bedarfsgerechte Versorgung des Ulcus cruris in Deutschland statt?

   e. Zeigen sich regionale sowie soziodemografische Unterschiede hinsichtlich der beschriebenen Versorgungssituation von Patienten mit Ulcus cruris?

2. *Welche Prädiktoren erklären den primären Behandlungserfolg (Heilung) von Patienten mit Ulcus cruris innerhalb eines Beobachtungsjahres?*

Die vorliegenden Analysen sollen die Versorgungssituation von Patienten mit Ulcus cruris vor dem Hintergrund der in Deutschland bislang unbefriedigenden Datenlage darstellen. Datengrundlage bilden hierbei die Sekundärdaten der GKV und klinische Routinedaten. Ziel der Analysen ist somit erstmalig die Erkrankungshäufigkeit (Prävalenz und Inzidenz) und die Versorgung von Patienten mit Ulcus cruris in Deutschland darzustellen. Bei der Betrachtung der Versorgungssituation ist es neben der Nutzungshäufigkeit von bereits bestehenden Empfehlungen ebenso von Interesse festzustellen, ob Behandlungsleitlinien in der Versorgung Anklang finden und diese leitliniengerecht umgesetzt werden. Diese Arbeit kann somit Aufschluss über den Grad einer leitliniengerechten Therapie geben, um Kenntnisse über das Ausmaß von Versorgungsdefiziten zu identifizieren und unter Berücksichtigung der gefundenen Erkenntnisse die Versorgungsrealität zukünftig zu verbessern.

Wie bereits beschrieben, stellen GKV-Daten beispielsweise im Vergleich zu Registerdaten eine schnelle und kostengünstige Datenquelle zur Beschreibung der Versorgungssituation und -qualität dar. Die Nutzung dieser Daten hat in den letzten Jahren deutlich
zugenommen (Hoffmann et al., 2008). Neben der Darstellung von Versorgungsmustern,
der Versorgungsqualität, den Ressourcenverbräuchen und der Evaluation von Versorgungskonzepten werden die Daten zunehmend auch benutzt, um Vorhersagemodelle
zu entwickeln.

In dieser Arbeit wird daher im weiteren Schritt untersucht, welche Prädiktoren den
primären Behandlungserfolg (Heilung) von Patienten mit einem Ulcus cruris erklären.
Neben der Identifizierung von Prädiktoren anhand von GKV-Routinedaten werden zum
Vergleich und zur externen Modellvalidierung zusätzlich potenziell relevante Prädiktoren
anhand von Daten aus der klinischen Routine untersucht, um die Übertragbarkeit für die
Entwicklung eines Vorhersagemodells durch die Nutzung von GKV-Daten zu analysieren.

Anhand der Ergebnisse wird abschließend im Fazit skizziert, welcher Versorgungs- und
Handlungsbedarf sich aus den Erkenntnissen der Versorgungsrealität und den Prädiktoren der Wundheilung ableiten lassen, um die Versorgungssituation von Patienten
mit chronischen Wunden, im Speziellen des Ulcus cruris, nachhaltig zu verbessern und
die Ressourcen des deutschen Gesundheitssystems zielgerichtet einzusetzen.

3. Methoden

3.1. Studiendesign und Datenbasis

Zur Ermittlung der aktuellen Versorgungsrealität von Patienten mit Ulcus cruris werden zwei unterschiedliche Datenquellen herangezogen, zum einen Routinedaten der gesetzlichen Krankenkassen (GKV-Sekundärdaten) und zum anderen Routinedaten aus dem klinischen Alltag (Sekundärdaten aus der klinischen Routine). Beide sind wichtige Datenquellen der Versorgungsforschung (siehe Kapitel 1.5). Bei beiden handelt es sich um eine retrospektive Sekundärdatenanalyse der Versorgungssituation von Patienten mit einer chronischen Wunde. Auf Grundlage der Leitlinien „Gute Epidemiologische Praxis" und „Gute Praxis Sekundärdaten" wurde für die vorliegenden Sekundärdatenanalysen kein Ethikvotum der Ethikkommission beantragt bzw. eingeholt (Swart, 2014; Arbeitsgruppe Epidemiologische Methoden der Deutschen Arbeitsgemeinschaft für Epidemiologie, 2004).

3.1.1. Sekundärdaten der GKV

Als Sekundärdaten der GKV standen die Abrechnungsdaten der BARMER GEK zur Verfügung. Im Jahr 2012 waren 9.109.723 Personen deutschlandweit dort versichert (Heyer und Augustin, 2014). Diese Zahl umfasst etwa 10 % der deutschen Bevölkerung. Somit stellt die BARMER GEK eine der größten gesetzlichen Krankenversicherungen in Deutschland dar.

Der Anteil an Frauen lag etwas höher als der Anteil an männlichen Versicherten. Vor dem Hintergrund der gesamten GKV-Versichertenpopulation stellen die Daten der BARMER GEK gemäß der Verteilung nach Alter und Geschlecht eine repräsentative Datenbasis dar (Glaeske und Schicktanz, 2013).

Wie im Kapitel 1.5. beschrieben, kann mit diesen Abrechnungsdaten die Versorgung der Versicherten sektorenübergreifend analysiert werden. Die Daten umfassen Informationen und Leistungsinanspruchnahmedaten aus den Bereichen: Versichertenstammdaten, stationäre Behandlungsfälle, ambulante ärztliche Leistungen, verordnete und abgegebene Arzneimittel, Arbeitsunfähigkeit, Krankengeld sowie Heil- und Hilfsmittel.

3.1.2. Sekundärdaten aus der klinischen Routine und Registerdaten

Als weitere Datengrundlage dienen die Sekundärdaten aus der klinischen Routine. Aktuell handelt es sich bei diesen Daten um Wunddokumentationsdaten von verschiedenen Wundzentren und -netzen in Deutschland aus der klinischen Behandlungsroutine.

Daten aus der klinischen Routine von Patienten mit chronischen sowie akuten Wunden werden aus den verschiedenen Bereichen der Routineversorgung und aus integrierten Versorgungsverträgen[6] (IV-Verträgen §140a ff. SGB V) in Deutschland ohne Einschränkung der angewandten Therapie im Längsschnitt dokumentiert (Heyer et al., 2012). Zur Sicherstellung qualitätsgesicherter Daten werden vorab einheitliche, wissenschaftlich fundierte Outcome-Parameter als minimaler Datensatz definiert. Die Daten umfassen unter anderem soziodemografische Merkmale, Wundparameter (Abheilungsrate, Wundstatus, Wundheilungsgeschwindigkeit) und therapeutische Interventionen. Diese gesammelten Routinedaten aus den verschiedenen Bereichen der Versorgung werden periodisch an das Institut für Versorgungsforschung in der Dermatologie und bei Pflegeberufen (IVDP) geliefert.

Dort werden die Daten aus der klinischen Routine gesammelt und die Schnittmenge der unterschiedlich generierten Variablen in einem minimalen Datensatz zusammengeführt und gepoolt (Datenmapping). Bei unplausiblen oder unvollständigen Angaben erfolgt ein Querymanagement, bei dem Rückfragen direkt an das jeweilige Wundnetz gestellt werden. Zu Forschungszwecken und als zentrumsbasierter Bericht werden die gepoolten und bereinigten Daten anschließend anonym ausgewertet (Abbildung 3-1 - Ist Zustand).

Zukünftig werden auch prospektive Daten aus verschiedenen Wundzentren in ganz Deutschland anhand eines gemeinsam definierten standardisierten Wunddokumentationsdatensatzes, welcher bei der Bundeskonsensuskonferenz konsentiert wurde (Augustin, et al., 2014), erhoben und periodisch an das IVDP übermittelt und als Daten des Deutsche Register chronischer Wunden (DRCW) zusammengeführt (Abbildung 3-1 – Soll-Zustand). Dieses Register ist ein nicht spezifiziertes Register (Porzolt und Geier, 2013), da Ein- und Ausschlusskriterien definiert sind, jedoch keine Fragestellung vorab festgelegt wurde. Mit diesem Register werden erstmals aus verschiedenen Bereichen der Versorgungsroutine Langzeitdaten von Patienten mit chronischen Wunden gewonnen. Im Vergleich zum aktuellen Ist-Zustand wird zukünftig im DRCW der sehr zeit- und ressourcenaufwändige Arbeitsschritt des Datenmappings, d.h. die Zusammenführung unterschiedlich erhobener Datenvariablen- und ausprägungen zu einem einheitlichen Datensatz, aufgrund eines einheitliche erhobenen Standard-Datensatzes entfallen.

Da noch keine Daten aus dem DRCW zur Verfügung stehen (Soll-Zustand) werden in dieser Arbeit die Daten aus der klinischen Routine ausgewertet (Ist-Zustand). Diese sind im Folgenden als Sekundärdaten aus der klinischen Routine bezeichnet.

---

[6] In intergierten Versorgungsverträge werden Versorgungsleistungen außerhalb der sogenannten Regelversorgung zwischen Ärzten, Krankenhäusern sowie Leistungserbringern und einer Krankenkasse vereinbart und gesondert vergütet.

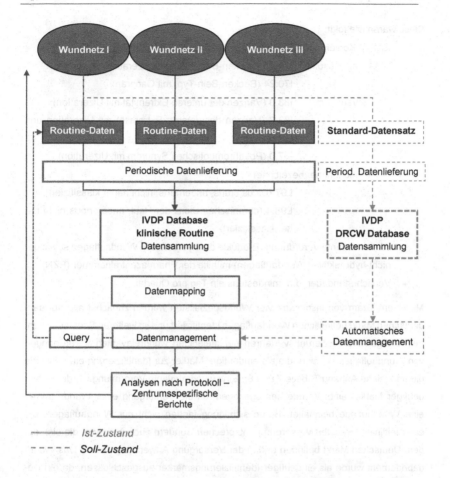

Abbildung 3-1: Flow Chart der Sekundärdaten aus der klinischen Routine (Ist-Zustand) und des Deutschen Registers chronischer Wunden (DRCW) (Soll-Zustand)

3.2. Datenziehung und interne Diagnosevalidierung der GKV Sekundärdaten

3.2.1. Identifikation von Versicherten mit einem Ulcus cruris

Um Versicherte mit einer bestimmten Erkrankung anhand von GKV- Abrechnungsdaten identifizieren zu können, bedarf es vorab definierter Ziehungskriterien. Zur Identifikation von Versicherten mit einem Ulcus cruris wurden verschiedene Kriterien herangezogen, die Versicherte innerhalb der untersuchten Beobachtungsjahre von 2010 bis 2012 aufwiesen.

Diese waren wie folgt:

- ICD-10 Kodierungen für Ulcus cruris (DIMDI ICD-10 (2009-2012)).
  - arteriosum: I70.23 (Becken-Bein-Typ, mit Ulzeration)
                  I70.24 (Becken-Bein-Typ, mit Gangrän)
  - venosum: I83.0 (Varizen der unteren Extremität mit Ulzeration)
                  I83.2 (Varizen der unteren Extremität mit Ulzeration und
                  Entzündung)
                  I87.0 (Postthrombotisches Syndrom mit Ulzeration)
  - nicht näher bezeichnet:
                  L97 (Ulcus cruris, andernorts, nicht näher klassifiziert)
                  L98.4 (chronisches Ulcus der Haut, anderenorts nicht nä-
                  her klassifiziert)
- Wundrelevante Verordnung (Produkte der hydroaktiven Wundauflagen sowie der nicht-hydroaktiven Wundauflagen) mithilfe der Pharmazentralnummer (PZN).
- Versichertendauer, d.h. mindestens ein Tag pro Quartal.

Mit einem Team von insgesamt vier Wundspezialisten wurden zunächst alle auf dem deutschen Markt befindlichen Wundauflagen identifiziert und im weiteren Schritt in einem mehrstufigen Konsentierungsverfahren nur diejenigen wundrelevanten Verordnungen von Wundauflagen definiert, die als eindeutiger Marker zur Identifizierung einer Wunde dienten (siehe Anhang Tabelle 7 und 8). Eine wundrelevante Verordnung wurde als eindeutiger Marker einer Wunde herangezogen, da die Versorgung einer Wunde immer eine Wundauflage beinhaltet. Berücksichtigung fanden nicht nur Wundauflagen, die einer leitliniengerechten Versorgung entsprechen, sondern auch Auflagen, die sich auf dem Deutschen Markt befinden und in der Versorgung Anwendung finden. Das Wund-débridement wurde als eindeutiger Identifizierungsmarker ausgeschlossen, da ein Débridement nicht bei allen Wunden empfohlen wird und somit auch nicht bei jeder Wunde Anwendung findet. Als relevante Wundauflagen wurden alle auf dem Markt angebotenen Produktgruppen und die dazugehörigen PZN des jeweiligen Beobachtungsjahres mittels „Lauer Fischer"[7] extrahiert (Lauer Fischer, 2015). Insgesamt wurden 5.957 verschiedene PZN identifiziert. Bei der Ziehung der Wundauflagen, welche als Medizinprodukte geführt werden, konnten bei den BARMER GEK-Daten nur die Verordnungen berücksichtigt werden, die über Apotheken abgerechnet wurden. Daten über Abgaben dieser Medizinprodukte über Home-Care-Unternehmen oder Sanitätshäusern standen nicht zur Verfügung.

---

[7] Lauer Fischer ist eine Apothekensoftware welches Arzneimittelinformation enthält

3.2.2.   Interne und externe Validierungskriterien

Zur Überprüfung der Identifizierungs- bzw. Ziehungskriterien und als interne Diagnose-validierung von Versicherten mit einem Ulcus cruris erfolgten insgesamt drei verschie-dene Ziehungsalgorithmen (a-c) (Abbildung 3-2).

1) Ziehung reiner ICD-10 Diagnose-Kodierungen

    a. $\geq$1 x ambulante („gesicherte") ODER $\geq$1 x stationäre Haupt ICD-Diagnose

        i. Abhängig der Ätiologie

        ii. Unabhängig der Ätiologie

    b. $\geq$2 x ambulante („gesicherte") innerhalb von vier Quartalen ODER $\geq$1 x stationäre Haupt ICD-Diagnose

2) Ziehung von ICD-10 Diagnosen und wundrelevanter PZN

    c. $\geq$1 x ambulante („gesicherte") UND $\geq$1 x wundrelevante Verordnung (PZN) innerhalb von vier Quartalen ODER $\geq$1 x stationäre Haupt ICD-Diagnose

Die Ziehung von Versicherten mit einem Ulcus cruris erfolgte somit zum einen über die vom Versicherten in Anspruch genommenen ambulanten Leistungen und zum anderen über die stationäre Versorgung. Da es sich bei dem Ulcus cruris um eine chronische Erkrankung handelt und aufgrund der Reliabilität der ambulanten ICD-Diagnosen wurden nur diejenigen Diagnosen pro Patient berücksichtigt, die vom jeweiligen behan-delnden Arzt als „gesichert" eingestuft wurden. Somit können Einmalnennungen sowie Verdachtsdiagnosen bei chronischen Erkrankungen ausgeschlossen werden (Swart und Ihle, 2006).

Zur Identifizierung stationärer relevanter Behandlungsfälle wurde die ICD-10 kodierte Hauptentlassungsdiagnose berücksichtigt. Vor dem Hintergrund, dass im Verlauf eines stationären Aufenthaltes eine Vielzahl an Diagnosen verschlüsselt werden und der Anteil an Fehl- oder Verdachtsdiagnosen relativ hoch ist, soll idealerweise ausschließlich die Hauptentlassungsdiagnose herangezogen werden (Grobe, 2006).

Um die Versorgungsrealität möglichst genau abbilden zu können, wurde neben der Co-dierung einer der ausgewählten Diagnosen ebenso das Vorliegen einer wundrelevanten Verordnung als Kriterium zur Identifikation eines Versicherten mit einem Ulcus cruris ge-wählt (Ziehung 2). Als Versicherte mit einer bestehenden (floriden) Wunde wurden somit diejenigen Personen angesehen, bei denen mindestens eine ambulante oder stationäre Ulcus cruris Diagnose und zugleich eine wundrelevante Verordnung identifiziert wurde. Dies wurde ermittelt über die PZN.

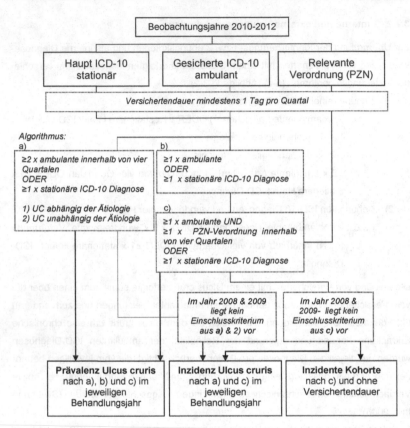

Abbildung 3-2: Ziehungsalgorithmus von Patienten mit Ulcus cruris bei GKV-Sekundärdaten

Als externe Diagnosevalidierung erfolgte ein Vergleich mit externen epidemiologischen Daten, zum einem aus dem DRCW-Register und zum anderen anhand bereits publizierter Daten.

Für die Schätzung der administrativen Prävalenz und Inzidenz wurden als Einschlusskriterium, wie auch in Abbildung 3-2 verdeutlicht, nur Versicherte berücksichtigt, die mindestens einen Tag pro Quartal versichert waren. Für die Analysen einer leitliniengerechten Therapie und der Heilungsprädiktoren wurde die inzidente Versicherten-Kohorte betrachtet, bei der auch Versicherte enthalten sind, die innerhalb der Beobachtungszeit verstorben oder aus dem Versichertenverhältnis ausgetreten sind (Drop).

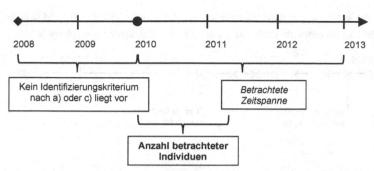

Abbildung 3-3: Identifizierung der inzidenten Versicherten-Kohorte mit GKV-Sekundärdaten

Als Untersuchungszeitraum wurden die Jahre 2010 bis 2012 betrachtet. Das Beobachtungsjahr 2013 diente als Follow-Up Jahr zur Identifizierung der Wunddauer und des Outcomekriteriums, welche im folgenden Kapitel beschrieben werden.

3.3. Definition Wunddauer und Outcome Heilung anhand der GKV-Sekundärdaten

Um eine leitliniengerechte Versorgung des Ulcus cruris anhand der vorliegenden Daten zu beschreiben und daraus ein Prädiktionsmodell zur Vorhersage des Zustandes Heilung zu entwickeln, bedarf es vorab einer Definition des Wundbeginns und des Wundendes (Heilung), somit des Zeitfensters einer floriden (bestehenden) Wunde. Heilung stellt bei der Versorgung von Wunden einen der wichtigsten Endpunkte dar. Des Weiteren sind zur Identifizierung der Ursachen langer Behandlungskarrieren bzw. von Heilungsstörungen Faktoren, die den Heilungsprozess positiv beeinflussen, von großer Relevanz. Die definierte Wunddauer stellt nicht nur ein wichtiges Kriterium zur Identifizierung einer leitliniengerechten- und bedarfsgerechten Therapie dar, sondern ist ebenso ein wichtiger Faktor in der Berechnung des Prädiktionsmodells. Leitliniengerechte Therapien und Behandlungen werden nur innerhalb eines definierten Zeitraums innerhalb der Wunddauer betrachtet (siehe Kapitel 3.4.). Da jegliche klinische Informationen und somit der Start- und Endpunkt der Wunde in den GKV-Routinedaten nicht als eigenständige Information enthalten sind, wurde als Zielvariable - oder auch Outcomevariable – der Zustand „Wundheilung" anhand einer vorab definierten wundrelevanten Verordnung als eindeutiger Marker einer Wunde identifiziert. Letzteres wurde herangezogen, da alle Wunden mit einer Wundauflage versorgt werden.

Als floriden Wundbeginn wurde die erste Abgabe einer wundrelevanten Verordnung anhand der produktspezifischen PZN betrachtet (Abbildung 3-4). Das Wundende wurde

durch die letzte Abgabe einer wundrelevanten Verordnung definiert. In Abbildung 3-4
Beispiel 1 ist die definierte Verordnungszeit, d.h. die Wunddauer, grafisch dargestellt.

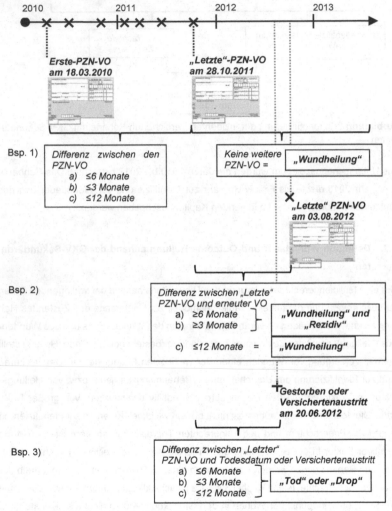

Abbildung 3-4: Definitionen der Zielgrößen (Outcomes) und Wunddauer in GKV-
Sekundärdaten

Zur Identifizierung einer wiederkehrenden Wunde (Rezidiv) und zur Überprüfung der Plausibilität der Verordnungszeit bzw. Wunddauer ist die Definition der zeitlichen Differenz zwischen den Verordnungen (Verordnungsdifferenzen) relevant. Je nach Packungsgröße und Wundauflagenproduktklasse findet in der Regel und bei einer adäquaten Wundbehandlung alle vier bis sechs Wochen eine Verordnung statt. Um die Wunddauer nicht zu unterschätzen wurden insgesamt drei Zeitfenster als Verordnungsdifferenz zwischen den einzelnen PZN-Verordnungen (PZN-VO) durch ein Team von Wundspezialisten definiert: a) ≤3 Monate, b) ≤6 Monate und c) ≤12 Monate.

Wie in der Abbildung 3-4 dargestellt, fand beispielsweise eine erste Abgabe der wundrelevanten Verordnung am 18.03.2010 statt. Wenn die Verordnungsdifferenzen der folgenden einzelnen Abgaben kleiner der jeweils definierten Differenzen sind, gilt die Verordnung am 28.10.2011 als „letzte Verordnung" und somit als Wundende bzw. Wundheilung. Bei Nichterfüllung der definierten Verordnungsdifferenz, wie in Beispiel 2, in dem eine weitere wundrelevante PZN-VO innerhalb von c) 12 Monaten stattfand, wird diese als letzte wundrelevante Verordnung (am 03.08.2012) angesehen. Ist die PZN-VO Differenz, beispielsweise kleiner gleich a) 6 Monate oder b) 3 Monate bleibt es bei dem Wundende ab der letzten PZN-VO vom 28.10.2011 und der Versicherte wird als Versicherter mit „Wundheilung" und „Rezidiv" eingestuft.

Wenn innerhalb der definierten Verordnungsdifferenz der Versicherte verstirbt oder aus dem Versichertenverhältnis austritt (Beispiel 3), wird dieses Ereignis als solches eingestuft und der Versicherte als „nicht geheilt" definiert. Um das Zielkriterium Outcome verlässlich zu identifizieren, wurde das Beobachtungsjahr 2013 als reines Follow-Up Jahr betrachtet.

Bei den klinischen Sekundärdaten aus der Routine kann der klinisch wichtige Endpunkt Wundheilung anhand der zu jeder Visite dokumentierten Wundgröße errechnet werden.

3.4. Zu untersuchende versorgungsrelevante Indikatoren und Heilungsprädiktoren in der Behandlung des Ulcus cruris

Die Analysen zu Versorgungsindikatoren und der Heilungsprädiktoren erfolgten zum einen auf Grundlage der GKV-Routinedaten und zum anderen auf Grundlage der klinischen Routinedaten. Je nach Datenquelle konnten unterschiedliche Indikatoren und Parameter identifiziert und analysiert werden. Aus diesen Gründen werden im folgenden Kapitel die untersuchten Versorgungsindikatoren und Heilungsprädiktoren nach Datenquelle beschrieben.

3.4.1. Prädiktoren der Wundheilung

Soziodemografische Angaben

Neben den soziodemografischen Angaben des Patienten und dem bereits beschriebenen Versorgungsindex werden Komorbiditäten und weitere zu identifizierende wundbezogende Kennziffern der Wundheilung herangezogen (Tabelle 3-1). Als Begleiterkrankung des Ulcus cruris wurden relevante Komorbiditäten betrachtet und identifiziert, die bei der Bundeskonsensuskonferenz als Ulcus cruris relevant definiert wurden (Augustin et al., 2014a). Eine Listung der berücksichtigten Komorbiditäten und der relevanten ICD-10 Kodierungen befindet sich im Anhang (Tabelle 6). Hierzu wurden die ambulant gesicherten Diagnosen und die stationären Hauptentlassungsdiagnosen herangezogen.

Tabelle 3-1: Zu identifizierende Heilungsprädiktoren in den Routinedaten der GKV versus klinische Routinedaten

		GKV	Validität*	Bedingung	Klinisch
Soziodem.	Alter	x	1		x
Angaben	Geschlecht	x	1		x
	Komorbiditäten	x	2	12 Monate vor/während Wunddauer (& 1 Jahr nach Erstverordnung)	-
Wundbezogene	Wundart/Ätiologie	x	2		x
Kennziffern	Wundanzahl	-	-		x
	Wunddauer	x	3	Während Wunddauer (& 1 Jahr nach Erstverordnung)	x
	Wundinfektion	x	3	Während Wunddauer (& 1 Jahr nach Erstverordnung)	-
	Wundgröße Wundbeginn	-	-		x
	Globaler Wundscore	-	-		x
Weitere versorgungsrelevante Prädiktoren	Versorger des Patienten	x	2	Während Wunddauer (& 1 Jahr nach Erstverordnung)	-
	Stationäre Aufenthalte	x	1	3 Monate vor/ während Wunddauer	-
Versorgungsindex		x	3		x

*1=valide, 2=hinreichend valide, 3=zum Teil valide, 4=nicht valide

Wundbezogene Kennziffern

Neben der Wundart wurden als weitere relevante wundbezogene Kennziffern die Wundanzahl, Wunddauer und Wundgröße zu Beginn der Behandlung bei den klinischen Sekundärdaten herangezogen. Zudem wurde der globale Wundscore zur Einschätzung des Schweregrades der Wunde, welcher von einem Team aus Wundspezialisten entwickelt wurde, gebildet.

Gemäß den zu identifizierenden Kennziffern zum Wundrand, Wundumgebung, Wundbelag, Wundgeruch und Schmerzstatus wurden die Wunden in „gute" bzw. „schlechte"

Wunden eingeteilt. Für diese Einteilung wurde a priori ein Punkte-Score (ungewichtet) entwickelt. Wenn bei einer Wunde beispielsweise eine Mazeration, ein Wundbelag oder eine Entzündung vorlag, wurden die Wundverhältnisse als „schlecht" bezeichnet (jeweils mit null Punkten bewertet) (Tabelle 3-2). Wenn die Wunde beispielsweise granuliert war und eine Epithelisierung aufwies, wurde sie als „gut" bezeichnet und jeweils ein Punkt vergeben. Dabei wurde nur das Vorhandensein des Parameters berücksichtigt und nicht die Stärke der Ausprägung. Bei Vorhandensein von „schlechten" Wundkriterien und bei Abwesenheit aller „guten" Kriterien erhielt die Wunde einen 100% „schlechten" Wundstatus.

Tabelle 3-2: Wundparameter und deren Einteilung zur Bildung des globalen Wundscores

	„Gute" Wunde		„Schlechte" Wunde	
	Parameter	Punkte	Parameter	Punkte
Wundrand &	reizlos	0	nicht reizlos	1
Umgebung	Keine Entzündung	0	Entzündung	1
Wundrand	Keine Mazeration	0	Mazeration	1
Wundbelag	Kein Belag	0	Nekrose und/oder Fibrin	1
Wundgeruch	Kein Wundgeruch	0	Wundgeruch	1
Schmerz vor VW*	≤3	0	>3	1

*VW=Verbandswechsel

Weitere versorgungsrelevante Prädiktoren: Inanspruchnahme ambulanter und stationärer Leistungen

Als weiterer Prädiktor für eine Wundheilung und als Kennziffer einer adäquaten Versorgung wurde in den GKV-Sekundärdaten die Inanspruchnahme ambulanter und stationärer Leistungen bei Versicherten mit einem Ulcus cruris betrachtet.

Zur Erhebung des Inanspruchnahmeverhaltens ambulanter Leistungen der inzidenten Versichertenkohorte wurden alle Arztkontakte unabhängig vom Grund des Arztbesuchs herangezogen (Versorger des Patienten). Die vorgefundenen Facharztgruppenschlüssel wurden nach einer bereits etablierten Einteilung in Fachgebietsgruppierungen vorgenommen (ISEG, 2011). Es wurden nur diejenigen in Anspruch genommenen ambulanten ärztlichen Leistungen berücksichtigt, die innerhalb der definierten Wunddauer erfolgten. Bei einer längeren Wunddauer von mehr als einem Jahr wurde die Beobachtungszeit auf einen maximalen Nachbeobachtungszeitraum von einem Jahr nach Wundbeginn begrenzt.

Bei Betrachtung der in Anspruch genommenen stationären Leistungen wurden zunächst alle stationären Aufenthalte unabhängig vom Grund (ICD-10 Diagnose) berücksichtigt. Um nur diejenigen Aufenthalte zu betrachten, bei denen die Versicherten wegen einer Wunde stationär behandelt wurden, wurden im zweiten Schritt nur solche Aufenthalte

gezählt, bei denen eine Ulcus cruris relevante Hauptentlassungsdiagnose kodiert wurde
(siehe Kapitel 3.2.1.). Für eine weniger konservative Schätzung wurden im dritten Schritt
auch die Aufenthalte berücksichtigt, bei denen ein relevantes Ulcus cruris als Nebendiagnose vorlag. Es ist jedoch zu beachten, dass die Validität der Nebendiagnosen eingeschränkt ist, da im Verlauf eines stationären Aufenthaltes eine Vielzahl an Diagnosen
verschlüsselt werden und der Anteil an Fehl- oder Verdachtsdiagnosen relativ hoch ist
(Grobe, 2006). Vor dem Hintergrund, dass die definierte und zugrundeliegende Wunddauer ab der ersten wundrelevanten Verordnung bzw. Abgabe beginnt, wurden auch
stationäre Leistungen berücksichtigt, die drei Monate vor dieser ersten Abgabe in Anspruch genommen wurden.

3.4.2. Leitliniengerechte Versorgung - Versorgungsindex

Anhand der GKV-Routinedaten und der klinischen Sekundärdaten konnten verschiedene relevante leitliniengerechte Versorgungsparameter und -indikatoren untersucht
werden. Welche dieser versorgungsrelevanten diagnostischen oder therapeutischen
Maßnahmen in der jeweiligen Datenquelle zu identifizieren waren, ist in der folgenden
Tabelle 3-3 aufgeführt. Da es sich bei den GKV-Routinedaten um Abrechnungsdaten
handelt, wurde neben der Machbarkeit der Identifizierung zusätzlich die Validität der zu
untersuchenden Parameter definiert und diese in die Kategorien valide, hinreichend valide, zum Teil valide und nicht valide eingestuft.

Auf Ebene der GKV-Routinedaten wurden zur Identifizierung der diagnostischen und
therapeutisch relevanten leitliniengerechten Maßnahmen die Inanspruchnahme der ambulanten Versorgungsleistungen anhand von Abrechnungsziffern der Ärzte (GOP- Gebührenordnungsposition) nach § 295 SGB V der jeweiligen Beobachtungsjahre betrachtet und analysiert (Kassenärztliche Bundesvereinigung, 2015).

Stationäre Maßnahmen nach § 301 SGB V wurden über die amtliche Klassifikation zum
Verschlüsseln von Operationen, Prozeduren und allgemeinen medizinischen Maßnahmen im stationären Bereich (OPS-Operationen- und Prozedurenschlüssel) der jeweiligen Beobachtungsjahre untersucht (siehe Anhang Tabelle 1-5).

Des Weiteren wurden die ersten zwei Positionsnummern des Hilfsmittelverzeichnisses
nach § 139 SGB V von Produkten zur Kompressionstherapie zur Identifizierung herangezogen (GKV-Spitzenverband, 2004). Die Kompressionsversorgung und die Ulcus-
Strumpfsysteme umfassen die Produktgruppe 17 im Hilfsmittelverzeichnis. Die Versor-
gungen mit Mehrkomponentensystemen sowie mit Kurzzugbinden werden als verord-
nungsfähige Verbandmittel, wie auch die Lokaltherapie, über die PZN-Ziffern identifiziert.

Tabelle 3-3: Zu identifizierende Parameter einer bedarfsgerechten Versorgung (Versorgungsindex – 20 Indikatoren) in den Routinedaten der GKV versus klinische Routinedaten

		GKV	Validität*	Bedingung	Klinisch
Versorgungsindices					
Diagnostik	Sorgfältiger Wundstatus Wundgröße Wundrand/umgebung Wundexsudat Wundgeruch	-	-		x
	Schmerzerfassung	-	-		x
	Gefäßstatus	x	3	3 Monate vor/nach Erstverordnung (innerhalb der Wunddauer)	-
	Abstrichdiagnostik	x	3	Während Wunddauer (1 Jahr nach Erstverordnung)	-
	Wundbiopsie	x	3	Während Wunddauer (1 Jahr nach Erstverordnung) & Wunddauer > 1 Jahr	-
	Allergiediagnostik	x	3	3 Monate vor/nach Erstverordnung (innerhalb der Wunddauer)	-
Therapie	Kompressionstherapie bei UCV	x	2	12 Monate vor/während Wunddauer (1 Jahr nach Erstverordnung	x
	Gefäß-Intervention	x	2	12 Monate vor/während Wunddauer (1 Jahr nach Erstverordnung	-
	Wunddébridement	x	3	Während Wunddauer (1 Jahr nach Erstverordnung)	x
	Feuchte Wundbehandlung	x	2	Während Wunddauer (1 Jahr nach Erstverordnung)	x
	Schmerztherapie allgemein	-	-		x
Indikatoren Gesamt		8/20			6/20
Weitere	Komplexe physikalische Entstauungstherapie (KPE)	x	2		-

*1=valide, 2=hinreichend valide, 3=zum Teil valide, 4=nicht valide ¹ CVI nur als j/n

Alle der anhand der GKV-Routinedaten untersuchten Versorgungsindikatoren wurden als hinreichend valide bis zum Teil valide eingestuft. Dies ist darin zu begründen, dass einige der untersuchten Versorgungsindikatoren, beispielweise im DRG System, nicht

abrechnungsrelevant sind und daher nicht immer verschlüsselt werden. Andere therapeutische Maßnahmen wurden hingegen eher als hinreichend valide eingestuft. Hierbei
zählen Abgaben verordneter Produkte und nicht vergütete Leistungen. Diese therapeutischen Maßnahmen sind nur deshalb als hinreichend valide eingestuft, weil Abgaben
über Sanitätshäuser oder Home-Care-Unternehmen über die uns zur Verfügung stehen-
den GKV-Routinedaten nicht identifiziert werden konnten.

Bei den GKV-Routinedaten wurde zudem, je nach Indikator einer bedarfsgerechten Versorgung, ein zu untersuchender Zeitraum vor und nach Wundbeginn definiert (Tabelle
3-1 und 3-3 – Bedingung). Bei einigen Indikatoren wurde ein Zeitraum vor Wundbeginn
definiert, da diese Therapien auch vor Beginn einer Wunde leitlinienkonform einzusetzen
sind. Beispielsweise wurde bei der Kompressionstherapie ein Zeitraum von zwölf Monaten vor Beginn gewählt, da die Kompressionstherapie zu den kausalen Behandlungs-
methoden des Ulcus cruris venosum (UCV) gehört. Die Zeit während und nach Wundende wurde definiert, um den Effekt einer leitliniengerechten Therapie auf den Behandlungserfolg der Heilung nicht zu überschätzen. Bei der Wundbiopsie wurden nur Versicherte berücksichtigt, bei denen die Wunde länger als ein Jahr bestand oder Versicherte
mit unspezifischer Ätiologie (Tabelle 1-2 - Bedingung der Qualitätsindikatoren einer leitliniengerechten Therapie).

Von den untersuchten leitliniengerechten Versorgungsparametern konnten auf Basis der
vorliegenden Datenquellen von insgesamt zwanzig Versorgungsindikatoren nur wenige
klinisch relevante Indikatoren bewertet werden. Bei den GKV-Routinedaten wurden insgesamt acht von zwanzig Indikatoren in der Bewertung des Indexes einer leitliniengerechten Versorgung berücksichtigt. Bei den klinischen Routinedaten konnten insgesamt
sechs von zwanzig relevanten Indikatoren identifiziert werden.

3.5. Statistische Analysen

Prävalenz und Inzidenz

Die administrativen Schätzungen der Prävalenz und Inzidenz wurden als Prozentraten
mit ihren jeweiligen 95 %-Konfidenzintervallen (KI) angegeben. Je nach Identifizierungs-
oder Ziehungsalgorithmus wurden die Perioden bzw. Jahresprävalenzen als Anzahl von
Versicherten mit einem identifizierten Ulcus cruris im jeweiligen Beobachtungsjahr, dividiert durch die Anzahl aller Versicherten in der beobachteten Population, berechnet.

$$Pr\"avalenz = \frac{n\,Versicherte\ mit\ einem\ identifizierten\ UC\ nach\ Identifizierungskriterium\ a,b,c}{n\,Versicherte\ in\ der\ beobachteten\ Population}$$

Zur Berechnung der Inzidenzrate wurden im Nenner nur diejenigen Individuen betrachtet, die im Jahr 2010 unter Beobachtung standen, bei der BARMER GEK versichert waren und bei denen keine der Einschlusskriterien in den Jahren 2008 und 2009 vorlagen. Die Berechnungsgrundlage findet sich in der folgenden Formel.

$$Inzidenz = \frac{n\ neuerkrankte\ Versicherte\ mit\ einem\ identifizierten\ UC\ nach\ Identifizierungskriterium\ a,c}{Betrachtete\ Zeitspanne * n\ betrachtete\ Individuen}$$

Standardisierung

Für die Hochrechnung der Prävalenz und Inzidenz von Versicherten mit einem Ulcus cruris in Deutschland wurden die Raten nach Alter und Geschlecht auf die Bevölkerung der Bundesrepublik Deutschland nach Destatis (2012) zum 31.12.2012 standardisiert. Die Alters- und Geschlechtsstandardisierung ermöglicht den Vergleich von Bevölkerungen mit unterschiedlicher Alters- und Geschlechtsstruktur, indem verzerrende Alters- und Geschlechtseinflüsse beseitigt werden, welche beispielsweise durch den „kassenspezifischen Bias" zwischen den Krankenkassen gegeben sein können. Durch die Standardisierung nach Alter und Geschlecht auf Bevölkerungsebene kann dieser Unterschied zwischen den Krankenkassen nicht gänzlich ausgeglichen werden, da wichtige Unterscheidungsparameter wie Einkommen oder Bildung des Versicherten in den GKV-Daten fehlen oder nur eingeschränkt verwendbar sind (siehe auch Kapitel 1.5.) Es können die Verfahren der direkten und indirekten Standardisierung angewendet werden. Bei der direkten Standardisierung, die in der vorliegenden Arbeit Anwendung fand, wird die vorgefundene Alters- und Geschlechtsstruktur auf eine Standardbevölkerung angeglichen. Somit wird durch die direkte Standardisierung eine vergleichbare Alters- und Geschlechtsstruktur, beispielsweise entsprechend der deutschen Bevölkerung, erzeugt. Zur Berechnung der standardisierten (St) Inzidenz (I), wie im Beispiel der unten dargestellten Formel, werden die altersspezifischen Inzidenzraten mit der Standardbevölkerung in der jeweiligen Altersgruppe multipliziert. Diese „gewichteten" Fallzahlen werden anschließend addiert und durch die Gesamtstandardbevölkerung dividiert.

$$I(St) = \frac{\Sigma\ (I(i) * Standardbevölkerung\ in\ der\ Altersgruppe\ i)}{Standardbevölkerung\ in\ der\ Altersgruppe\ i}$$

Bei kleinen Stichproben wird die indirekte Standardisierung empfohlen, da die Verteilung nach Alter und Geschlecht zufällig variieren können (Goldman und Brender, 2000). Bei der indirekten Standardisierung wird auf die alters- und geschlechtsspezifische Verteilung verzichtet und es wird nur auf eine Gesamtpopulation der jeweiligen Untersuchungsregion standardisiert. Zur Darstellung von regionalen Unterschieden wurde in dieser Arbeit neben Alter und Geschlecht zusätzlich auch direkt nach der jeweiligen Region (Bundesland) standardisiert.

Versorgungssituation und Versorgungsindex

Die Analysen zur Versorgungssituation und zu der Inanspruchnahme bestimmter Leistungen erfolgten zunächst rein deskriptiv mit den entsprechenden Maßen (Anzahl und Häufigkeiten oder Lage und Streuungsmaße (Mittelwert, Median, Standardabweichung, Minimum, Maximum, Interquartilsabstand). Statistisch signifikante Unterschiede in Alter oder Geschlecht der einzelnen Versorgungsparameter wurden mittels Chi-Quadrat Test (zweiseitig) bzw. logistischer Regression untersucht (Signifikanzniveau $\alpha \leq 0{,}05$). Die regionale Verteilung der Erkrankungshäufigkeiten und der Versorgung leitliniengerechter Therapien wurde anhand der GKV-Routinedaten auf Ebene der Bundesländer deskriptiv dargestellt.

Von den untersuchten leitliniengerechten Versorgungsparametern konnten auf Ebene der GKV-Routinedaten von zwanzig möglichen Versorgungsindikatoren insgesamt acht in der Bewertung des Indexes einer leitliniengerechten Versorgung berücksichtigt werden. Bei den klinischen Sekundärdaten wurden insgesamt sechs von zwanzig relevanten Indikatoren berücksichtigt. Für die Bildung des Versorgungsindexes wurde die Summe der erzielten Punkte durch die Anzahl der bewerteten Qualitätsindikatoren dividiert (Augustin et al., 2011).

$$Versorgungsindex = \frac{\Sigma\ der\ erzielten\ Punkte}{Anzahl\ der\ bewerteten\ Qualit\ddot{a}tsindikatoren}$$

Je nach Indikator wurde nur die Anzahl an bewerteten Qualitätsindikatoren berücksichtigt, die erfüllt wurden. Beispielsweise konnte der Indikator Kompressionstherapie nur bei Versicherten mit einem Ulcus cruris venosum erfüllt werden und wurde somit bei Versicherten mit einer Wunde anderer Ätiologie nicht als Qualitätsindikatoren herangezogen. Der aus der Anzahl erfüllter Indikatoren gebildete Indexwert kann von 0 = „kein Indikator erfüllt" bis 1 = „100 % der anwendbaren Indikatoren erfüllt" reichen.

Globaler Wundscore

In den klinischen Sekundärdaten wurde anhand verschiedener klinischer Wundparameter ein globaler Wundscore gebildet, indem die Anzahl erfüllter Wundparameter durch die Summe bewerteter Wundparameter geteilt wurde. Beim Vorhandensein „schlechter" Wundkriterien und bei Abwesenheit aller „guten" Kriterien erhielt die Wunde einen zu 100% „schlechten" Wundstatus.

Der „Globale Wundscore" wurde wie folgt gebildet:

$$Globaler\ Wundscore = \frac{\Sigma\ der\ erzielten\ Punkte}{n\ bewertete\ Wundparameter}$$

Überlebenszeitanalyse

Zur Beurteilung der Zeit bis zur Abheilung wurde in beiden Datenquellen eine Überlebenszeitanalyse nach der Kaplan-Meier Methode angewendet (Ziegler et al., 2007; Zwiener et al., 2011). In einer Überlebenszeitanalyse wird die Wahrscheinlichkeit für das Eintreten eines bestimmten Ereignisses zu beobachteten Zeitpunkten berechnet. In der vorliegenden Arbeit wurde Wundheilung als dieses Ereignis über die Zeit von maximal einem Jahr betrachtet. In einer Überlebenszeitanalyse werden auch Personen berücksichtigt, bei denen das Zielereignis nicht eingetreten ist oder die nach einer bestimmten Zeit nicht mehr unter Beobachtung gestanden haben („lost to follow up"). Dies kann beispielsweise in den GKV-Sekundärdaten im Falle eines Versichertenaustritts sein. Diese Personen gehen als „zensierte" Beobachtungen in die Statistik ein. Eine Zensierung tritt des Weiteren auch durch das Versterben eines Patienten ein.

Prädiktionsmodell

Zur Ermittlung des Einflusses einer oder mehrerer erklärender Variablen (Einflussvariablen) auf eine Zielgröße (Outcome) wurden in der vorliegenden Arbeit für beide Datenquellen logistische Regressionsmodelle (Bender et al., 2007) verwendet. Als Outcome wurde das binäre Zielkriterium „Heilung" (1) versus „Keine Heilung" (0) innerhalb des beobachteten Zeitraums (nicht rezidivierend und unabhängig vom Zeitpunkt der Heilung) und als Einflussvariablen die vorab definierten Heilungsprädiktoren untersucht. Die Wahrscheinlichkeit für den Eintritt des Zielereignisses wird unter Bedingung der Einflussvariablen bestimmt. Bei einer binären logistischen Regression wird das Chancenverhältnis, somit die Größe des Unterschiedes zwischen Heilung und Nichtheilung, als Odds Ratio (OR) untersucht.

In dieser Arbeit wurden die logistischen Regressionen mittels eines generalisierten linearen Modells (GENMOD) verwendet, um die Signifikanz und Güte bestimmter leitliniengerechter Prädiktoren auf die Wundheilung zu untersuchen. In das Modell wurden die in Tabelle 3-1 und 3-3 aufgeführten unabhängigen Variablen eingeschlossen (Kapitel 3.4.). Mittels bivariater logistischer Regression wurde der Zusammenhang einzelner Prädiktoren auf das Outcome als „rohe ORs" untersucht. In einem zweiten multivariaten logistischen Regressionsmodell wurden neben den aufgeführten unabhängigen Variablen schrittweise (auch „stepwise selection" bzw. auch „Vorwärts-Einschlusstechnik") und demnach sukzessive für die einzelnen Variablen adjustiert. Im Gegensatz zu dem statistischen Selektionsverfahren der „stepwise forward selection", bei welchem die Selektion der Prädiktoren nach rein statistischen Kennwerten automatisiert vorgenommen wird, wurden die Variablen bei dem gewählten Verfahren anhand der inhaltlich relevanten Struktur, also nach soziodemografischen, klinischen, diagnostischen und therapeutischen Merkmalen, eingeschlossen. Um gegebenenfalls klinisch relevante, jedoch nicht signifikante Prädiktoren zu berücksichtigen, wurden keine Prädiktoren aus dem Modell ausgeschlossen. Als Sensitivitätsprüfung wurden in einem weiteren Schritt Variablen nach der Rückwärts-Ausschlusstechnik (auch „backward-Selection") ausgewählt. Mit diesem Verfahren werden alle Variablen gleichzeitig im Modell aufgenommen und die Einflussvariablen automatisch ausgeschlossen, die im Modell kein Signifikanzniveau von $p<0,05$ erreichen. Der Vorteil des schrittweisen Ausschlusses der Variablen ist, dass zunächst klinisch relevante Parameter berücksichtigt werden, die sich im Modell als nicht signifikant darstellen und somit automatisch ausgeschlossen werden.

Für die Analysen wurde der Untersuchungszeitraum auf eine maximale Beobachtungszeit von einem Jahr nach Wundbeginn eingeschränkt. Dieser Zeitraum wurde gewählt, um einerseits eine zeitliche Abhängigkeit zwischen dem Outcome und den Prädiktoren zu gewährleisten und andererseits eine Inflationierung der Effekte durch kumulierende Effektmodifier (Confounder) zu vermeiden. Um einen Vergleich zu den klinischen Routinedaten zu ermöglichen, wurden in den GKV-Routinedaten Versicherte mit einem inzidenten Ulcus cruris und einer Wunddauer von mindestens drei Monaten (chronische Wunden) im Prädiktionsmodell berücksichtigt.

Da bei den klinischen Routinedaten der Grund eines „Lost-to-follow-up" bei den dokumentierten Wunden nicht beschrieben ist und um gleichzeitig die Vergleichbarkeit beider Prädiktionsmodelle zu gewährleisten wurden bei den GKV-Routinedaten auch Versicherte berücksichtigt, die innerhalb der Beobachtungszeit verstarben oder aus dem Versichertenverhältnis ausgetreten sind (zensierte Beobachtungen). Um den Einfluss der zensierten Beobachtungen auf die Effektstärke abschätzen zu können, wurden im Sinne einer Sensitivitätsprüfung diese Versicherten der GKV-Routinedaten nochmals in einem multivariaten logistischen Modell ausgeschlossen.

Kardinal skalierte Einflussvariablen wurden nicht, wie es oft praktiziert und häufig kritisch diskutiert wird, in eine binäre Dummy-Variable umkodiert, sondern als stetige Variable in die Regression aufgenommen. Eine Dummy-Kodierung geht immer auch mit einem Verlust von Informationen einher, was dann zu einer Fehlinterpretation der Daten führen kann, gleichwohl diese besser zu interpretieren sind (Royston et al., 2006). Um die kardinal skalierten Ergebnisse wie das mittlere Alter, besser interpretieren zu können, wurde diese Variable anhand des mittleren Alters zentriert (Kraemer und Blasey, 2004). Als

epidemiologische Maßzahlen wurden die OR mit den entsprechenden 95 %-Konfiden-
zintervallen (KI), den p-Wert (zweiseitige Testung) sowie die Modellgüte (R^2) und die c-
Statistik angegeben.

Um schlussendlich die Güte des Gesamtmodells zu untersuchen und damit den Anteil
der Varianzerklärung der abhängigen Variablen durch die unabhängige Variable zu be-
stimmen, wurden die Pseudo-R^2-Koeffizienten nach Nagelkerke R^2 bestimmt (Hosmer
und Lemeshow, 2000). Hierbei können Werte zwischen 0 und 1 erreicht werden ($r \leq 0{,}09$
– geringe Modellgüte; $r \leq 0{,}25$ – mittlere Modellgüte; $r \geq 0{,}25$ – hohe Modellgüte) (Cohen,
1992). Des Weiteren wurden als Gütekriterien auf Basis der Log-Likelihood-Funktion die
Signifikanz des Gesamtmodells und die Übertragbarkeit der Ergebnisse auf die Grundgesamtheit mittels Likelihood-Ratio-Test statistisch getestet (Signifikanzniveau $\alpha \leq 0{,}05$).

Zur Prüfung der Diskriminierung, welches ein mathematisches Maß zur Darstellung der
Modell Performance ist, wurde die c-Statistik des Modells berücksichtigt. Diese kann
Werte zwischen 0,5 und 1 annehmen. Bei einem Wert von 0,5 handelt es sich um einen
Zufallseffekt und 1 als maximale Diskriminierung (Cook, 2007). Werte zwischen 0,7 bis
0,8 werden als akzeptabel und zwischen 0,8 und 0,9 als exzellent bewertet. Da es sich
um ein theoretisches Maß der Diskriminierung handelt, werden höhere Werte über 0,8
kaum erreicht (Schneeweiss et al., 2004).

Alle durchgeführten Analysen wurden mit dem Softwarepaket SAS in der Version 9.2
(SAS Institute Inc., Cary, NC) durchgeführt.

4.   Ergebnisse

4.1.   Versorgungssituation des Ulcus cruris in Deutschland auf Basis der Analyse von GKV-Sekundärdaten

Im Folgenden werden zunächst die Ergebnisse zur Versorgungssituation anhand der Sekundärdaten der BARMER GEK vorgestellt. Dies beinhaltet die Beschreibung der Erkrankungshäufigkeit des Ulcus cruris in Deutschland sowie dessen Versorgungs-realität unter Berücksichtigung einer leitliniengerechten Behandlung. Zur Beschreibung weiterer versorgungsrelevanter Parameter werden darüber hinaus die Komorbiditäten des Ulcus cruris, die Inanspruchnahme ambulant ärztlicher Leistungen sowie die Anzahl stationärer Aufenthalte betrachtet.

4.1.1.   Epidemiologie des Ulcus cruris in Deutschland

4.1.1.1.   Prävalenz

Je nach Ziehungsalgorithmus und Definition ergeben sich unterschiedliche Prävalenz-schätzungen des Ulcus cruris bei Versicherten der BARMER GEK. Wird zunächst nur die Ziehung der ICD-10 Diagnosen nach der Ätiologie des Ulcus cruris betrachtet (M2Q ambulanter Fälle (mindestens zwei Diagnosen innerhalb eines Jahres in zwei unterschiedlichen Quartalen), siehe auch Methodik 3.2.2. Ziehungsalgorithmus 1b i), zeigte sich im Jahr 2012 eine Prävalenz von 0,66 % (Konfidenzintervall KI 0,65 % - 0,66 %) (Tabelle 4-1; „ICD-10 Diagnose nach Ätiologie"). Versicherte werden nur dann als Fall identifiziert, wenn mindestens zwei ambulante Kodierungen der ätiologisch orientierten Diagnose Ulcus cruris venosum innerhalb von zwei Quartalen kodiert wurden oder aber eine stationäre Diagnose vermerkt war. Diese strenge Fallidentifizierung der ICD-10 Diagnosen wurde im nächsten Schritt aufgehoben und es wurden Versicherte identifiziert, bei denen mindestens eine ambulante relevante Ulcus cruris Diagnose unabhängig von der vom ambulanten Arzt eingeschätzten Grunderkrankung und somit unabhängig von der Ätiologie des Ulcus cruris kodiert wurde (Methodik 3.2.2. Ziehungsalgorithmus 1b ii). Das bedeutet, dass beispielsweise auch Versicherte gezählt wurden, bei denen innerhalb von vier Quartalen ein Ulcus cruris arteriosum und eine nicht näher bezeichnete Diagnose kodiert wurde. Mit 0,70 % (KI 0,70 % - 0,71 %) zeigte sich so eine etwas höhere Prävalenz im Vergleich zu der Ziehung nach Ätiologie (Tabelle 4-1; „ICD-10 Diagnose unabhängig der Ätiologie).

Tabelle 4-1: Prävalenz des Ulcus cruris in Deutschland (BARMER GEK-Versicherte) zwischen 2009 und 2013 – Ziehungsalgorithmus nur nach Wunddiagnosen

	2009			2010			2011			2012			2013		
	n	Rate (%)	0,95%-KI	n	Rate (%)	0,95%-KI	n	Rate (%)	0,95%-KI	n	Rate (%)	0,95%-KI	n	Rate (%)	0,95%-KI
ICD-10 Diagnosen nach Ätiologie[1]															
Ulcus cruris	61.772	**0,69**	0,69-0,70	62.698	**0,70**	0,69-0,70	57.945	**0,64**	0,63-0,64	59.904	**0,66**	0,65-0,66	57.760	**0,63**	0,63-0,64
arteriell	4.624	0,05	0,05-0,05	4.885	0,05	0,05-0,06	5.369	0,06	0,06-0,06	5.754	0,06	0,06-0,06	2.340	0,03	0,02-0,03
venös	37.715	0,42	0,42-0,43	37.934	0,42	0,42-0,43	33.214	0,37	0,36-0,37	34.431	0,38	0,37-0,38	34.690	0,38	0,38-0,38
gemischt**	424	0,01	0,01-0,01	435	0,01	0,01-0,01	520	0,01	0,01-0,01	517	0,01	0,01-0,01	247	*	*
n.n.bezeichnet	19.009	0,21	0,21-0,22	19.444	0,22	0,21-0,22	18.842	0,21	0,20-0,21	19.202	0,21	0,21-0,21	20.483	0,22	0,22-0,23
ICD-10 Diagnosen unabhängig der Ätiologie[2]															
Ulcus cruris	64.992	**0,73**	0,72-0,73	66.276	**0,74**	0,73-0,74	62.198	**0,69**	0,68-0,69	63.929	**0,70**	0,70-0,71	62.999	**0,69**	0,68-0,70
arteriell	4.774	0,05	0,05-0,05	5.071	0,05	0,05-0,06	5.543	0,06	0,06-0,06	5.983	0,07	0,06-0,07	3.258	0,04	0,03-0,04
venös	40.706	0,46	0,45-0,46	41.054	0,46	0,45-0,46	37.039	0,41	0,40-0,41	37.714	0,41	0,41-0,42	38.576	0,42	0,42-0,43
gemischt**	766	0,01	0,01-0,01	840	0,01	0,01-0,01	1.045	0,01	0,01-0,01	992	0,01	0,01-0,01	664	0,01	0,01-0,01
n.n.bezeichnet	18.746	0,21	0,21-0,21	19.311	0,21	0,21-0,22	18.571	0,20	0,20-0,22	19.240	0,21	0,21-0,21	20.501	0,22	0,22-0,23

Unstandardisierte Raten (2010=9.000.504; 2011=9.074.877; 2012=9.109.732)
[1] Wunddiagnose nach Ätiologie: ≥2 x innerhalb von vier Quartalen (M2Q) in der ambulanten Versorgung ODER ≥1 x (M1Q) in der stationären Versorgung
[2] Wunddiagnose unabhängig der Ätiologie (Ulcus cruris allgemein): ≥2 x innerhalb von vier Quartalen (M2Q) in der ambulanten Versorgung ODER ≥1 x (M1Q) in der stationären Versorgung
*Aufgrund der geringen Anzahl an identifizierten Fällen und der großen Grundgesamtheit liegt die Rate unter ≤0,01
**Ulcus cruris mixtum - wenn venös und arteriell innerhalb eines Jahres kodiert wurden

Tabelle 4-2: Prävalenz des Ulcus cruris in Deutschland (BARMER GEK-Versicherte) zwischen 2009 und 2013 – Ziehungsalgorithmus nach Wunddiagnosen und wundrelevanter Verordnung

	2009			2010			2011			2012			2013		
	n	Rate (%)	0,95%-KI	n	Rate (%)	0,95%-KI	n	Rate (%)	0,95%-KI	n	Rate (%)	0,95%-KI	n	Rate (%)	0,95%-KI
ICD-10 Diagnose[1]															
Ulcus cruris	98.873	**1,11**	1,10-1,11	100.624	**1,12**	1,11-1,12	98.141	**1,08**	1,07-1,08	99.472	**1,09**	1,09-1,10	100.395	**1,10**	1,09-1,11
arteriell	5.230	0,06	0,06-0,06	5.589	0,06	0,06-0,06	6.147	0,07	0,07-0,07	6.644	0,07	0,07-0,07	4.293	0,05	0,05-0,05
venös	56.126	0,63	0,62-0,63	56.763	0,63	0,63-0,64	54.618	0,60	0,60-0,61	54.831	0,60	0,60-0,61	55.769	0,61	0,61-0,62
gemischt**	817	0,01	0,01-0,01	887	0,01	0,01-0,01	1.094	0,01	0,01-0,01	1.040	0,01	0,01-0,01	664	0,01	0,01-0,01
n.n.bezeichnet	36.700	0,41	0,41-0,41	37.385	0,42	0,41-0,42	36.282	0,40	0,40-0,40	36.957	0,41	0,40-0,41	39.669	0,43	0,43-0,44
ICD-10 Diagnose und wundrelevante Verordnung[2] (floride Wunde)															
Ulcus cruris	21.027	**0,24**	0,23-0,24	22.674	**0,25**	0,25-0,26	24.077	**0,27**	0,26-0,27	25.356	**0,28**	0,27-0,28	26.763	**0,29**	0,29-0,30
Arteriell	2.467	0,03	0,03-0,03	2.598	0,03	0,03-0,03	2.891	0,03	0,03-0,03	3.202	0,04	0,03-0,04	1.888	0,02	0,02-0,02
venös	7.148	0,08	0,08-0,08	7.699	0,09	0,08-0,09	8.598	0,09	0,09-0,10	8.495	0,09	0,10-0,10	9.139	0,10	0,10-0,10
gemischt**	594	0,01	0,01-0,01	603	0,01	0,01-0,01	795	0,01	0,01-0,01	762	0,01	0,01-0,01	473	0,01	0,01-0,01
n.n.bezeichnet	10.818	0,12	0,12-0,12	11.774	0,13	0,13-0,13	11.793	0,13	0,13-0,13	12.897	0,14	0,14-0,14	15.263	0,17	0,16-0,17

Unstandardisierte Raten (2010=9.000.504; 2011=9.074.877; 2012=9.109.732)

[1] Wunddiagnose ≥1 x in der ambulanten Versorgung ODER ≥1 x in der stationären Versorgung

[2] Wunddiagnose ≥1 x in der ambulanten Versorgung UND ≥1 x eine wundrelevante Verordnung innerhalb von vier Quartalen ODER ≥1 x in der stationären Versorgung

***Ulcus cruris mixtum - wenn venös und arteriell innerhalb eines Jahres kodiert wurden

Als weitere Diagnosevalidierung wurden Daten von Versicherten mit einem Ulcus cruris herangezogen, bei denen nur eine relevante ambulante oder stationäre ICD-10 Diagnose innerhalb des jeweiligen Beobachtungsjahres kodiert war (Methodik 3.2.2. Ziehungsalgorithmus 1a). Hierbei lag die Prävalenzrate im Jahre 2012 in diesem Fall bei 1,09 % und somit im Vergleich zu den anderen Ziehungen deutlich höher (Tabelle 4-2; „ICD-10 Diagnose").

Zur Überprüfung der Sicherheit, ob der Versicherte mit der Diagnosenennung die bezeichnete Erkrankung tatsächlich hatte, wurden im letzten Ziehungsalgorithmus diejenigen Versicherten identifiziert, bei denen sowohl eine ambulante oder stationäre ICD-10 Diagnose und zusätzlich eine definierte wundrelevante Verordnung vorlagen (Methodik 3.2.2. Ziehungsalgorithmus 2c). Die Versorgung derjenigen Personen mit einer Diagnose und einer wundrelevanten Verordnung wurde als Versorgung einer bestehenden (floriden) Wunde erfasst. Die Prävalenz des floriden Ulcus cruris betrug im Jahr 2012 0,28 % (KI 0,27 % - 0,28 %) (Tabelle 4-2; „ICD-10 Diagnose und wundrelevante Verordnung"). Durchschnittlich 279 von 100.000 Versicherten litten im Jahr 2012 unter dieser Erkrankung.

25,5 % der Versicherten, bei denen mindestens eine ambulante Wunddiagnose kodiert wurde, erhielten eine wundrelevante Verordnung, die als Versorgung einer floriden Wunde bewertet wurde. Dieser Anteil lag beim Ulcus cruris mit gemischter Ätiologie etwas höher. Hier erhielten sogar 73,3 % der Versicherten mit einer Diagnose eine wundrelevante Verordnung. Dahingegen wurde bei den Versicherten mit einem diagnostizierten Ulcus cruris venosum nur in 15,5 % der Fälle eine zusätzliche wundrelevante Auflage verordnet.

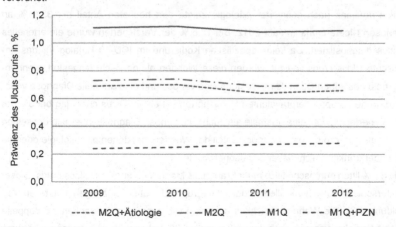

Abbildung 4-1: Verteilung der Prävalenz im Verlauf nach den verschiedenen Ziehungsalgorithmen als interne Diagnosevalidierung in Prozent

Somit zeigte sich, dass es, je nach Ziehungsalgorithmus, zu deutlichen Unterschieden der Prävalenz des Ulcus cruris kommen kann (Abbildung 4-1). Über die Beobachtungsjahre 2009 bis 2013 zeigte sich eine annähernd lineare jährliche Erhöhung der floriden Prävalenz um 0,05 % (von 0,24 % auf 0,29 %). Im direkten Vergleich und nur unter Berücksichtigung der Identifizierung mittels Ulcus cruris bezogener Diagnosen zeigte sich hingegen ein leichter Rückgang der Kodierungen über die Jahre.

Bei der Betrachtung des Anteils der gestellten Diagnosen nach Versorgungssektor zeigte sich, dass mit 82 % die Mehrheit der identifizierten prävalenten floriden Ulcus cruris Diagnosen im ambulanten Sektor gestellt wurde (Abbildung 4-2). Bei den restlichen 18 % der Versicherten lag sowohl eine ambulante als auch eine stationär relevante Diagnose vor. Versicherte mit einem Ulcus cruris, die ausschließlich stationär behandelt wurden und bei denen nur eine stationär relevante Hauptentlassungsdiagnose vorlag, wurden nicht identifiziert.

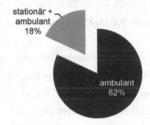

Abbildung 4-2: Herkunft der ICD-10 Diagnose der prävalenten floriden Wunden im Jahr 2012 in Prozent (n=25.356)

Die Prävalenz nach definierter Ätiologie zeigte den höchsten Anteil mit 33,5 % an venösen Ulcera cruris im Jahr 2012. Bei 12,6 % der Versicherten wurde ein arterielles Ulcus diagnostiziert. Da keine spezifische Kodierung im ICD-10 Katalog für das gemischte Ulcus cruris vorliegt, wurden diese Wunden als gemischt eingestuft, wenn innerhalb desselben Quartals mindestens eine venöse und eine arterielle Diagnose vorlagen. In der Gruppe derprävalenten Versicherten mit einem Ulcus cruris lag bei 3% der Versicherten sowohl eine arterielle als auch eine venöse Diagnose innerhalb desselben Quartals vor. Am höchsten war der Anteil der Wunden, bei denen die Ätiologie oder die Grunderkrankung nicht näher bezeichnet wurde.

Mit 61 % litten durchschnittlich mehr Frauen als Männer unter einem Ulcus cruris. Dieser Unterschied ließ sich vor allem in der Altersgruppe der über 70-jährigen feststellen (Abbildung 4-3). Die Wahrscheinlichkeit an einem Ulcus cruris zu erkranken, verdoppelte sich beispielsweise zwischen dem 50. und dem 60. Lebensjahr. Dabei war ein höheres

Lebensalter entscheidend für das Auftreten eines Ulcus cruris jeglicher Genese (Abbildung 4-4).

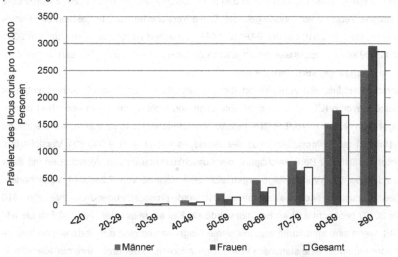

Abbildung 4-3: Alters- und geschlechtsabhängige Prävalenz des floriden Ulcus cruris pro 100.000 Versicherte im Jahr 2012 (n=25.356)

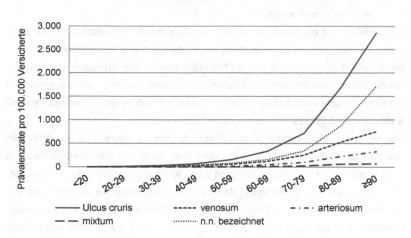

Abbildung 4-4: Altersabhängige Prävalenz des floriden Ulcus cruris im Jahr 2012 pro 100.000 Versicherte nach Ätiologie (n=25.356)

4.1.1.2.   Inzidenz

Für die Berechnung der Inzidenz in den Beobachtungsjahren 2010 bis 2012 wurde eine definierte Versichertenkohorte gebildet. Diese Versichertenkohorte bestand aus Personen, die im Jahr 2010 bei der BARMER GEK versichert waren, die in den Jahren 2008 und 2009 keine Einschlusskriterien je nach Ziehungsalgorithmus aufwiesen und im Zeitraum durchgängig versichert waren.

Unter Ausschluss von Versicherten, die im Jahr 2008 und 2009 kein Einschlusskriterium „wundrelevante ICD-10 Diagnose" aufwiesen und nicht durchgängig versichert waren, ergab sich bei der BARMER GEK eine Versichertenkohorte im Jahr 2010 von insgesamt 7.188.240 als Teilpopulation aus der Grundgesamtheit aller 9.000.504 Versicherten. Unter zusätzlicher Berücksichtigung der Ausschlusskriterien von Versicherten mit einer wundrelevanten Wundauflage ergab sich eine Kohorte von 7.248.644 Versicherten. Diese Versichertenkohorte des Jahres 2010 wurde prospektiv über drei Jahre (von 2010 bis 2012) beobachtet. Zum Beispiel wurde ein Fall als relevanter „florider" Fall identifiziert, wenn eine ambulante wundrelevante Diagnose und eine definierte wundrelevante Verordnung oder eine stationäre Wunddiagose innerhalb der drei Jahre neu identifizierten werden konnten. Je nach Ziehungsalgorithmus wurden auch diejenigen Versicherten berücksichtigt, bei denen innerhalb des Beobachtungszeitraums allein eine wundrelevante Diagnose erfasst wurde.

Die Identifizierung von Versicherten mit einer Ulcus cruris bezogenen Diagnose unabhängig von einer relevanten Behandlung zeigte insgesamt eine Neuerkrankungsrate (Inzidenz) von 0,70 % (KI 0,70 % - 0,71 %) über den Beobachtungszeitraum von drei Jahren. Bei Betrachtung von Versicherten, die erstmals ein Ulcus cruris diagnostiziert und eine relevante Wundauflage verordnet bekommen hatten, lag die Inzidenz bei 0,52 % (KI 0,51 % - 0,52 %) von 2010 bis 2012 (Tabelle 4-3).

Über die Jahre zeigte sich ein leichter Anstieg der floriden Inzidenzrate von 0,12 % im Jahr 2010 auf 0,25 % im Jahr 2012. Bei den Fällen, bei denen ausschließlich ein Ulcus cruris kodiert wurde, wurde ein Rückgang von 0,30 % im Jahr 2010 auf 0,17 % im Jahr 2012 festgestellt. Dieser Rückgang der Erkrankungshäufigkeit bei Identifizierung von Versicherten alleine über die Diagnosekodierungen konnte bereits bei den prävalenten Versicherten beobachtet werden. Jedoch zeigt sich dieser Rückgang der Kodierungen bei den inzidenten Versicherten noch deutlicher, wohingegen der Anteil an Personen mit einer inzidenten behandelten Wunde über die Jahre deutlich anstieg (Abbildung 4-5).

Tabelle 4-3: Inzidenz des Ulcus cruris in Deutschland (BARMER GEK-Versicherte) zwischen 2010 und 2012 – Ziehungsalgorithmus nach Wunddiagnosen und wundrelevanter Verordnung*

	2010			2011			2012			Gesamt		
	n	Rate (%)	0,95%-KI	n	Rate (%)	0,95%-KI	n	Rate (%)	0,95%-KI	n	Rate (%)	0,95%-KI
ICD-10 Diagnose[1]												
Ulcus cruris gesamt	21.593	**0,30**	0,30-0,30	17.151	**0,24**	0,24-0,24	11.861	**0,17**	0,16-0,17	50.605	**0,70**	0,70-0,71
arteriell	2.560	0,04	0,03-0,04	2.235	0,03	0,03-0,03	2.097	0,03	0,03-0,03	6.892	0,10	0,09-0,10
venös	11.526	0,16	0,16-0,16	9.197	0,13	0,13-0,13	5.552	0,08	0,08-0,08	26.275	0,37	0,36-0,37
gemischt**	489	0,01	0,01-0,01	365	0,01	0,01-0,01	196	*	*	1.050	0,01	0,01-0,02
n.n.bezeichnet	7.113	0,10	0,10-0,10	5.383	0,07	0,07-0,08	4.016	0,06	0,05-0,06	15.512	0,23	0,23-0,23
ICD-10 Diagnose und wundrelevante Verordnung[2]												
Ulcus cruris gesamt	9.026	**0,12**	0,12-0,13	10.261	**0,14**	0,14-0,14	18.244	**0,25**	0,25-0,26	37.531	**0,52**	0,51-0,52
arteriell	956	0,01	0,01-0,01	1.066	0,01	0,01-0,02	2.011	0,03	0,03-0,03	4.033	0,06	0,05-0,06
venös	5.979	0,08	0,08-0,08	6.831	0,09	0,09-010	11.921	0,16	0,16-0,17	24.731	0,34	0,34-0,35
gemischt**	618	0,01	0,01-0,01	809	0,01	0,01-0,01	1.203	0,02	0,02-0,02	2.630	0,04	0,03-0,04
n.n.bezeichnet	1.832	0,03	0,02-0,03	1.985	0,03	0,03-0,03	3.868	0,05	0,05-0,06	7.685	0,11	0,10-0,11

Unstandardisierte Raten (¹2010 = 7.188.240; ²2010 = 7.248.644)
[1] Wunddiagnose unabhängig der Ätiologie (Ulcus cruris allgemein): ≥2 x in der ambulanten Versorgung ODER ≥1 x in der stationären Versorgung
[2] Wunddiagnose ≥1 x in der ambulanten Versorgung UND ≥1 x wundrelevante Verordnung innerhalb vier Quartale ODER ≥1 x in der stationären Versorgung
*Aufgrund der geringen Anzahl an identifizierten Fällen und der großen Grundgesamtheit liegt die Rate unter ≤0,01
**Ulcus cruris mixtum - wenn venös und arteriell innerhalb eines Jahres kodiert wurde

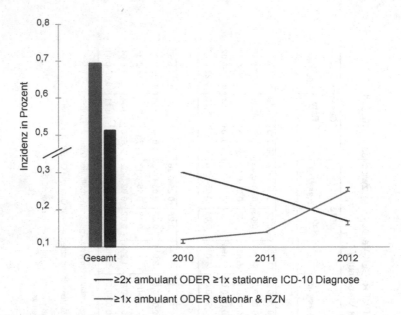

Abbildung 4-5: Verteilung der Inzidenzraten im Verlauf nach den verschiedenen Zie-hungsalgorithmen als interne Diagnosevalidierung in Prozent (Gesamt-Inzidenz für 2010-2012)

Wird die kodierte Ätiologie des Ulcus cruris betrachtet, zeigt sich, dass bei den inzidenten und als floride definierten Versicherten mit 62,8 % am häufigsten das Ulcus cruris venosum kodiert wurde (Abbildung 4-6). Mit einem Anteil von 10,2 % wurde das Ulcus cruris arteriosum deutlich seltener kodiert. Wie auch bei den prävalenten Versicherten wurde bei Vorliegen einer arteriellen und einer venösen Kodierung innerhalb eines Quar-tals ein gemischtes Ulcus cruris rekodiert: Bei 6,7 % der inzidenten Versicherten konnte ein Ulcus cruris mixtum identifiziert werden. Im Vergleich zu den prävalenten Wunden, bei denen am häufigsten das nicht näher bezeichnete Ulcus cruris kodiert wurde, lag der Anteil an dem nicht näher bezeichneten Ulcus cruris bei den inzidenten Wunden deutlich niedriger. Bei den prävalenten Versicherten mit einem Ulcus cruris wurde diese unspe-zifische Kategorie bei 50 % kodiert, bei den inzidenten Versicherten in nur knapp 20 %. Ein ähnliches Bild wie bei den prävalenten Versicherten mit einem Ulcus cruris zeigte sich auch bei der alters- und geschlechtsabhängigen Inzidenz. Die Wahrscheinlichkeit, an einem Ulcus cruris zu erkranken, steigt mit dem Lebensalter (Abbildung 4-7). Sind im Alter zwischen 40 und 50 Jahren 115 von 100.000 Personen betroffen, sind es im Alter zwischen 70 und 80 Jahren 1189 von 100.000.

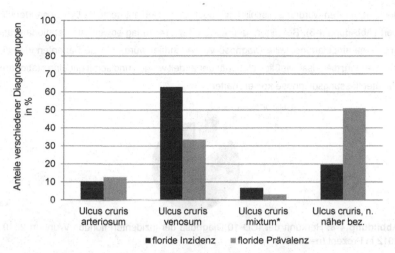

* Ulcus cruris mixtum - wenn venös und arteriell innerhalb einer Jahres kodiert wurde.

Abbildung 4-6: Verteilung der floriden prävalenten und floriden inzidenten Diagnose-
gruppen im Jahr 2012 in Prozent

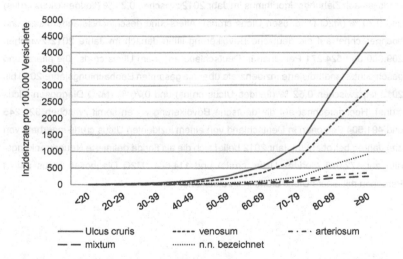

Abbildung 4-7: Altersabhängige Inzidenz des floriden Ulcus cruris nach Ätiologie pro
100.000 Versicherte 2010-2012 (n=37.530)

Auch bei der inzidenten Kohorte mit Versicherten, die sowohl eine wundrelevante Diagnose als auch eine wundrelevante Verordnung aufwiesen, war der Anteil der Diagnose-
herkunft ähnlich wie bei den prävalenten Versicherten mit einem floriden Ulcus. 86 %

der Versicherten wurden ausschließlich über eine ambulant gestellte Diagnose identifiziert (Abbildung 4-8). Bei einem geringeren Teil (14 %) lag sowohl eine stationäre als auch eine ambulant gestellte Diagnose vor. Auch hier wurden keine Patienten identifiziert werden, die ausschließlich stationär behandelt wurden und somit nur eine stationäre Hauptentlassungsdiagnose kodiert hatten.

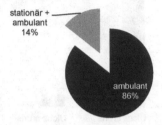

Abbildung 4-8: Herkunft der ICD-10 Diagnose der inzidenten floriden Wunden 2010-2012 in Prozent (n=37.531)

4.1.1.3.   Standardisierte Raten

Wie die vorangehenden Ergebnisse zeigten, liegt die administrative Prävalenz des Ulcus cruris je nach Ziehungsalgorithmus im Jahr 2012 zwischen 0,28 % (florides Ulcus cruris) und 0,70 % (M2Q Diagnosen Ulcus cruris). Alters- und geschlechtsstandardisiert und hochgerechnet auf die deutsche Bevölkerung litten danach im Jahre 2012 zwischen 209.800 und 524.271 Personen in Deutschland an einem Ulcus cruris. Die alters- und geschlechtsstandardisierte Inzidenzrate über die gesamten Beobachtungsjahre 2010 bis 2012 lag zwischen 0,52 % (florides Ulcus cruris) und 0,70 % (M2Q Diagnosen Ulcus cruris). Hochgerechnet auf die deutsche Bevölkerung waren somit zwischen 325.245 und 491.504 Personen in Deutschland von einem inzidenten Ulcus cruris innerhalb von drei Jahren betroffen. Im Jahr 2012 belief sich die als floride definierte Neuerkrankungsrate auf 172.026 (florides Ulcus cruris) und 114.684 (M2Q Diagnosen Ulcus cruris) Personen mit einem Ulcus cruris in Deutschland.

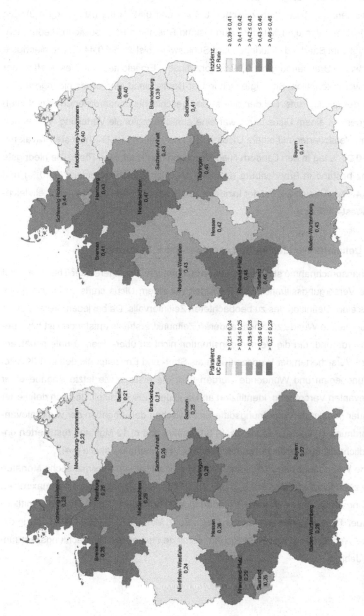

Abbildung 4-9: Regionale Verteilung der altersstandardisierten floriden Prävalenzrate (links, n=25.356) im Jahr 2012 und d floriden Inzidenzrate (rechts, n=37.537) für den gesamten Beobachtungszeitraum (2010-2012) in Prozent

Regionale Analysen zeigten, dass die alters- und geschlechtsstandardisierte Drei-Jahres-Inzidenz der Ulzeration zwischen 0,39 % und 0,48 % lag (Abbildung 4-9). Die höchste Inzidenz von 0,48 % lag im Bundesland Rheinland-Pfalz sowie in Niedersachsen, gefolgt vom Saarland, Thüringen und Schleswig-Holstein bei 0,44 %. Die niedrigste Inzidenz war in Brandenburg mit 0,39 % vorzufinden. Ein leichtes Ost-West-Gefälle der Inzidenz war erkenntlich. So zeigte sich in Ost-Deutschland eine etwas niedrigere Inzidenzrate des Ulcus cruris. Bei den alters- und geschlechtsstandardisierten prävalenten Versicherten mit einem Ulcus cruris war eine ähnliche regionale Verteilung wie bei den inzidenten Versicherten mit einem Ulcus cruris zu verzeichnen: Die höchste Prävalenzrate von 0,29 % lag in den Ländern Niedersachsen und Rheinland-Pfalz. Die niedrigste Prävalenz bestand in Brandenburg (0,39 %), Mecklenburg-Vorpommern (0,40 %) und Berlin (0,40 %). Ähnlich wie bei der Inzidenz zeigte sich auch bei der Prävalenz ein leichtes Ost-West-Gefälle.

4.1.2.   Definierte Wunddauer und wundbezogene Endpunkte

Um die Inanspruchnahme stationärer oder ambulanter leitliniengerechter Therapien und somit die Versorgungssituation von Patienten mit einem Ulcus cruris zu beschreiben, bedarf es einer Definition des zu beobachteten Zeitintervalls. Da bei jedem Versicherten in der Kohorte die Wunde zu einem anderen Zeitpunkt erstmals entstanden ist bzw. behandelt wurde und, um die Versorgungssituation nicht zu über- oder zu unterschätzen, wurde pro Versicherten der Wundzeitraum als Start- und Endzeitpunkt definiert (Kapitel 3.3.). Wundbeginn und Wundende wurden über die erste sowie letzte Abgabe einer wundrelevanten Verordnung, identifiziert an Hand der PZN, ermittelt. Je nach definierter Wunddauer (maximale Verordnungsdifferenz zwischen den Abgaben der wundrelevanten Verordnungen) von a) 3 Monaten, b) 6 Monaten und c) 12 Monaten resultierten unterschiedliche durchschnittliche Wunddauer der Versicherten (Tabelle 4-4).

Die floride Wunddauer betrug bei einer Verordnungslücke von maximal sechs Monaten im Mittel zwölf Wochen (Median: 2,7; SD: 20,5; Min.-Max.: 0-156). Bei einer maximalen Verordnungslücke der relevanten Wundauflagen von einem Jahr betrug die mittlere Wunddauer 19,35 Wochen (Median: 4,7; SD: 30,0; Min.-Max.: 0-156). Dabei betrug die maximale Wunddauer bis zu 156 Wochen, somit den gesamten Beobachtungszeitraum von drei Jahren.

Tabelle 4-4: Wunddauer und Anteil an Chronifizierung des floriden inzidenten Ulcus cruris bei Versicherten der BARMER GEK

		Wunddauer in Wochen				Chronische Wunde[1]	
	N	MW	Median	SD	Min-Max	n	%
Verordnungsdifferenz mindestens a) 3 Monate							
Ulcus cruris gesamt	37.537	6,67	1,29	13,07	0-155,71	6.312	16,82
arteriosum	4.033	6,98	1,72	12,58	0-154,57	740	18,35
venosum	24.735	6,49	1,14	12,80	0-155,71	4.052	16,38
gemischt*	2.630	8,68	2,29	15,58	0-142,00	579	22,02
n. näher bezeichnet	7.687	6,43	1,14	13,00	0-151,14	1.231	16,01
Verordnungsdifferenz mindestens b) 6 Monate							
Ulcus cruris gesamt	**37.537**	11,57	2,74	20,54	0-156,14	10.580	28,19
arteriosum	4.033	11,39	2,57	20,40	0-156,72	1.249	30,97
venosum	24.735	11,22	2,57	20,23	0-155,71	6.757	27,32
gemischt*	2.630	15,19	4,93	23,03	0-156,71	960	36,50
n. näher bezeichnet	7.687	11,09	2,43	20,09	0-155,29	2.105	27,38
Verordnungsdifferenz mindestens c) 12 Monate							
Ulcus cruris gesamt	37.537	19,35	4,71	30,02	0-156,71	14.118	37,61
arteriosum	4.033	21,33	6,57	30,95	0-156,57	1.675	41,53
venosum	24.735	18,82	4,43	29,60	0-155,86	9.084	36,73
gemischt*	2.630	24,42	9,14	32,75	0-156,71	1.217	46,27
n. näher bezeichnet	7.687	18,72	4,14	29,86	0-155,43	2.799	36,41

[1] Chronische Wunde: Wunddauer mindestens drei Monate
* Ulcus cruris mixtum - wenn venös und arteriell innerhalb von vier Quartalen kodiert wurde

Eine Wunde wird als chronisch bezeichnet, wenn diese innerhalb von drei Monaten keine Heilungstendenzen zeigt (Dissemond, 2006). Da klinische Merkmale in den GKV-Daten nicht enthalten sind, wurde in dieser Arbeit das Ulcus cruris als chronisch bezeichnet, wenn der Versicherte länger als drei Monate eine wundrelevante Verordnung bekam. Bei einer maximalen Verordnungslücke von sechs Monaten hatten 28,2 % der Versicherten eine chronische Wunde. Somit bestand bei knapp 30 % der Versicherten die Wunde länger als drei Monate. Bei einer Verordnungslücke von maximal zwölf Monaten waren es knapp 40 % der Versicherten, bei denen länger als drei Monate eine Wundauflage verordnet worden war.

Tabelle 4-5: Wundendpunkte pro Versicherten der BARMER GEK

	N	Gesamtbeobachtungszeit										Beobachtungszeit ein Jahr nach Erst-VO									
		Geheilt		Nicht geheilt		Verstorben		Drop*		Rezidiv		Geheilt		Nicht geheilt		Verstorben		Drop*		Rezidiv	
		n	%	n	%	n	%	n	%	n	%	n	%	n	%	n	%	n	%	n	%
Verordnungslücke mindestens a) 3 Monate																					
Ulcus cruris	37.537	34.109	90,87	2.064	5,50	1.354	3,61	10	0,03	13.126	34,97	35.436	94,40	2.533	6,75	1.443	3,84	8	0,02	3.070	34,82
arteriosum	4.033	3.641	90,28	250	6,20	140	3,47	2	0,05	1.534	38,04	3.610	89,51	284	7,04	138	3,42	1	0,02	1.530	37,94
venosum	24.735	22.500	90,96	1.361	5,50	868	3,51	6	0,02	8.443	34,13	22.282	90,08	1.594	6,44	853	3,45	6	0,02	8.407	33,99
gemischt**	2.630	2.390	90,87	160	6,08	80	3,04	0	0,00	1.061	40,34	2.359	89,70	197	7,49	74	2,81	0	0,00	1.054	40,08
n.n. bez.	7.687	6.978	90,78	389	5,06	317	4,12	3	0,04	2.682	34,89	6.912	89,92	462	6,01	311	4,05	2	0,03	2.672	34,76
Verordnungslücke mindestens b) 6 Monate																					
Ulcus cruris	37.537	31.175	83,05	3.790	10,10	2.556	6,81	16	0,04	8.765	23,35	30.197	80,45	4.893	13,04	2.423	6,45	15	0,04	8.490	22,62
arteriosum	4.033	3.265	80,96	484	12,00	282	6,99	2	0,05	1.009	25,02	3.146	78,01	616	15,27	269	6,67	2	0,05	973	24,13
venosum	24.735	20.645	83,46	2.437	9,85	1.642	6,64	11	0,04	5.683	22,98	20.017	80,93	3.138	12,69	1.569	6,34	11	0,04	5.509	22,27
gemischt**	2.630	2.142	81,44	327	12,43	160	6,08	1	0,04	658	25,02	2.051	77,98	435	16,54	143	5,44	1	0,04	626	23,80
n.n. bez.	7.687	6.389	83,11	728	9,47	567	7,38	3	0,04	1.810	23,55	6.208	80,76	937	12,19	540	7,02	2	0,03	1.760	22,90
Verordnungslücke mindestens c) 12 Monate																					
Ulcus cruris	37.537	25.371	67,59	6.795	18,10	5.323	14,18	48	0,13	3.882	10,34	23.595	62,86	9.101	24,25	4.804	12,80	37	0,10	3.769	10,04
arteriosum	4.033	2.552	63,28	851	21,10	626	15,52	4	0,10	429	10,64	2.367	58,69	1.105	27,40	558	13,84	3	0,07	417	10,34
venosum	24.735	16.994	68,70	4.360	17,63	3.352	13,55	29	0,12	2.515	10,17	15.816	63,94	5.858	23,68	3.016	12,19	25	0,10	2.436	9,85
gemischt**	2.630	1.667	63,38	515	19,58	407	15,48	5	0,19	259	9,85	1.522	57,87	760	28,90	346	13,16	2	0,08	252	9,58
n.n. bez.	7.687	5.154	67,05	1.353	17,60	1.169	15,21	11	0,14	842	10,95	4.812	62,60	1.801	23,43	1.066	13,87	8	0,10	821	10,68

*Drop=Versichertenaustritt **Ulcus cruris mixtum – wenn venös und arteriell innerhalb eines Jahres kodiert wurde

Differenziert nach kodierter Ätiologie zeigte sich, dass Versicherte mit einer gemischten Ulzeration im Mittel länger an einer Wunde leiden als Versicherte mit einem Ulcus cruris venosum oder einem Ulcus cruris arteriosum. Bei einer Verordnungslücke von zwölf Monaten wurde die Hälfte der gemischten Ulcera cruris länger als drei Monate behandelt und daher als chronische Wunde eingestuft.

Das primäre Behandlungsziel in der Versorgung von Patienten mit chronischen Wunden ist die Wundheilung. Neben dem primären Outcome Wundheilung wurde der Anteil an Versicherten betrachtet, der innerhalb des definierten Zeitfensters entweder aus dem Versichertenverhältnis der BARMER GEK austrat (Drop) oder verstarb. Knapp ein Drittel hatte eine wiederkehrende Wunde (Rezidiv).

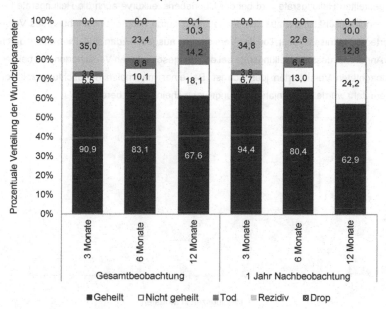

Abbildung 4-10: Prozentuale Verteilung der Wundzielgrößen nach Definition der Verordnungslücke (n=37.537)

Bei einer Verordnungslücke von sechs Monaten konnten 83,1 % der Versicherten mit einem Ulcus cruris als geheilte Patienten über den gesamten Beobachtungszeitraum von drei Jahren eingestuft werden. Bei einer Verordnungslücke von drei Monaten waren es 90,9 % und bei einer konservativeren Schätzung von zwölf Monaten lag die Versordnungsdifferenz bei 67,6 %. Die Heilungsrate war bei Versicherten mit einem gemischten Ulcus cruris höher als bei Versicherten mit einer anderen Ätiologie und bei einer maximalen Nachbeobachtungszeit von einem Jahr nur geringfügig unter der Gesamtheilungsrate. Je nach Definition der Verordnungslücke verstarben innerhalb der Beobachtungszeit zwischen 3,6 % und 14,2 % der Patienten mit einem Ulcus cruris. Der Anteil an Versicherten, die innerhalb des Beobachtungszeitraums aus dem Versichertenverhältnis ausgeschieden waren, lag unter 0,2 %.

4.1.3. Überlebenszeitkurve – Kaplan-Meier-Methode

Zur Schätzung der Wahrscheinlichkeit, dass Versicherte mit einem Ulcus cruris innerhalb einer bestimmten Zeit eine Heilung erzielen, wurde das Verfahren einer Überlebenszeitkurve mittels Kaplan-Meier-Methode herangezogen. Im Vergleich zu der bisher dargestellten Heilungsrate wird bei der Überlebenszeitkurve auch die Heilungsrate bei Personen geschätzt, die aus der Beobachtung durch Drop out (Aufhebung des Versichertenverhältnisses) oder Tod des Versicherten ausgeschieden sind. Dies erfolgt durch die Annahme, dass die Heilungsrate bei den ausgeschiedenen Versicherten und bei den beobachteten Versicherten identisch ist. Bei einer maximalen Beobachtungszeit von einem Jahr wurde eine Einjahresheilungswahrscheinlichkeit berechnet.

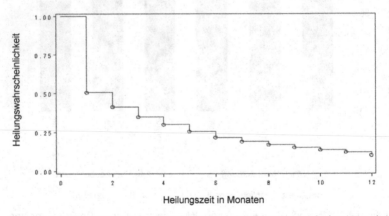

Abbildung 4-11: Heilungswahrscheinlichkeit bei einer Verordnungslücke von sechs Monaten und einer maximalen Beobachtungszeit von einem Jahr (n=37.537)

In Abbildung 4-11 wurden die Heilungswahrscheinlichkeiten von Versicherten berechnet, bei denen nach Definition maximal sechs Monate Verordnungsdifferenz zwischen den Verordnungen vorlagen. Die Einjahresheilungsrate lag hierbei bei 89 %. Die mediane Heilungszeit lag bei einem Monat, hier heilten die Wunden bei 50 % der Versicherten.

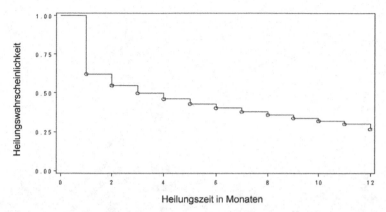

Abbildung 4-12: Heilungswahrscheinlichkeit bei einer Verordnungslücke von zwölf Monaten und einer maximalen Beobachtungszeit von einem Jahr (n=37.537)

Bei einer maximalen Verordnungsdifferenz von zwölf Monaten zeigte sich nach einer Beobachtungszeit von einem Jahr eine etwas niedrigere Heilungsrate von 73 % (Abbildung 4-12). Geschlechtsspezifische Unterschiede konnten nicht festgestellt werden.

4.1.4. Komorbidität

95,3 % der Patienten mit einem Ulcus cruris hatten mindestens eine der vorab definierten Begleiterkrankungen (Abbildung 4-13). Mit 79,7 % litten die Versicherten am häufigsten an einer Herz-Kreislauferkrankung, darunter am häufigsten an einer Embolie und Thrombose (56,9 %) oder einer koronaren Herzkrankheit (32,2 %). Bei den Herz-Kreislauferkrankungen zeigte sich mit einem Anteil von 1,1 % am seltensten eine Herzinsuffizienz. Der Anteil an diagnostizierten Herzkreislauferkrankungen lag bei Versicherten mit einem Ulcus cruris mixtum mit 84,9 % am höchsten. Eine Aufschlüsselung der Komorbiditäten nach Ätiologie befindet sich im Anhang (Tabelle 6).

Mit 67,1 % wurde am zweithäufigsten eine weitere Stoffwechselerkrankung diagnostiziert. Bei weiteren 30 % der Versicherten lag eine neurologische Komorbidität vor. Knapp 20 % der Versicherten hatten eine Nierenerkrankung, eine pulmonale Erkrankung oder ein Lip- oder Lymphödem. Seltener zeigten sich bei den Versicherten eine Infektionskrankheit, eine dermatologisch-allergologische Erkrankung oder ein maligner Hauttumor.

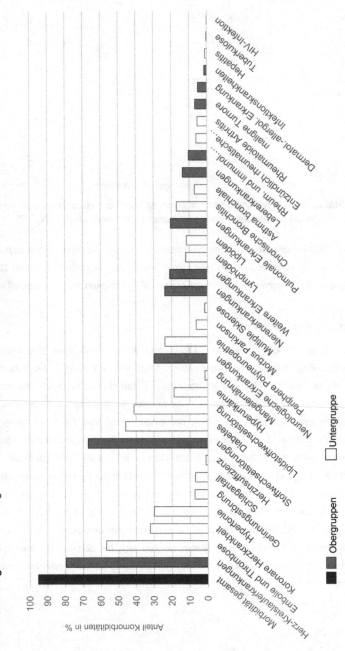

Abbildung 4-13: Verteilung der definierten ICD-10 relevanten Komorbiditäten beim Ulcus cruris in Prozent (n=37.537)

Im Mittel waren pro Versicherten 2,7 Komorbiditäten zu verzeichnen (Median: 3; SD: 1,4; Min.-Max.: 0-9). Versicherte mit einem gemischten Ulcus cruris zeigten mit durchschnittlich 3,0 Komorbiditäten pro Versichertem den höchsten Anteil im Vergleich zu den anderen Wundätiologien. Bei 64,7 % der Versicherten waren mehr als drei Begleiterkrankungen vorzufinden, bei 4,5 % sogar mehr als sechs (Abbildung 4-14).

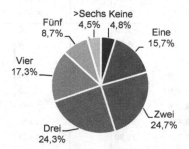

Abbildung 4-14: Verteilung der Anzahl an Komorbiditäten bei Versicherten mit einem Ulcus cruris, in Prozent (n=37.537)

Multimorbidität wird bei Koexistenz oder bei gleichzeitigem Auftreten von zwei oder mehreren chronisch oder akuten Krankheiten verstanden (Esslinger, 2009). Bei 79,5 % der Versicherten mit einem Ulcus cruris lagen mindestens zwei chronische Erkrankungen vor. Diese konnten somit als multimorbide eingestuft werden. Davon waren signifikant mehr Männer (83,7 %) als Frauen (77,0 %) multimorbide erkrankt. Männer hatten eine 53 % höhere Chance für Multimorbidität als Frauen (OR: 1,53; KI: 1,45-1,61; p<0,001). Wie an der Altersverteilung von multimorbiden Versicherten mit einem Ulcus cruris deutlich wird, leidet die Mehrheit ab 30 Jahren an mindestens zwei weiteren Begleiterkrankungen. Die Chance mindestens zwei weitere Begleiterkrankungen zu haben, steigt signifikant ab 60 Jahren an (OR: 1,91 KI: 1,79-2,03; p<0,001).

Bei 13,2 % der Ulcus cruris Patienten lagen mindestens fünf chronische Begleiterkrankungen vor. Je nach Definition der Anzahl an Begleiterkrankungen zeigten sich unterschiedliche Verteilungen beim Geschlecht (Tabelle 4-6). Von mindestens fünf Begleiterkrankungen waren Frauen signifikant häufiger betroffen als Männer.

Vor dem Hintergrund der höheren Lebenserwartung bei Frauen und der zunehmenden Multimodbidität mit steigendem Alter zeigte sich bei Frauen eine um 50 % höhere Chance an mehr als fünf Begleiterkrankungen zu erkranken als männliche Versicherte (OR: 1,46; KI: 1,30-1,55; p<0,001).

Tabelle 4-6: Verteilung der Multimorbidität beim Ulcus cruris venosum nach Alter und Geschlecht

		Mindestens zwei Begleiterkrankungen			Mindestens fünf Begleiterkrankungen		
		n	%	p*	n	%	p*
Geschlecht	Männlich	11.769	83,65		2.243	9,75	
	Weiblich	18.072	77,01		2.693	18,55	
	Gesamt	29.841	79,50	<0,001	4.936	13,15	<0,001
Altersgruppe	<20	10	9,80		0	0,00	
	20-29	62	36,05		4	2,33	
	30-39	199	51,69		14	3,64	
	40-49	886	66,37		89	6,67	
	50-59	2.338	74,98		353	11,32	
	60-69	4.868	83,69		944	16,23	
	70-79	9.493	85,29		1.887	16,95	
	80-89	9.720	78,90		1.431	11,62	
	≥90	2.266	71,75		214	6,78	
	Gesamt	29.842	79,50	<0,001	4.936	13,15	<0,001

*Chi² Test

4.1.5. Nutzungshäufigkeit einer leitliniengerechten Versorgung

In diesem Kapitel wird die leitliniengerechte Versorgungssituation anhand der GKV-Daten beschrieben. Um die Häufigkeiten der in Anspruch genommenen Leistungen einer leitliniengerechten Versorgung durch die definierte Wunddauer nicht zu unterschätzen und eine möglichst reale Versorgungssituation abzubilden, wurde im Folgenden die längste Verordnungsfreiheit von zwölf Monaten, bei einer maximalen Beobachtungszeit von einem Jahr nach Wundbeginn herangezogen.

4.1.5.1. Kompressionstherapie

Bei Patienten mit Ulcus cruris venosum kann durch eine adäquate Kompressionstherapie die Abheilung beschleunigt und die Rezidivrate reduziert werden. Daher stellt diese Therapie einen Standard der leitliniengerechten Versorgung dar. Die Versorgung mit einer Kompressionstherapie umfasst die Medizinischen Kompressionsstrümpfe (MKS) und Ulcus-Strumpfsysteme der Produktgruppe 17 des Hilfsmittelverzeichnisses sowie die Mehrkomponentensysteme sowie Kurzzugbinden als verordnungs- und erstattungsfähige Verbandmittel, welche über Apotheken, Sanitätshäuser oder Homecare-Unternehmen abgegeben werden. Zur Analyse der Kompressionsversorgung von Versicherten mit einem inzidenten Ulcus cruris venosum wurden die Kompressionsverordnungen jeweils ein Jahr vor und nach letzter wundrelevanter Verordnung sowie während der definierten Wunddauer betrachtet.

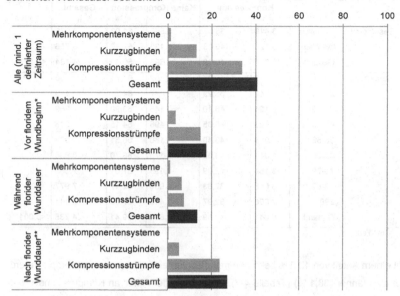

*Vor florider Wundphase – 12 Monate vor Wundbeginn **Nach florider Wundphase – 12 Monate nach Wundende (Heilung)
Mehrfachzurodnungen nach Therapieoptionen möglich

Abbildung 4-15: Prozentuale Verteilung mindestens einer verordneten Kompressionstherapie bei Versicherten mit Ulcus cruris venosum nach definierter Wunddauer (n=24.735)

Bei den Versicherten mit einem inzidenten Ulcus cruris venosum wurde mehrheitlich, d.h. bei 59,0 % der Versicherten, keine Kompressionstherapie verordnet (Abbildung 4-15). Diejenigen Versicherten, die eine Kompressionstherapie erhielten, bekamen zu 33,8 % medizinische Kompressionsstrümpfe (MKS) und zu 12,9 % Kurzzugbinden. Seltener (ca. 1,2 %) wurden Mehrkomponentensysteme verordnet (Mehrfachzuordnung nach Therapieoptionen möglich), obwohl diese bereits seit dem Jahr 2000 auf dem deutschen Markt erhältlich sind und ihre Effizienz in Leitlinien beschrieben ist.

Differenziert nach der jeweiligen Wundphase, definiert als vor, während und nach Wundbeginn, zeigte sich, dass 17,4 % eine Kompressionstherapie erhielten, bevor eine Wunde bestand. 13,4 % hatten eine Kompressionstherapie bei bestehender und 27,3 % nach abgeheilter Wunde. Wird die Zeit während und nach Wunddauer gemeinsam betrachtet, zeigte sich, dass bei 33,6 % innerhalb eines Jahres nach Wundbeginn eine Kompressionstherapie verordnet wurde.

Tabelle 4-7: Verteilung der Kompressionstherapie bei Ulcus cruris venosum nach Alter und Geschlecht

		Kompression		Keine Kompression		Gesamt	
		n	%	n	%	n	p*
Geschlecht	Männlich	3.418	38,07	5.560	61,93	8.978	
	Weiblich	6.623	42,03	9.133	57,97	15.756	
	Gesamt	10.041	40,60	14.693	59,40	24.734	<0,001
Altersgruppe	<20	8	13,33	52	64,71	60	
	20-29	42	35,29	77	64,71	119	
	30-39	124	46,10	145	53,90	269	
	40-49	420	45,85	496	54,15	916	
	50-59	908	43,49	1.180	56,51	2.088	
	60-69	1.661	43,30	2.175	56,70	3.836	
	70-79	3.164	42,99	4.195	57,01	7.359	
	80-89	3.018	37,83	4.959	62,17	7.977	
	≥90	696	32,97	1.415	67,03	2.111	
	Gesamt	10.041	40,59	14.694	59,41	24.735	<0,001

*Chi²-Test

Mit einem Anteil von 42,0 % bekamen mehr Frauen eine Kompressionstherapie verordnet als Männer (38,1 %) (Tabelle 4-7). Zudem war der Anteil an Kompressionsverordnungen in den Altersgruppen 30-39 und 40-49 Jahren im Vergleich zu den übrigen Altersgruppen deutlich höher. Etwa 50 % der Versicherten erhielten mindestens eine Kompressionstherapie innerhalb des Beobachtungszeitraumes. Dahingegen war der Anteil von Patienten, die mit einer Kompressionstherapie versorgt wurden, in den Altersgruppen sowohl unter 30 Jahren als auch über 50 Jahren deutlich niedriger. Des Weiteren nahm aber der Anteil mit zunehmendem Alter ab 50 Jahren kontinuierlich ab. Die Chance auf Verordnung mindestens einer Kompressionstherapie ab dem zentrierten Alter von 74 Jahren sank signifikant mit jedem zunehmenden Lebensjahr um 0,001 % (OR 0,99; KI 0,993-0,996; p≤0,001). Die Verteilung mit mindestens einer Kompressionsverordnung zeigte sowohl beim Alter als auch beim Geschlecht signifikante Unterschiede bei den Versicherten der BARMER GEK (Chi²-Test).

Bei der Untersuchung des Anteils an Kompressionsverordnungen nach Regionen in Deutschland war der niedrigste Versorgungsanteil im Saarland (36,2 %), in Bayern (37,7 %), in Rheinland-Pfalz (37,8 %) und in Berlin (39,1 %) zu verzeichnen. In Bremen und Hamburg hingegen wurde die Hälfte der betroffenen Versicherten mit einer Kompressionstherapie versorgt: Diese Bundesländer wiesen, deutschlandweit gesehen, die höchsten Werte auf (Abbildung 4-16).

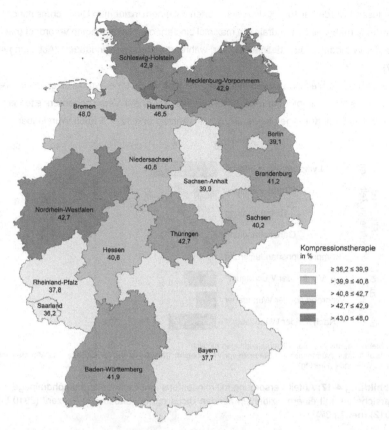

Abbildung 4-16: Anteil Versorgung mit mindestens einer Kompressionsverordnung bei Versicherten mit einem inzidenten Ulcus cruris venosum nach Bundesland in Prozent (2010 bis 2012) (n=24.735)

4.1.5.2.   Manuelle Lymphdrainage

Zur Analyse der Versorgung von Versicherten mit einem Ulcus cruris wurde die manuelle Lymphdrainage als Heilmittelverordnung jeweils ein Jahr vor und nach der letzten wundrelevanten Verordnung betrachtet. Die mittlere Verordnungszeit einer manuellen Lymphdrainage betrug vor Wundbeginn im Mittel 177 Tage (Median: 174; Min.-Max.: 2-365) und nach definiertem Wundende im Mittel 176 Tage (Median: 171; Min.-Max.: 2-365).

Insgesamt wurde bei 16,6 % der Versicherten mit einem inzidenten Ulcus cruris mindestens eine manuelle Lymphdrainage maximal ein Jahr nach Wundbeginn verordnet (nach
florider Wunddauer, hier definiert als vor, während und nach Wunddauer) (Abbildung 4-
17).

Die Mehrheit erhielt eine Großbehandlung mit 10,8 %. Seltener wurde eine zusätzliche
Kompressionsbandagierung mit 2,3 % verordnet. 8,2 % der Versicherten erhielten eine
manuelle Lymphdrainage bereits vor, 5,2 % während und 12,1 % nach Wunddauer.

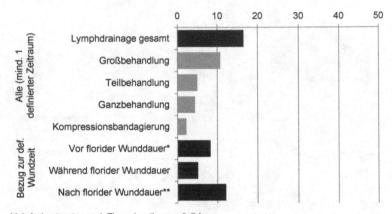

Mehrfachantworten nach Therapieoptionen möglich
*Vor florider Wundphase – 12 Monate vor Wundbeginn **Nach florider Wundphase – 12 Monate nach
   Wundende (Heilung)

Abbildung 4-17: Anteil Versorgung mit mindestens einer manueller Lymphdrainage bei
Versicherten mit einem inzidenten floriden Ulcus cruris venosum in Prozent (2010 bis
2012) (n=37.537)

Deutschlandweit zeigten sich auch bei der Versorgung mit einer manuellen Lymphdrainage einige Unterschiede (Abbildung 4-18). Mit dem geringsten Anteil von 14 bis
16 % wurde in Hessen, in Nordrhein-Westfalen und im Saarland mindestens eine
manuelle Lymphdrainage verordnet. Dahingegen wurde in Hamburg bei etwa einem
Viertel der Versicherten mindestens eine manuelle Lymphdrainage verordnet.

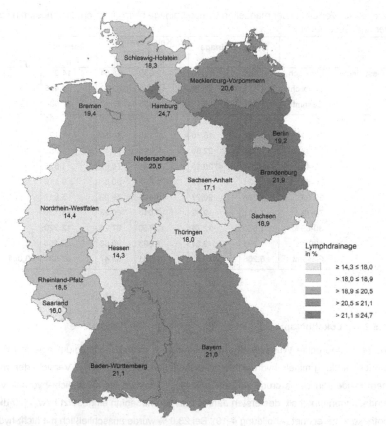

Abbildung 4-18: Regionale Verteilung der manuellen Lymphdrainage beim floriden inzidenten Ulcus cruris nach Bundesland in Prozent (n=37.537)

Es bestand ein signifikanter Unterschied zwischen Alter sowie Geschlecht hinsichtlich der Inanspruchnahme mindestens einer manuellen Lymphdrainage innerhalb des ersten Jahres der Beobachtungszeit (Tabelle 4-8). Frauen erhielten signifikant häufiger eine solche Behandlung als männliche Versicherte. Auch das Alter hatte Einfluss auf die Verordnung einer manuellen Lymphdrainage. Die Chance auf mindestens eine manuelle Lymphdrainage sank ab dem zentrierten mittleren Alter von 74 Jahren pro zunehmendem Lebensjahr signifikant (OR 0,98 KI 0,98-0,99 p<0,001).

Tabelle 4-8: Verteilung der manuellen Lymphdrainage beim Ulcus cruris venosum nach Alter und Geschlecht

		Lymphdrainage		Keine Lymph-drainage		Gesamt	
		n	%	n	%	n	p*
Geschlecht	Männlich	2.035	14,46	12.035	85,54	14.070	
	Weiblich	4.171	17,77	19.295	82,23	23.466	
	Gesamt	6.206	16,53	31.330	83,47	37.536	<0,001
Altersgruppe	<20	12	11,76	90	88,24	102	
	20-29	27	15,70	145	84,30	172	
	30-39	87	22,60	298	77,40	385	
	40-49	269	20,15	1.066	79,85	1.335	
	50-59	621	19,92	2.497	80,08	3.118	
	60-69	1.208	20,77	4.609	79,23	5.817	
	70-79	2.117	19,02	9.013	80,98	11.130	
	80-89	1.570	12,74	10.750	87,26	12.320	
	≥90	295	9,34	2.863	90,66	3.158	
	Gesamt	6.206	16,53	31.331	83,47	37.537	<0,001

*Chi²-Test

4.1.5.3. Lokaltherapie

Eine phasengerechte Wundversorgung beinhaltet je nach Wundstadium eine feuchte Wundbehandlung mittels hydroaktiver Wundauflagen. Bei 74,7 % der Versicherten mit einem inzidenten Ulcus cruris wurden sowohl hydroaktive als auch nicht-hydroaktive Wundauflagen innerhalb des ersten Jahres nach Wundbeginn eingesetzt bzw. über die Apotheke abgerechnet (Abbildung 4-19). Bei 23,0 % wurde ausschließlich mit nicht-hydroaktiven Wundauflagen behandelt, was vermutlich nicht einer leitlinien- sowie phasengerechten Wundbehandlung entspricht. Der Anteil an Behandlungen mit ausschließlich nicht-hydroaktiven Wundauflagen lag bei Versicherten mit einem diagnostizierten Ulcus cruris mixtum mit 29,7 % etwas höher als bei Versicherten mit einem diagnostizierten Ulcus cruris venosum.

Auch nach soziodemografischen Angaben der Versicherten zeigten sich hinsichtlich der Behandlung mit mindestens einer hydroaktiven Wundauflage Unterschiede. Männer wurden mit einem Anteil von 25,5 % signifikant häufiger ausschließlich mit nicht-hydroaktiven Wundauflagen behandelt als Frauen (22,7 %) (Chi²-Test p<0,001). Die Chance, mit mindestens einer hydroaktiven Wundauflage behandelt zu werden lag bei Frauen im Vergleich zu Männern um 16 % höher (OR: 1,16; KI: 1,11-1,22; p<0,001). Die Chance, mit mindestens einer hydroaktiven Wundauflage behandelt zu werden, stieg des Weiteren pro zunehmendem Lebensjahr ab 74 Jahren signifikant um 0,01 % (OR: 1,01; KI: 1,01-1,01; p<0,001).

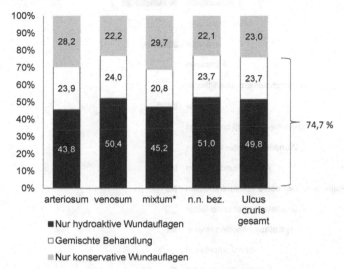

*Ulcus cruris mixtum - wenn venös und arteriell innerhalb eines Jahres kodiert wurden

Abbildung 4-19: Verteilung der Verordnungen von Wundauflagen nach Ätiologie des Ulcus cruris in Prozent (n=37.537)

Bei der Aufschlüsselung der hydroaktiven Wundauflagen nach Produktgruppen zeigte sich, dass pro Versicherten am häufigsten, nämlich mit einem Anteil von 49,7 %, feinporige Schaumverbände verordnet wurden (Abbildung 4-20). Daneben wurden zu 41,3 % die Schaumverbände ohne Zusätze verordnet, gefolgt von den Schaumverbänden mit Silber. Zu 21 % wurden   Hydrokolloide und zu 13,9 %   Hydrogele als hydroaktive Wundauflagen angewendet. Mit einem geringen Anteil jeweils unter 10 % wurden unter anderem Alginate, aktive Wundauflagen, Folien und Hydrofaser verordnet. Bei den nichthydroaktiven Wundauflagen waren Mullkompressen (17,7 %), Fettgaze (12,3 %) und Wundschnellverbände (12,0 %) am häufigsten vertreten.

Werden die Verordner der Wundauflagen nach Facharztgruppen betrachtet, zeigte sich, dass mit einem Anteil von 58,9 % aller Verordnungen durch einen Chirurgen oder Dermatologen erfolgten. In dieser Arbeit werden die Fachdisziplinen Dermatologie (Hautarzt) oder Chirurgie im Folgenden als „wundrelevanten Facharzt" definiert und diesen zugeordnet. 39,3 % aller Wundauflagen wurden durch einen Allgemeinmediziner (Hausarzt) verschrieben und nur ein geringfügiger Teil von anderen Fachdisziplinen als Chirurgie oder Dermatologie.

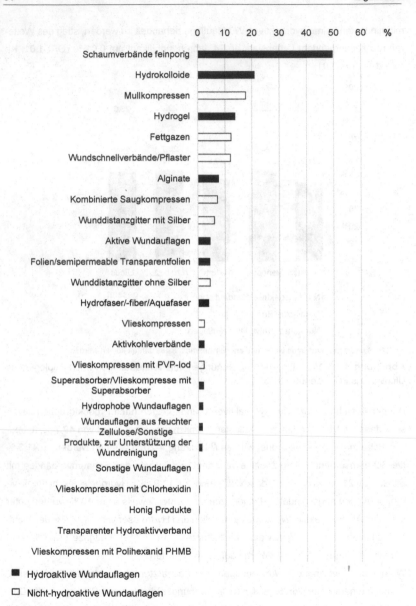

Abbildung 4-20: Verteilung Wundauflagen nach Produktgruppen in Prozent (Mehrfachzuordnungen möglich; n=37.537)

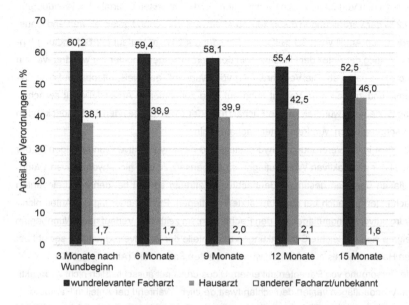

Abbildung 4-21: Anteil aller Wundauflagen Verordnungen nach Verordner und Quartal ab Wundbeginn in Prozent (n=37.537)

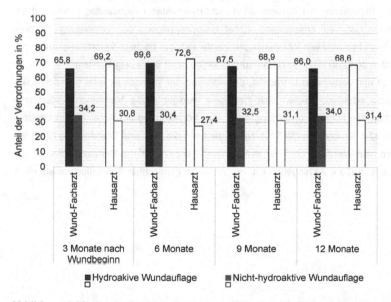

Abbildung 4-22: Anteil aller verordneten hydroaktiver / nicht-hydroaktiver Wundauflagen nach Verordner im zeitlichen Verlauf ab Wundbeginn in Prozent (n=37.537)

Im zeitlichen Verlauf und nach Wundbeginn wurden im ersten Quartal nach Wundbeginn 60,2 % der Verordnungen durch den wundrelevanten Facharzt geleistet, während Hausärzte einen Anteil von 38,1 % hatten (Abbildung 4-21). Im Verlauf der Behandlung hingegen stieg der Anteil der Hausärzte an den Verordnungen und der der wundrelevanten Fachärzte nahm ab. Die Verschreibung von Wundauflagen weist offenbar auf eine Dynamik und zu Teilen im Verlauf auch auf eine zunehmende Arbeitsteiligkeit zwischen Hausärzten und wundrelevanten Fachärzten oder einer mangelnden flächendeckenden Versorgung durch wundrelevanter Fachärzte hin.

Unterteilt in die Verordnungen hydroaktive und nicht-hydroaktive Wundauflagen ist der Anteil der hydroaktiven Wundauflagen im Gegensatz zu den nicht-hydroaktiven Wundauflagen über den gesamten Beobachtungszeitraum sowohl bei den wundrelevanten Fachärzten als auch bei den Hausärzten gestiegen. Etwas höher lag der Anteil nicht-hydroaktiver Wundauflagen bei den Fachärzten. Im zeitlichen Verlauf nach Wundbeginn zeigten sich nur leichte Schwankungen der Anteile der Wundverordnungen, sowohl bei den Hausärzten als auch bei den wundrelevanten Fachärzten (Abbildung 4-22).

Die Versorgung von Patienten mit einem Ulcus cruris mit ausschließlich nicht-hydroaktiven Wundauflagen variiert deutschlandweit deutlich. Während der Anteil in Hamburg, in Schleswig-Holstein, in Hessen und im Saarland bei unter 20 % liegt, werden 41 % der Patienten in Sachsen mit nicht-hydroaktiven Wundauflagen versorgt (Abbildung 4-23). Bei der Behandlung mit ausschließlich nicht-hydroaktiven Wundauflagen bestand ein deutlicher Ost-West Unterschied. Unter Berücksichtigung der Versorgung mit ausschließlich hydroaktiven Wundauflagen zeigte sich der höchste Verordnungsanteil pro Patient in den Bundesländern Hamburg, Saarland und Schleswig-Holstein.

Werden nur Versicherte betrachtet, die während der Wunddauer eine gemischte Behandlung erhielten, zeigten sich hingegen weniger große Verordnungsdifferenzen zwischen den Ländern (Abbildung 4-24). Am höchsten lag der Anteil in den Ländern Berlin (32,4 %), Bremen (30,3 %), Niedersachsen (28,2 %) und Brandenburg (28,0 %). In Nordrhein-Westfalen (23,7 %), in Rheinland-Pfalz (24,5 %), in Hamburg (25,4 %) und im Saarland (23,4 %) hingegen war der Anteil an gemischten Behandlungen am niedrigsten.

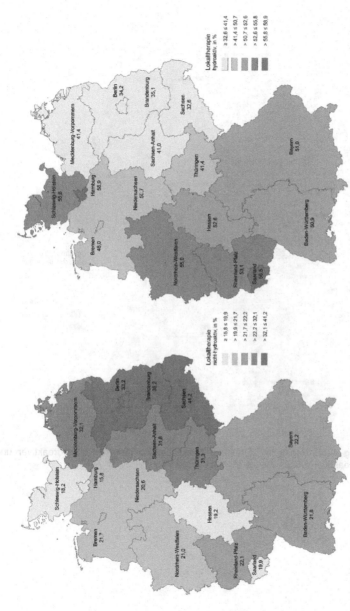

Abbildung 4-23: Regionale Verteilung ausschließlich nicht-hydroaktiver Wundauflagen (links) und ausschließlich hydroaktiver Wundauflagen (rechts) in Prozent (n=37.537)

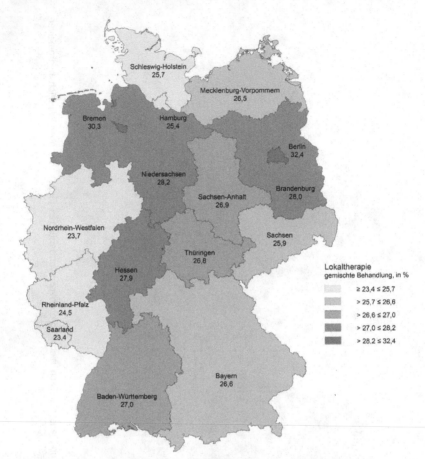

Abbildung 4-24: Regionale Verteilung ausschließlich gemischter (hydroaktiver und nicht-hydroaktiver Wundauflagen in Prozent (n=37.537)

4.1.5.5. Gefäßinterventionen

Wenn indiziert, wird als Kausaltherapie eine interventionelle Sanierung insuffizienter Venen oder ischämischer Arterien durchgeführt (Augustin et al., 2011). Bei Betrachtung der Gefäßinterventionen bei Versicherten der BARMER GEK erfuhren 18,1 % von allen Versicherten mit einem Ulcus cruris eine Gefäßintervention, die sowohl zwölf Monate vor definiertem Wundbeginn (bei Verordnungsdifferenz von zwölf Monaten) als auch während der Wunddauer dokumentiert wurde (Tabelle 4-9). Der Anteil an Gefäßinterventionen zeigte sich bei Versicherten mit einem diagnostizierten Ulcus cruris arteriosum oder mixtum im Vergleich zum Ulcus cruris venosum als deutlich höher.

Tabelle 4-9: Verteilung der Gefäßinterventionen bei Versicherten mit einem Ulcus cruris (n=37.537)

	Gesamt		12 Monate vor Wunddauer		Während Wunddauer	
	n	%	n	%	n	%
Ulcus cruris gesamt	6.801	18,12	5.296	14,11	2.240	5,97
arteriosum	1.544	38,28	1.197	29,68	610	15,13
venosum	3.902	15,78	3.089	12,49	1.176	4,75
gemischt	917	34,87	651	24,75	404	15,36
n. näher bez.	1.081	14,06	867	11,28	293	3,81

Der Anteil an gefäßchirurgischen Maßnahmen war zwölf Monate vor der Wunddauer im Vergleich zur Wunddauer mit 6,0 % um 42 % höher. Im Mittel wurde 153 Tage vor Wunddauer eine ambulante Gefäßintervention durchgeführt (Median: 121; SD: 122; Min.-Max.: 1-365) und 120 Tage vor Beginn eine stationäre Prozedur (Median: 89; SD: 100; Min.-Max.: 1-365). Auch hier zeigten sich bei Betrachtung von soziodemografischen Merkmalen wie Alter und Geschlecht des Versicherten Unterschiede bei der Verteilung kodierter gefäßinterventioneller Behandlungen. Männer erfuhren im Vergleich zu Frauen häufiger eine Gefäßintervention innerhalb des Beobachtungszeitraumes (23,4 % versus 14,9 %). Versicherte in der Altersgruppe zwischen 50 und 60 Jahren hatten mit 23,6 % im Vergleich zu den anderen Altersgruppen häufiger eine Gefäßoperation.

In Thüringen fand mit 13,7 % am häufigsten eine gefäßchirurgische Intervention bei Versicherten mit einem Ulcus cruris statt, gefolgt von den Bundesländern Sachsen-Anhalt, Bremen und Mecklenburg-Vorpommern. Hingegen war der Anteil in Hamburg mit 8,9 % am geringsten (Abbildung 4-25).

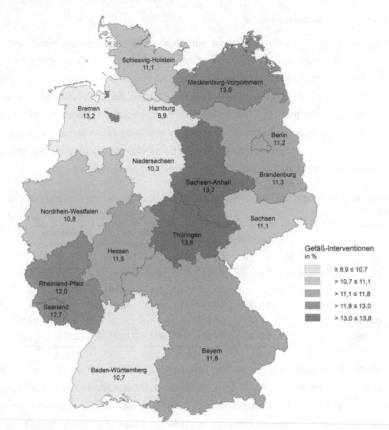

Abbildung 4-25: Regionale Verteilung gefäßinterventioneller Behandlungen beim floriden inzidenten Ulcus cruris nach Bundesland in Prozent (n=37.537)

4.1.5.6.   Hautoperationen

Zu den operativen Therapien bei chronischen Wunden gehören die Operationen an der
Haut wie die plastische Deckung der Wunden durch Hauttransplantationen. Insgesamt
7,5 % aller Versicherten mit einem inzidenten Ulcus cruris, unabhängig der Ätiologie,
erhielten während der Wunddauer mindestens eine definierte Hautprozedur (Tabelle 4-
10). Der Anteil an Hautoperationen war bei den Versicherten mit einem Ulcus cruris arteriosum oder mixtum größer als bei denjenigen mit einem Ulcus cruris venosum.

Im Mittel wurde 19 Wochen nach Wundbeginn eine entsprechende operative Intervention an der Haut kodiert (Median: 15 Wochen; Min.-Max.: 0-52 Wochen). Bei den männlichen Versicherten wurde eine operative Maßnahme signifikant häufiger kodiert als bei

den weiblichen Versicherten (8,8 % versus 6,7 %; OR: 1,35 p<0,001). Auch das Alter der Versicherten zeigte signifikante Unterschiede bei der Verteilung von Hautoperationen. Mit einer stetig sinkenden Chance pro Lebensjahr ab 74 Jahren wurde eine operative Maßnahme bei Versicherten mit einem Ulcus cruris kodiert (OR: 0,99 p<0,001).

Tabelle 4-10: Verteilung Hautoperationen bei Versicherten mit einem Ulcus cruris während florider Wunddauer und innerhalb eines Beobachtungsjahres (n=37.537)

	N	n	%
Ulcus cruris gesamt	37.537	2.815	7,50
arteriosum	4.033	534	13,24
venosum	24.735	1.650	6,67
gemischt	2.630	371	14,11
n. näher bez.	7.687	479	6,23

Mit 7,6 und 7,3 % wurde eine operative Therapie der Haut am häufigsten in Hamburg und in Thüringen kodiert, seltener mit einem Anteil von 4,5 % und 5,3 % im Saarland und in Bremen.

4.1.5.7. Wunddébridement

Die Durchführung eines Wunddébridements wird bei allen Ulcera cruris regelmäßig empfohlen und ist Voraussetzung für eine qualitätsorientierte lokale Wundtherapie, solange keine Kontraindikationen vorliegen und die Schmerzen kontrolliert werden können. Ausnahmen bestehen zum Beispiel bei trockenen Nekrosen bei einer pAVK. Mithilfe der GKV-Routinedaten können diese Kontraindikationen nicht untersucht werden. Daher wird ausschließlich die Dokumentation eines durchgeführten Débridements in der ambulanten oder stationären Versorgung bei Versicherten mit einem diagnostizierten floriden Ulcus cruris untersucht.

Die Anwendung eines Débridements während der Wunddauer wurde bei 4,0 % der BARMER GEK-Versicherten dokumentiert (Tabelle 4-11). Der Anteil bei Versicherten mit einem Ulcus cruris mixtum oder einem Ulcus cruris arteriosum lag mit 8,3 % und 7,2 % etwas höher. Wunddébridements wurden mit einem Anteil von 93,2 % häufiger stationär als ambulant durchgeführt.

Bei männlichen Versicherten war ein höherer Anteil von 4,7 % an Kodierungen eines Wunddébridement zu verzeichnen als bei den weiblichen Versicherten mit 3,6 %. Auch zwischen den Altersgruppen konnten Unterschiede identifiziert werden (zentriertes Alter von 74 Jahren: OR: 0,98; KI: 0,98-0,99; p<0,001).

Tabelle 4-11: Verteilung Wunddébridement bei Versicherten mit einem Ulcus cruris während florider Wunddauer und innerhalb eines Beobachtungsjahres (n=37.537)

	N	n	%
Ulcus cruris gesamt	37.537	1.516	4,04
arteriosum	4.033	292	7,24
venosum	24.735	863	3,49
gemischt	2.630	218	8,29
n. näher bez.	7.687	259	3,37

Zudem zeigten sich deutschlandweit bei der Versorgung des Ulcus cruris einige Unterschiede. So fanden die meisten Dokumentationen eines Wunddébridements in Bremen mit 6,6 % statt. Bei den anderen Bundesländern lag der Anteil deutlich niedriger (zwischen 3 % und 4 %). Der geringste Anteil war im Saarland, Hessen, Niedersachen und Schleswig-Holstein.

4.1.5.8. Abstrichdiagnostik

Als Absicherung einer bakteriologischen Infektion und zur Erfassung pathogener Keime (z. B. MRSA) dient eine Abstrichdiagnostik. Diese diagnostische Maßnahme wurde bei 4,5 % aller Versicherten mit inzidentem Ulcus cruris dokumentiert. Auch hier war der Anteil bei Versicherten mit einer arteriellen oder gemischten Ulzeration etwas höher als bei Versicherten mit einer anderen Ätiologie. Im Mittel wurde eine Abstrichdiagnostik 126 Tage nach Wundbeginn durchgeführt (Median: 101; SD: 103,7; Min.-Max.: 0-365).

Auch diese Maßnahme erhielten signifikant mehr Männer als Frauen innerhalb der definierten Wunddauer. Mit 10,5 % wurde sie am häufigsten in der Altersgruppe von 20 bis 30 Jahren durchgeführt. Auf Landesebene zeigte sich der geringste Anteil in Mecklenburg-Vorpommern mit 1,1 % und der höchste Anteil in Berlin mit 5,6 %.

4.1.5.9. Infektionen

Zur lokalen Therapie von Wunden zählt auch die Behandlung mit Antiseptika bei Anzeichen bzw. Verdacht auf eine lokale Wundinfektion oder eine Infektgefährdung, gegebenenfalls auch der Einsatz von systemischen Antibiotika bei einer systemischen Wundinfektion.

Bei Versicherten mit einem Ulcus cruris wurde die Wunde als eine infizierte Wunde identifiziert, wenn innerhalb der Wunddauer eine ambulante oder stationäre relevante Diagnose oder eine entsprechende Prozedur dokumentiert wurde. Eine ausführliche Beschreibung der berücksichtigten Abrechnungsziffern findet sich im Anhang (Tabelle 5). Wenn innerhalb der Wunddauer mindestens eine der aufgeführten Abrechnungsziffern dokumentiert wurde, lag im Sinne dieser Definition eine Infektion vor.

Bei 13,4 % der Versicherten mit einem diagnostizierten Ulcus cruris wurde innerhalb der betrachteten Wunddauer eine Infektion identifiziert (Tabelle 4.12). Versicherte mit einem diagnostizierten Ulcus cruris arteriosum zeigten mit einem Anteil von 20,9 % häufiger eine Infektion als Versicherte mit einem Ulcus cruris mixtum (22,1 %).

Tabelle 4-12: Verteilung Infektionen bei Versicherten mit einem Ulcus cruris (n=37.537)

	N	Infektion (ICD/OPS oder Antibiotika)		Infektion (ICD/OPS)		Antibiotika bei Infektion	
		n	%	n	%	n	%
Ulcus cruris gesamt	37.537	13.714	36,53	5.017	13,37	2.654	7,07
arteriosum	4.033	1.766	43,79	842	20,88	326	8,08
venosum	24.735	8.754	35,39	3.025	12,23	1.682	6,80
gemischt	2.630	1.216	46,24	582	22,13	251	9,54
n. näher bez.	7.687	2.663	34,64	900	11,71	526	6,84

Im Mittel wurde stationär eine infektionsrelevante Diagnose 134 Tage (Median: 111; SD: 101; Min.-Max.: 0-352) oder eine infektionsrelevante Prozedure 132 Tage (Median: 111; SD: 103; Min.-Max.: 0-365) nach Wundbeginn verschlüsselt. Eine ambulante Diagnose wurde am häufigsten innerhalb des ersten Quartals nach Wundbeginn diagnostiziert.

Unter zusätzlicher Berücksichtigung von systemischen Antibiotika (ATC J01 Antibiotika zur systemischen Anwendung) bei der Identifizierung einer Infektion stieg der Anteil von Versicherten mit einer Infektion. Der Anteil von Versicherten, bei denen innerhalb eines Jahres nach Wundbeginn mindestens eine Infektion diagnostiziert oder denen ein systemisches Antibiotikum verschrieben wurde, lag bei 36,5%.

An 52,9 % der Versicherten mit einer diagnostizierten Infektion (13,4 %) wurden orale Antibiotika innerhalb des Quartals der Diagnosestellung über eine Apotheke abgegeben. Der Anteil an Antibiotika bei einer vorliegenden diagnostizierten Infektion lag bei Versicherten mit einer arteriellen Ulzeration im Vergleich zu den anderen Wundätiologien deutlich niedriger. 38,7 % der Versicherten mit einem Ulcus cruris arteriosum und 58,4 % mit einem nicht näher bezeichneten Ulcus cruris erhielten eine entsprechende antibiotische Behandlung.

Unter Berücksichtigung der diagnostizierten Infektionen pro Versichertem mit Ausnahme der Antibiotikaverordnungen zeigten sich bundesweit leichte Unterschiede von insgesamt 8 %. In Thüringen (10,8 %), Niedersachsen (30,3 %), Sachsen-Anhalt (10,1 %) und im Saarland (10,1 %) wurde mindestens eine diagnoserelevante Infektion dokumentiert; in Mecklenburg-Vorpommern (7,1 %), Bremen (7,9 %) und in Hamburg (8,1 %) gab es die geringste Infektionsrate. Deutlichere regionale Unterschiede waren bei den behandelten Infektionen mit einem Antibiotikum zu erkennen (Abbildung 4-26).

Im Saarland, in dem unter anderem die höchste Infektionsrate lag, wurde hingegen am seltensten ein Antibiotikum verordnet (30,6 %).

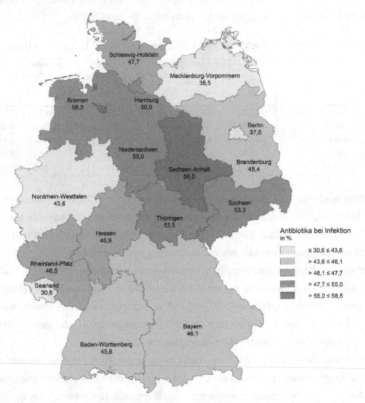

Abbildung 4-26: Regionale Verteilung der behandelten Infektionen mit mindestens einem Antibiotikum beim floriden inzidenten Ulcus cruris nach Bundesland in Prozent (n=37.537)

Männer hatten eine 29 % höhere Chance, eine infektionsrelevante Diagnose kodiert zu bekommen als Frauen (OR: 1,29; KI: 1,22-1,37; p<0,001). Eine Infektion wurde bei 15,3 % der männlichen und bei 12,2 % der weiblichen Versicherten kodiert. Dieser geschlechtsspezifische Unterschied konnte hingegen nicht anhand der Behandlung mit einem Antibiotkum bei vorliegender Infektion bei den betreffenden Versicherten festgestellt werden. Bei Patienten mit einem Ulcus cruris lag im Alter zwischen 40 bis 50 Jahren sowie zwischen 60 und 70 Jahren der höchste Anteil an Infektionen mit je knapp 16 % vor.

4.1.5.10. Gefäßdiagnostische Maßnahmen

Aufgrund der vielfältigen Ätiologie des Ulcus cruris und der jeweils unterschiedlichen Behandlungsstrategien ist die Differentialdiagnose ein entscheidender Baustein für die Behandlung und den Heilungserfolg. Zur Beurteilung des Gefäßstatus (der Brachial-Pressure-Index (BPI)) gibt es unterschiedliche (gefäß-) diagnostische Maßnahmen, die von einer Basisdiagnostik bis hin zu erweiterten diagnostischen Maßnahmen reichen.

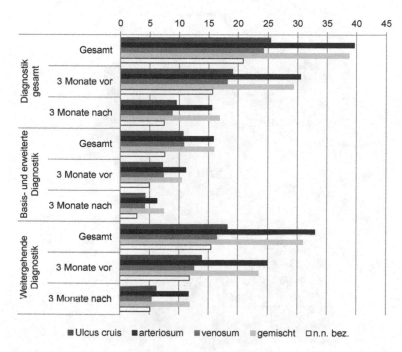

■ Ulcus cruis ■ arteriosum ■ venosum ■ gemischt □ n.n. bez.

Abbildung 4-27: Verteilung mindestens einer gefäßdiagnostischen Maßnahme beim Ulcus cruris nach definierter Wunddauer und einer Beobachtungszeit von maximal einem Jahr in Prozent (n=37.537)

Drei Monate vor und nach Beginn der Wunde wurde bei 25,4 % der Versicherten mindestens eine gefäßdiagnostische Maßnahme durchgeführt (Abbildung 4-27). 19,1 % erhielten vor Wundbeginn eine Gefäßdiagnostik. Mit etwa 39 % war der Anteil der diagnostischen Maßnahmen bei Versicherten mit einem Ulcus cruris arteriosum oder Ulcus cruris mixtum etwas höher.

Unterteilt in Basisdiagnostik und erweiterte Diagnostik wurde häufiger eine erweiterte gefäßdiagnostische Maßnahme durchgeführt bzw. abgerechnet: In 18,3 % wurde min-

destens eine erweiterte Diagnose gestellt und in 10,7 % eine Basisdiagnostik durchgeführt. Mit einem Anteil von 62,6 % aller diagnostischen Maßnahmen wurde häufiger eine
ambulante als eine stationäre Diagnostik durchgeführt.

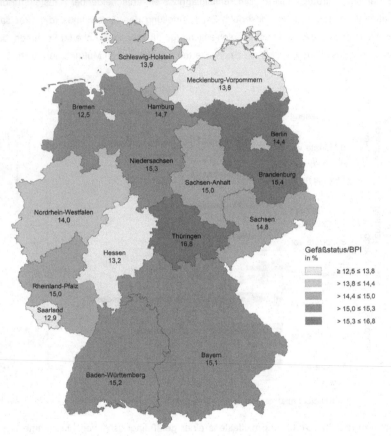

Abbildung 4-28: Regionale Verteilung der gefäßdiagnostischen Maßnahmen beim floriden inzidenten Ulcus cruris nach Bundesland in Prozent (n=37.537)

29,3 % der männlichen und 23,1 % der weiblichen Versicherten erhielten eine gefäßdiagnostische Maßnahme innerhalb der definierten Wunddauer. Die Chance, eine Gefäßdiagnostik zu erhalten lag somit für männliche Versicherte um 39 % höher als für
weibliche Versicherte (p<0,001). Der höchste Anteil mit 32,3 % war in der Altersgruppe
zwischen 60 und 70 Jahren vorzufinden.

Deutschlandweit zeigten sich bei den gefäßdiagnostischen Maßnahmen nur marginale
Unterschiede (Abbildung 4-28). Mit einem Anteil von 16,8 %, 15,4 % und 15,3 % wurde

in Thüringen, Brandenburg und Niedersachsen am häufigsten mindestens eine gefäßdiagnostische Maßnahme kodiert. Etwas seltener fand diese Maßnahme in Bremen (12,5 %), im Saarland (12,9 %) und in Hessen (13,2 %) statt.

4.1.5.11. Wundbiopsie

Laut Versorgungsindex ist eine Wundbiopsie bei unklarer Ätiologie oder bei einer bestehenden Wunddauer von einem Jahr auch bei sach- und fachgerechter Therapie durchzuführen (Augustin et al., 2011). Eine Wundbiopsie wurde bei 7,8 % der Ulcus cruris Patienten durchgeführt. Bei 8,2 % der Versicherten, bei denen ausschließlich ein Ulcus cruris mit unklarer Ätiologie kodiert wurde, fand eine Biopsie statt. Männer erhielten signifikant häufiger eine Biopsie als Frauen (3,5 % versus 2,8 %; p<0,001). Hier zeigte sich der höchste Anteil an Biopsien bei Versicherten in der Altersgruppe zwischen 20 und 30 Jahren.

Der geringste Anteil an Wundbiopsien lag in Mecklenburg-Vorpommern (2,8 %) neben Hessen (5,0 %), Rheinland-Pfalz (5,6 %) und Nordrhein-Westfalen (6,7 %). Der höchste Anteil hingegen war in Thüringen (13,3 %), im Saarland (13,2 %), in Berlin (11,6 %) und in Hamburg (10,5 %) vorzufinden.

4.1.5.12. Allergiediagnostik

Bei Verdacht auf Kontaktallergien ist eine Allergiediagnostik beispielsweise per Epikutan-Testung durchzuführen (Deutsche Gesellschaft für Phlebologie, 2008). Eine Allergiediagnostik in der stationären oder in der ambulanten Versorgung wurde bei 0,1 % aller Versicherten mit einem Ulcus cruris drei Monate vor oder drei Monate nach Wundbeginn durchgeführt.

Der Anteil an allergologischen Untersuchungen war bei Männern und Frauen gleich hoch (0,3 %). In der Altersgruppe zwischen 60 und 80 Jahren wurde im Vergleich zu den anderen Altersgruppen häufiger eine Allergiediagnostik vorgenommen (60-69 Jahre: 0,4 %, 70-79 Jahre: 0,5 %). Die Chance stieg zudem signifikant mit jedem weiteren Lebensjahr ab dem mittleren Alter von 74 Jahren. Der Anteil an dokumentierten allergiediagnostischen Maßnahmen zeigte deutschlandweit marginale Unterschiede. Während in Berlin, in Mecklenburg-Vorpommern und in Rheinland-Pfalz die Rate unter 0,1 % lag, wurde in Bremen (0,7 %) und in Hamburg (0,4 %) am häufigsten eine Allergiediagnostik bei Versicherten mit einem Ulcus cruris kodiert.

4.1.6.   Qualitätsindikatoren der Versorgung - Versorgungsindex

Anhand der GKV-Sekundärdaten konnten bis zu acht versorgungsrelevante Parameter identifiziert werden. Wendet man diese Parameter auf alle Versicherten mit einem Ulcus cruris an, so wurden seltener eine der diagnostischen als eine der therapeutischen Maßnahmen durchgeführt bzw. kodiert (Tabelle 4-13). Den höchsten Anteil bei der Diagnostik nahmen mit 25,4 % die gefäßdiagnostischen Maßnahmen ein.

Deutlich niedriger lag der Anteil an anderen diagnostischen Maßnahmen wie der Abstrichdiagnostik und einer Wundbiopsie. Den geringsten Anteil hatte die Allergiediagnostik mit unter 1 %. Den höchsten Anteil hatte die Versorgung mit hydroaktiven Wundauflagen bei allen Versicherten mit einem Ulcus cruris gefolgt von der Behandlung mit einer Kompressionstherapie bei den venös bedingten Ulcera.

Versicherte mit einem gemischten oder einem arteriellen Ulcus cruris zeigten im Vergleich zu Versicherten mit einer anderen Ätiologie einen etwas höheren Anteil bei den angewendeten versorgungsrelevanten Parametern. Deutlich höher war bei diesen Versicherten der Anteil an gefäßdiagnostischen Maßnahmen und Interventionen, die bei knapp 40 % der Versicherten mit einem arteriellen Ulcus cruris durchgeführt wurden.

Zur Bildung des Versorgungsindexes pro Versicherten wurden nur die zu berücksichtigenden bzw. zutreffenden versorgungsrelevanten Parameter berücksichtigt. Wenn beispielsweise Versicherte kein venös bedingtes Ulcus vorliegen hatten wurde der Qualitätindikator Kompressionstherapie auch nicht bei der Bildung des Indexes berücksichitigt. Je nach Bedingung konnten somit zwischen sechs bis acht relevante Indikatoren in die Analysen des Versorgungsindexes einfließen.

Die Verteilung der Auswahl berücksichtigter Versorgungsindikatoren verdeutlicht, unabhängig von der Ätiologie, dass 58,1 % der Versicherten bis zu 10 % der untersuchten Indices und nur ein sehr geringer Anteil (2,4 %) mehr als 50 % der Indices (Tabelle 4-14) erfüllte. Mit 9,9 % erfüllten Patienten mit einem Ulcus cruris arteriosum am häufigsten mehr als 50 % der Versorgungsindikatoren.

Der aus der Anzahl berücksichtigter und zutreffender Indikatoren gebildete Indexwert, der von 0 „kein Indikator erfüllt" bis 1 „100% der Indikatoren erfüllt" reicht, lag bei allen Ulcus cruris Versicherten bei durchschnittlich 0,20 (SD: 0,14) (Tabelle 4-15). Im Mittel wurden somit 19,7 % der bis zu acht zu berücksichtigenden Indikatoren erfüllt. Nach Ätiologie des Ulcus cruris erreichten Versicherte mit einem Ulcus cruris mixtum im Vergleich zu einem Ulcus cruris venosum einen etwas höheren Versorgungsindex.

Tabelle 4-13: Verteilung der einzelnen zu erfüllenden Versorgungsindikatoren bei Versicherten der BARMER GEK mit einem Ulcus cruris nach Ätiologie

			Ulcus cruris gesamt		venosum		arteriosum		gemischt		n.n.bezeichnet	
			N	%	n	%	n	%	n	%	n	%
Diagnostik	Gefäßdiagnostik	Nicht erfüllt	27.997	74,59	18.744	75,78	2.435	60,38	1.611	61,25	6.084	79,15
		Erfüllt	9.540	25,41	5.991	24,22	1.598	39,62	1.019	38,75	1.603	20,85
		Gesamt	37.537	100,00	24.735	100,00	4.033	100,00	2.630	100,00	7.687	100,00
	Abstrichdiagnostik	Nicht erfüllt	35.867	95,55	23.669	95,69	3.840	95,21	2.490	94,68	7.347	95,58
		Erfüllt	1.670	4,45	1.066	4,31	193	4,79	140	5,32	340	4,42
		Gesamt	37.537	100,00	24.735	100,00	4.033	100,00	2.630	100,00	7.687	100,00
	Biopsie bei >1Jahr Wunddauer oder unklarer Ätiologie	Nicht erfüllt	4.322	92,17	2.766	92,63	485	88,02	410	91,72	843	91,83
		Erfüllt	367	7,83	220	7,37	66	11,98	37	8,28	75	8,17
		Gesamt	4.689	100,00	2.986	100,00	551	100,00	447	100,00	918	100,00
	Allergiediagnostik	Nicht erfüllt	37.420	99,69	24.641	99,62	4.025	99,80	2.622	99,70	7.674	99,83
		Erfüllt	117	0,31	94	0,38	8	0,20	8	0,30	13	0,17
		Gesamt	37.537	100,00	24.735	100,00	4.033	100,00	2.630	100,00	7.687	100,00
Therapie	Kompression bei UCV	Nicht erfüllt	-	-	14.694	59,41	-	-	-	-	-	-
		Erfüllt	-	-	10.041	40,59	-	-	-	-	-	-
		Gesamt	-	-	24.735	100,00	-	-	-	-	-	-
	Gefäßintervention	Nicht erfüllt	30.736	81,88	20.833	84,22	2.489	61,72	1.713	65,13	6.606	85,94
		Erfüllt	6.801	18,12	3.902	15,78	1.544	38,28	917	34,87	1.081	14,06
		Gesamt	37.537	100,00	24.735	100,00	4.033	100,00	2.630	100,00	7.687	100,00
	Débridement	Nicht erfüllt	36.021	95,96	23.872	96,51	3.741	92,76	2.412	91,71	7.428	96,63
		Erfüllt	1.516	4,04	863	3,49	292	7,24	218	8,29	259	3,37
		Gesamt	37.537	100,00	24.735	100,00	4.033	100,00	2.630	100,00	7.687	100,00
	Hydroaktive Wundversorgung	Nicht erfüllt	18.829	50,16	12.279	49,64	2.268	56,24	1.441	54,79	3.763	48,95
		Erfüllt	18.708	49,84	12.456	50,36	1.765	43,76	1.189	45,21	3.924	51,05
		Gesamt	37.537	100,00	24.735	100,00	4.033	100,00	2.630	100,00	7.687	100,00

Tabelle 4-14: Verteilung der erfüllten und jeweils zutreffenden Versorgungsindikatoren bei Versicherten der BARMER GEK mit einem Ulcus cruris nach Ätiologie in Prozent

	Ulcus cruris gesamt		venosum		arteriosum		gemischt		n.n.bez.	
	N	%	n	%	n	%	n	%	n	%
0,00	5.253	13,99	3927	15,88	395	9,79	179	6,81	925	12,03
0,13	4.365	11,63	0	0,00	716	17,75	689	26,2	2.960	38,51
0,14	12.176	32,44	11.705	47,32	551	13,66	87	3,31	318	4,14
0,17	1.392	3,71	1.392	5,63	65	1,61	0	0,00	0	0,00
0,25	3.303	8,80	0	0,00	641	15,89	634	24,11	2.028	26,38
0,29	5.200	13,85	4.666	18,86	451	11,18	134	5,1	307	3,99
0,33	871	2,32	871	3,52	61	1,51	0	0,00	0	0,00
0,38	1.590	4,24	0	0,00	397	9,84	444	16,88	749	9,74
0,43	1.740	4,64	1.379	5,58	358	8,88	113	4,3	165	2,15
0,50	882	2,35	407	1,65	207	5,13	193	7,34	132	1,72
0,57	434	1,16	235	0,95	99	2,45	78	2,97	64	0,83
0,63	86	0,23	0	0,00	29	0,72	40	1,52	17	0,22
0,67	104	0,28	104	0,42	19	0,47	0	0,00	0	0,00
0,71	101	0,27	34	0,14	27	0,67	27	1,03	22	0,29
0,75	18	0,05	0	0,00	9	0,22	9	0,34	0	0,00
0,83	11	0,03	11	0,04	4	0,1	0	0,00	0	0,00
0,86	10	0,03	4	0,02	4	0,1	2	0,08	0	0,00
0,88	1	0,00	0	0,00	0	0,00	1	0,04	0	0,00
1,00	0	0,00	0	0,00	0	0,00	0	0,00	0	0,00
Gesamt	37.537	100,00	2.4735	100,00	4.033	100,00	2.630	100,00	7.687	100,00

Tabelle 4-15: Index der Versorgungsqualität nach Ätiologie bei Versicherten der BARMER GEK

		Alle Indices				Valide Indices (ohne Aller-giediagnostik)			
	N	MW	Median	SD	Min-Max	MW	Median	SD	Min-Max
Ulcus cruris gesamt	37.537	0,20	0,14	0,14	0-0,88	0,23	0,17	0,16	0-1,00
arteriosum	4.033	0,25	0,25	0,16	0-0,86	0,29	0,29	0,19	0-1,00
venosum	24.735	0,18	0,14	0,13	0-0,86	0,26	0,17	0,15	0-1,00
gemischt	2.630	0,27	0,25	0,16	0-0,88	0,31	0,29	0,18	0-1,00
n. näher bezeichnet	7.687	0,19	0,13	0,13	0-0,71	0,22	0,14	0,15	0-0,83

Bei der grafischen Darstellung wird die Asymmetrie aller zu berücksichtigenden Versorgungsindikatoren als rechtsschiefe Verteilung verdeutlicht (Abbildung 4-29). 44,1 % der Versicherten mit einem Ulcus cruris unabhängig der Ätiologie erfüllten 10,0 % der Versorgungsindikatoren.

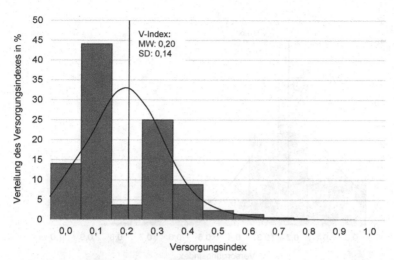

Abbildung 4-29: Verteilung des Versorgungsindexes unter Berücksichtigung aller zu erfüllenden Indices beim Ulcus cruris in Prozent

Vor dem Hintergrund, dass eine Allergiediagnostik zum einem nur bei Verdacht auf Kontaktallergien durchzuführen ist und damit kein ausreichend valides Kriterium für die Bewertung der Versorgung des Ulcus cruris anhand der vorliegenden GKV-Sekundärdaten darstellt sowie zum anderen kein maßgeblicher Qualitätsindikator in der Wundbehandlung ist, wurde dieser Versorgungsindikator im weiteren Schritt aus der Bewertung des Versorgungsindexes ausgeschlossen. Unter Ausschluss dieses Indikators wurden 22,8 % (MW: 0,23; Median: 0,17) der bis zu sieben zu berücksichtigenden Indikatoren erfüllt.

Ohne Berücksichtigung der Allergiediagnostik konnte eine Annäherung des Versorgungsindexes an eine Normalverteilung erreicht werden (Abbildung 4-30). 4,6 % der Versicherten erfüllten mehr als die Hälfte der Kriterien.

Der höchste mittlere Versorgungsindex zeigte sich unter Berücksichtigung aller zu erfüllender Versorgungsindikatoren in Bremen und in Hamburg mit 0,21 % der erfüllten Kriterien. 0,10 % der Versorgungsindikatoren wurden am geringsten im Saarland erfüllt. In den anderen Bundesländern wurden im Mittel zwischen 0,17 % und 0,20 % der versorgungsrelevanten Indikatoren erfüllt.

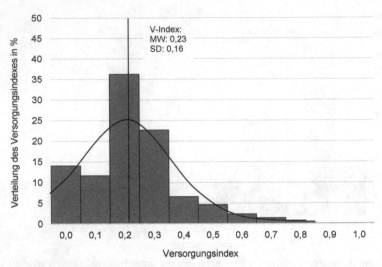

Abbildung 4-30: Verteilung des Versorgungsindexes unter Berücksichtigung valider Indices beim Ulcus cruris in Prozent

4.1.7.   Weitere versorgungsrelevante Parameter des Ulcus cruris

4.1.7.1.   Ambulant ärztliche Versorgung

Die ambulante Versorgung der Versicherten mit einer Wunde wurde über die in Anspruch genommenen ambulanten ärztlichen Leistungen identifiziert, die unabhängig des Grundes des Arztbesuches abgerechnet wurden. 89,1 % aller Versicherten mit einem Ulcus cruris konsultierten mindestens einmal einen Hausarzt und 51,4 % mindestens einen wundrelevanten Facharzt (Hautarzt und Chirurgie) innerhalb der Beobachtungszeit. Von den wundrelevanten Fachärzten wurden chirurgische Fachärzte (38,9 %) im Vergleich zu Hautärzten (25,9 %) von Versicherten häufiger konsultiert (Tabelle 4-16).

Unabhängig von den Arztgruppen suchte die Mehrheit der Versicherten im Zeitfenster drei Monate vor und nach Wundbeginn einen ambulanten Arzt auf. Der Anteil an Versicherten mit mindestens einer Konsultation lag innerhalb der ersten drei Monate nach Wundbeginn am höchsten und nahm im zeitlichen Verlauf wieder deutlich ab (Abbildung 4-31). Während der Anteil der Versicherten mit mindestens einer Konsultation beim wundrelevanten Facharzt pro Versicherten innerhalb der ersten drei Monate um 8,8 % stieg, nahm der Anteil an denjenigen, die mindestens einen Facharzt aufsuchten, nur um 1,4 % zu.

Tabelle 4-16: Verteilung mindestens einer ambulant ärztlichen Leistungen pro Versicherten nach Ätiologie, Facharztgruppe und Quartal (Mehrfachnennungen möglich) (n=37.537)

	Gesamt		3 Monate - vor Wundbeginn		3 Monate - nach Wundbeginn		6 Monate		9 Monate		12 Monate	
	n	%	n	%	n	%	n	%	n	%	n	%
Hausarzt	33.426	89,05	31.733	84,54	33.000	87,91	15.252	40,63	9.734	25,93	6.898	18,38
Sonstige	2.613	6,96	1.320	3,52	1.426	3,80	628	1,67	372	0,99	271	0,72
Augenheilkunde	11.704	31,18	7.044	18,77	6.468	17,23	2.964	7,90	1.881	5,01	1.319	3,51
Chirurgie*	14.614	38,93	7.608	20,27	9.892	26,35	4.093	10,90	2.455	6,54	1.711	4,56
Gynäkologie	3.532	9,41	2.036	5,42	1.939	5,17	734	1,96	471	1,25	330	0,88
HNO	5.558	14,81	2.777	7,40	2.647	7,05	1.201	3,20	768	2,05	542	1,44
Hautarzt*	9.738	25,94	4.661	12,42	6.443	17,16	2.855	7,61	1.750	4,66	1.238	3,30
Internist	10.684	28,46	6.467	17,23	6.844	18,23	3.085	8,22	1.947	5,19	1.398	3,72
Kinder- und Jugendmedizin	413	1,10	216	0,58	229	0,61	110	0,29	70	0,19	47	0,13
Labormedizin	19.503	51,96	10.497	27,96	13.168	35,08	5.901	15,72	3.704	9,87	2.625	6,99
Neurologie- Nervenheilkunde	7.502	19,99	5.337	14,22	5.471	14,57	2.438	6,49	1.601	4,27	1.147	3,06
Pathologie	2.488	6,63	965	2,57	1.029	2,74	350	0,93	208	0,55	174	0,46
Radiologie- Nuklearmedizin	7.275	19,38	3.203	8,53	3.334	8,88	1.338	3,56	846	2,25	575	1,53
Urologie	5.806	15,47	3.574	9,52	3.932	10,47	1.878	5,00	1.289	3,43	913	2,43
Psychotherapeut	265	0,71	147	0,39	162	0,43	80	0,21	52	0,14	45	0,12
Unbekannt	21.264	56,65	13.260	35,33	14.787	39,39	6.327	16,86	3.974	10,59	2.809	7,48
N Patienten	37.537	100,00	37.537	100,00	37.537	100,00	37.537	100,00	37.537	100,00	37.537	100,00

*wundrelevanter Facharzt

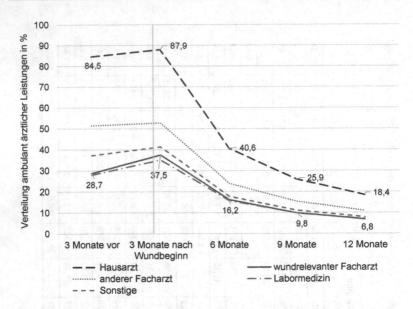

Abbildung 4-31: Verteilung mindestens einer ambulant ärztlichen Inanspruchnahme pro Facharztgruppe drei Monate vor und während der Wunddauer bei Versicherten mit einem Ulcus cruris in Prozent (n=37.537)

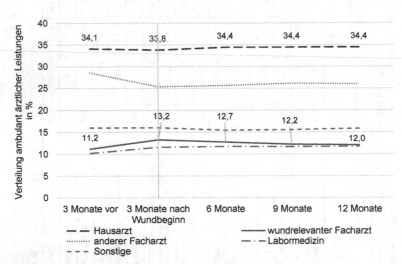

Abbildung 4-32: Verteilung aller ambulant ärztlichen Konsultationen pro Facharztgruppe und Wunddauer bei Versicherten mit einem Ulcus cruris in Prozent (n=37.537)

Die Konsultationen pro Facharztgruppe blieben im Verlauf der Wunddauer recht konstant (Abbildung 4-32). Die Häufigkeit der Arztkontakte bei einem wundrelevanten Facharzt innerhalb der ersten drei Monate nahm etwas zu und stagnierte im Verlauf, wohingegen die Häufigkeit der Arztkontakte bei einem anderen Facharzt zu Wundbeginn deutlich abnahm.

Tabelle 4-17: Versorgende Arztgruppen während der floriden Wunddauer innerhalb eines Jahres beim Ulcus cruris (n=37.537)

	Ulcus cruris gesamt		venosum		arteriosum		gemischt		n.n.bez.	
	n	%	n	%	n	%	n	%	n	%
Gruppierung nach beteiligten Ärzten										
Nur Facharzt¹	164	0,44	106	0,43	15	0,37	12	0,46	38	0,49
Nur wundrelev. Facharzt²	367	0,98	252	1,02	37	0,92	21	0,80	67	0,87
Nur Hausarzt	2.903	7,73	1.978	8,00	242	6,00	148	5,63	619	8,05
Unbekannt	3.580	9,54	2.361	9,55	365	9,05	233	8,86	759	9,87
Facharzt und Hausarzt	11.605	30,92	7.490	30,28	1.188	29,46	733	27,87	2.627	34,17
Wundrelev. Facharzt und Hausarzt	1.523	4,06	1.080	4,37	152	3,77	94	3,57	257	3,34
Alle Arztgruppen	17.395	46,34	11.468	46,36	2.034	50,43	1.389	52,81	3.320	43,19
Gruppierung nach Beteiligung eines wundrelevanten Facharztes										
Nur/Auch wundrelev. Facharzt	19.285	51,38	12.800	51,75	2.223	55,12	1.504	57,19	3.644	47,40
Kein wundrelev. Facharzt	18.252	48,62	11.935	48,25	1.810	44,88	1.126	42,81	4.043	52,60
Gesamt	37.537	100,00	24.735	100,00	4033	100,00	2.630	100,00	7.687	100,00

¹ Facharzt (Augenheilkunde, Gynäkologie, HNO, Internist, Kinder- und Jugendmedizin, Labormedizin, Neurologie- Nervenheilkunde, Pathologie, Radiologie, Nuklearmedizin, Urologie, Psychotherapeut)
² Wundrelevanter Facharzt (Chirurgie, Hautarzt)

Werden Versicherte und deren ambulante Konsultationen in reine Arztsubgruppen unterteilt, zeigte sich, dass nur wenige Versicherte innerhalb der Wundzeit ausschließlich einen wundrelevanten Facharzt konsultierten (Tabelle 4-17 - Gruppierung nach beteiligten Ärzten). Häufiger konsultierten Patienten einen Hausarzt und gleichzeitig einen Facharzt mit einem Anteil von 30,9 %. Hingegen wurden 46,3 % der BARMER-GEK-Versicherten mit einem Ulcus cruris von allen drei ärztlichen Disziplinen (Allgemeinmedizin, Chirurgie, Dermatologie) behandelt. Wie eingangs erwähnt, ist bei den Ergebnissen zu berücksichtigen, dass bei der Ziehung der in Anspruch genommenen ambulant ärztlichen Leistungen keine weitere Einschränkung vorgenommen wurde, zum Beispiel

anhand des Besuchsgrundes, was die niedrigen Werte bei den wundrelevanten Fachärzten erklärt.

Knapp 50 % der Versicherten (n=19.285) mit einem Ulcus cruris konsultierten nie einen
wundrelevanten Facharzt (Tabelle 4-17 – Gruppierung nach Beteiligung eines wundrelevanten Facharztes). Dieser Anteil war bei Versicherten mit einem Ulcus cruris mixtum
mit 42,8 % deutlich niedriger.

Die Beteiligung eines wundrelevanten Facharztes zeigte eine geringe regionale Varianz.
Der Anteil Versicherte mit einem Ulcus cruris, die durch einen Facharzt versorgt wurden,
lag mit 66,0 % am höchsten in Berlin, gefolgt von Sachsen-Anhalt (64,1 %), Mecklenburg-Vorpommern (63,8 %) und Brandenburg (63,1 %). Zu 43,9 % wurde ein Facharzt
am seltensten in Rheinland-Pfalz (43,9 %), Hessen (44,5 %), Bayern (46,8 %) und im
Saarland (48,1 %) konsultiert.

Das primäre Behandlungsziel bei der Versorgung von Patienten mit einer Wunde ist
meistens die Wundheilung. In Abhängigkeit von den versorgenden Arztgruppen waren
unterschiedliche Heilungsraten zwischen den Facharztgruppen zu erkennen.

Tabelle 4-18: Heilungsrate in Abhängigkeit von der versorgenden Arztgruppe während
der floriden Wunddauer innerhalb eines Jahres beim Ulcus cruris (n=37.537)

	Behandlung		geheilt		nicht geheilt		
	n	%	n	%	n	%	p*
Gruppierung nach beteiligten Ärzten							
Nur „anderer Facharzt"[1]	164	0,44	104	63,41	60	36,59	
Nur „wundrelevanter Facharzt"[2]	367	0,98	270	73,57	97	26,43	
Nur Hausarzt	2.903	7,73	1.824	62,83	1079	37,17	
Unbekannt	3.580	9,54	2.360	65,92	1220	34,08	
Anderer Facharzt und Hausarzt	11.605	30,92	6.945	59,84	4660	40,16	
Wundrelevanter Facharzt und Hausarzt	1.523	4,06	1.084	71,18	439	28,82	
Alle Arztgruppen	17.395	46,34	11.008	63,28	6387	36,72	
Gruppierung nach Beteiligung eines wundrelevanten Facharztes							
Nur/Auch Wund-Facharzt	19.285	51,38	12.362	64,10	6.923	35,90	≤0,001
Kein Wund-Facharzt	18.252	48,62	11.233	61,54	7.019	38,46	
Gesamt	37.537	100,00	23.595	62,86	13.942	37,14	

[1] Anderer Facharzt (Augenheilkunde, Gynäkologie, HNO, Internist, Kinder- und Jugendmedizin,
   Labormedizin, Neurologie- Nervenheilkunde, Pathologie, Radiologie, Nuklearmedizin, Urologie,
   Psychotherapeut)
[2] Wundrelevanter Facharzt (Chirurgie, Hautarzt)

Versicherte, die ausschließlich von einem wundrelevanten Facharzt behandelt wurden,
hatten mit 73,6 % die höchste Heilungsrate (Tabelle 4-18). 71,2 % der Versicherten
konnten geheilt werden, wenn diese ausschließlich von einem Facharzt und einem

Hausarzt behandelt wurden. Die niedrigste Heilungsrate lag bei Versicherten, die vor oder während der floriden Wunddauer ausschließlich von einem Hausarzt (62,8 %) oder zusätzlich von einem Facharzt versorgt wurden (59,8 %). Versicherte mit einem Ulcus cruris, die mindestens einmal von einem Facharzt behandelt wurden, zeigten signifikant höhere Heilungsraten als Versicherte, die nicht bei diesen in Behandlung waren (64,1 versus 61,5 %; p<0,001).

4.1.7.2. Stationäre Versorgung

Um die Häufigkeit und den Anteil an stationären Aufenthalten zu untersuchen, wurden zunächst alle stationären Aufenthalte während der Wunddauer bei einer maximalen Beobachtungszeit von einem Jahr und drei Monaten vor definiertem Wundbeginn betrachtet. Zur Identifizierung der wundbezogenen stationären Krankenhausaufenthalte wurden nur diejenigen Aufnahmen betrachtet, bei denen mindestens eine Ulcus-cruris-relevante Hauptentlassungsdiagnose kodiert wurde. Für eine weniger konservative Schätzung wurden im dritten Schritt auch die Ulcus relevanten Nebendiagnosen herangezogen.

Unter Berücksichtigung aller stationären Aufenthalte unabhängig des als ICD-10 kodierten Behandlungsgrundes hatten 51,1 % der Versicherten mit einem Ulcus cruris jeglicher Genese einen stationären Aufenthalt. Deutlich niedriger lag der Anteil an stationären Krankenhausbehandlungen bei Hinzunahme einer wundrelevanten Hauptentlassungsdiagnose. Dann lag der Anteil an stationären Aufenthalten bei allen Versicherten mit einem Ulcus cruris bei 9,5 %. Als weniger konservative Schätzung und unter Berücksichtigung einer Ulcus-cruris-relevanten Haupt- oder Nebendiagnose wurden 17,4 % der Versicherten innerhalb der definierten Beobachtungszeit stationär behandelt (Tabelle 4-19).

Versicherte mit einem gemischten oder arteriellen Ulcus cruris hatten unabhängig der Ziehung einen deutlich höheren Anteil an Krankenhausbehandlungen als Versicherte mit einer anderen Ulcus-cruris-Ätiologie. 30 % dieser Versicherten hatten einen stationären Aufenthalt mit einer Ulcus-cruris-relevanten Hauptdiagnose (Tabelle 4-19).

Unabhängig von der Diagnose lag die Anzahl stationärer Aufenthalte im Mittel bei 2,0. Bei den Ulcus-cruris-relevanten stationären Aufenthalten mit einer relevanten Hauptentlassungsdiagnose hatte der Versicherte im Mittel 1,4 Aufenthalte und unter Berücksichtigung einer relevanten Nebendiagnose 1,6 Aufenthalte. Auch hier hatten Versicherte mit gemischten oder arteriell bedingten Ulcera cruris im Mittel häufiger einen stationären Aufenthalt als die mit Ulcera cruris einer anderen Ätiologie.

Tabelle 4-19: Anteil mindestens eines stationären Aufenthaltes und Anzahl der Aufenthalte nach verschiedenen Ziehungskriterien drei Monate vor sowie während der floriden Wunddauer innerhalb eines Jahres beim Ulcus cruris (n=37.537)

	Stationärer Aufenthalt			Anzahl stationärer Aufenthalte in Tagen				Mittlere Liegedauer in Tagen			
	N	ja	%	MW	Median	SD	Min - Max	MW	Median	SD	Min - Max
Alle stationären Aufenthalte unabhängig der Diagnose											
Ulcus cruis gesamt	37.537	19175	51,08	2,00	1	1,61	1 - 64	12,74	9	13,47	0 - 189
venosum	24.735	12192	49,29	1,93	1	1,55	1 - 64	12,48	9	12,28	0 - 156
arteriosum	4.033	2603	64,54	2,27	2	1,75	1 - 15	14,28	10	15,00	0 - 189
n. näher bez.	7.687	3793	49,34	1,97	1	1,64	1 - 49	12,32	9	12,93	0 - 166
gemischt	2.630	1627	61,86	2,31	2	1,80	1 - 19	13,66	10	13,94	0 - 116
Stationäre Aufenthalte mit Ulcus cruris als Hauptdiagnose											
Ulcus cruis gesamt	37.537	3.557	9,48	1,39	1	0,80	1 - 8	16,01	12	15,16	0 - 113
venosum	24.735	1.847	7,47	1,33	1	0,75	1 - 7	15,22	11	14,74	0 - 112
arteriosum	4.033	1.102	27,32	1,46	1	0,86	1 - 8	17,52	14	15,75	0 - 113
n. näher bez.	7.687	353	4,59	1,30	1	0,65	1 - 6	15,31	12	13,97	0 - 83
gemischt	2.630	741	28,17	1,56	1	0,93	1 - 8	16,26	12	15,56	0 - 99
Stationäre Aufenthalte mit Ulcus cruris als Haupt- oder Nebendiagnose											
Ulcus cruis gesamt	37.537	6.521	17,37	1,63	1	1,08	1 - 13	16,48	13	14,84	0 - 189
venosum	24.735	3.752	15,17	1,54	1	1,00	1 - 13	16,02	12	14,54	0 - 153
arteriosum	4.033	1.532	37,99	1,80	1	1,21	1 - 8	17,75	14	16,03	0 - 189
n. näher bez.	7.687	931	12,11	1,53	1	0,95	1 - 7	16,46	13	14,03	0 - 109
gemischt	2.630	982	37,34	1,93	1	1,28	1 - 10	16,45	13	14,73	0 - 99

Die mittlere Liegedauer mit 16,0 und 16,5 Tagen war bei den stationären Aufenthalten mit wundrelevanter Hauptentlassungsdiagnose oder einer Nebendiagnose höher als bei den stationären Aufenthalten unabhängig von der Diagnose.

Die Mehrheit der Versicherten hatte innerhalb der Beobachtungszeit einen Ulcus-cruris-relevanten stationären Aufenthalt, identifiziert über eine Ulcus-relevante Haupt- oder Nebendiagnose (Abbildung 4-33). Knapp 40 % der Versicherte hatten mehrere stationäre Aufenthalte.

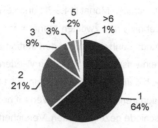

Abbildung 4-33: Verteilung der Anzahl stationärer Krankenhausaufenthalte bei einer Ulcus-relevanten Haupt- oder Entlassungsdiagnose drei Monate vor und während der definierten Wunddauer in Prozent (n=37.537)

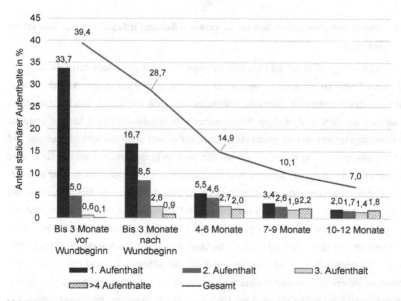

Abbildung 4-34: Verteilung aller stationären Aufenthalte im zeitlichen Verlauf bei denjenigen Versicherten, die mit einer Ulcus cruris relevanten Haupt- oder Nebendiagnose aufgenommen wurden, in Prozent (n=6.521)

Wird der Zeitpunkt der stationären Aufenthalte pro Behandlungsquartal betrachtet, zeigte sich, dass der höchste Anteil (39,4 %) von den 17,4 % der stationären Aufenthalte pro Versicherten vor der definierten Wunddauer lag.

28,7 % der identifizierten stationären Aufenthalte mittels Ulcus-cruris-relevanter Haupt- oder Nebendiagnose fanden innerhalb der ersten drei Monate nach Wundbeginn und somit nach der ersten wundrelevanten Verordnung statt (Abbildung 4-34). Deutlich niedriger lag der Anteil aller Versicherten mit mindestens einem stationären Aufenthalt zwischen dem vierten und sechsten Monat (14,9 %) und fiel auf 7,0 % im Beobachtungszeitraum zwischen dem zehnten und zwölften Monat nach Wundbeginn. Innerhalb der ersten drei Monate vor Wundbeginn waren von den stationären wundrelevanten Aufenthalten 5,7 % eine Wiedereinweisung. Der Anteil an Wiedereinweisungen war innerhalb der ersten drei Monate nach definiertem Wundbeginn mit 11,4 % am höchsten.

Bei der Verteilung der stationären Aufenthalte im Verlauf nach der Ulcus-cruris-Ätiologie konnten marginale Unterschiede gezeigt werden. Versicherte mit einem Ulcus cruris arteriosum hatten vor Wundbeginn anteilig weniger stationäre Aufenthalte und ab dem zweiten Quartal häufiger einen stationären Aufenthalt als Versicherte mit einem Ulcus cruris mixtum.

4.2. Versorgungssituation des Ulcus cruris – Sekundärdaten aus der klinischen Routine

Um die Übertragbarkeit für die Entwicklung eines Vorhersagemodells durch die Nutzung von GKV-Daten zu analysieren werden, zum Vergleich und zur externen Modellvalidierung zusätzlich potenziell relevante Prädiktoren anhand von Daten aus der klinischen Routine untersucht und im folgendem beschrieben. Mit diesen Daten können erstmals Versorgungsstrukturen und -prozesse im Langzeitverlauf unter Alltagsbedingungen und unter Berücksichtigung klinischer Parameter, welche in Sekundärdaten der GKV nicht enthalten sind, analysiert werden. Aus der Wunddokumentationsroutine und von verschiedenen Wundzentren und -netzen in Deutschland werden die Behandlungsdaten gepoolt und zu einem minimalen gemeinsamen Datensatz zusammengeführt. Anhand dieses Datensatzes können im Folgenden nur diejenigen relevanten Parameter analysiert werden, die über alle Datenhalter miteinander verknüpft (gemappt) werden konnten. In den folgenden Abschnitten werden zunächst die allgemeinen und die wundspezifischen Angaben des gepoolten Datensatzes dargestellt. Anschließend erfolgt eine Beschreibung der zu analysierenden leitliniengerechten Indikatoren und des erzielten Versorgungsindexes.

4.2.1. Allgemeine Angaben

Mit den Sekundärdaten aus der klinischen Routine werden Patienten mit chronischen sowie akuten Wunden aus den verschiedenen Bereichen der spezialisierten Routineversorgung und aus integrierten Versorgungsverträgen von aktuell vier spezialisierten Wundnetzen mit insgesamt 22 Wundzentren in Deutschland ohne Einschränkung der angewandten Therapie dokumentiert (Abbildung 4-35). Das „Wundzentrum Hamburg e.V." beinhaltet insgesamt acht behandelnde Zentren in Altona, Eimsbüttel, Hamburg-Nord, Wandsbek, Hamburg-Mitte, Bergedorf und Harburg. Die „Gesellschaft für Versorgungskonzepte in der Wundbehandlung mbH" (GVW) mit insgesamt zehn Wundzentren versorgt ambulant Patienten mit einer Wunde. Weitere Datenlieferer sind die „mamedicon GmbH" und das „Wundkompetenznetz Mittlerer Oberrhein GmbH", die gezielt nach Krankenhausentlassungen von Patienten mit einer Wunde das Versorgungsmanagement ansetzen.

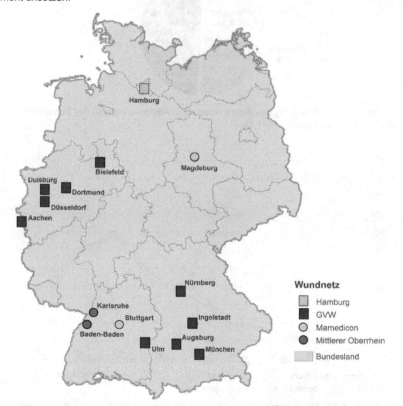

Abbildung 4-35: Sekundärdaten aus der klinischen Routine und die kooperierenden Wundnetze (Stand 01.05.2015)

In dem gepoolten Datensatz sind seit dem 01.05.2015 insgesamt 2.328 Patienten und 4.023 Wunden verschiedener Wundart im Längsschnitt dokumentiert. Davon sind 1.080 Patienten mit insgesamt 1.885 Wunden ein Ulcus cruris jeglicher Ätiologie.

Die Patienten deren Daten vorlagen stammten aus dem Bundesland Bayern (34,8 %), gefolgt von Nordrhein-Westfalen (30,4 %), Baden-Württemberg (9,3 %) und Hamburg sowie Schleswig-Holstein (9,3 %), was ebenfalls der Verteilung der einschließenden Wundzentren entspricht (Abbildung 4-35).

Mit 49,9 % litt die Mehrheit der Patienten unter einem Ulcus cruris venosum. Ein Ulcus cruris arteriosum lag bei 19,8 % vor. Bei 26,6 % der Patienten mit Ulcus cruris wurde die Ätiologie nicht näher spezifiziert. Mit dem geringsten Anteil von 4,8 % lag ein Ulcus cruris mixtum vor (Abbildung 4-36).

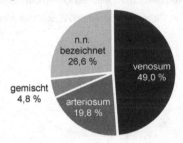

Abbildung 4-36: Verteilung der Ulcera cruris nach Ätiologie anhand der Sekundärdaten aus der klinischen Routine (n=1.885)

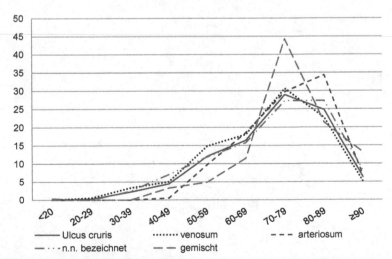

Abbildung 4-37: Altersverteilung des Ulcus cruris nach Ätiologie in den Sekundärdaten aus der klinischen Routine (n=1.885)

Mit 48,4 % waren etwas mehr Frauen als Männer von einem Ulcus cruris betroffen. Im Mittel waren die Patienten mit einem Ulcus cruris 71,6 Jahre alt (SD: 13,9; Min.-Max. 17-104). Bei der Altersverteilung nach Gruppen zeigte sich, dass die Mehrheit der Patienten im Alter zwischen 70-89 Jahren war (Abbildung 4-37). Einen „Ausreißer" stellte hier das Ulcus cruris arteriosum dar, bei dem die Mehrheit der Patienten (34,4 %) zwischen 80 und 89 Jahren alt war. Insgesamt waren nur marginale Altersunterschiede zwischen den Ätiologien des Ulcus cruris zu erkennen.

4.2.2. Wundbezogene Kennziffern

Wundanzahl

Die 1.080 Personen mit einem Ulcus cruris hatten im Mittel 1,8 Wunden (Median:1; SD: 1,2; Min.-Max.: 1-11). 56,6 % der Patienten hatten eine Wunde, 25,1 % zwei und 18,3 % mehr als zwei Wunden.

Wunddauer vor Behandlung

Die Wunddauer vor Beginn der Behandlung in den spezialisierten Wundzentren variierte zwischen wenigen Wochen bis zu mehreren Jahren. Bei 26,6 % der Patienten mit einem Ulcus cruris bestand die Wunde seit weniger als einem Monat, bei 27,2 % zwischen einem und sechs Monaten und bei 13,0 % länger als zwei Jahre (Abbildung 4-38). Bei Patienten mit einem Ulcus cruris nicht näher bezeichneter Ätiologie war eine längere Wunddauer gegeben, als bei Patienten deren Ulcus cruris eine bezeichnete Ätiologie zugewiesen wurde.

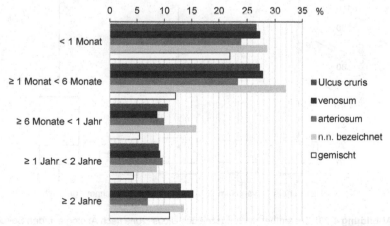

Abbildung 4-38: Wunddauer des Ulcus cruris nach Ätiologie vor Behandlung im Wundzentrum in den Sekundärdaten aus der klinischen Routine in Prozent (n=1.885)

Wundgröße zu Beginn der Behandlung

Für die Schwere der Erkrankung und für den Heilungserfolg ist neben der Wunddauer auch die Wundgröße zu Beginn der Behandlung im Wundzentrum relevant. Bei einer durchschnittlichen Körperoberfläche von 17.300 cm² (1,73 m²) entfallen ca. 36 % auf das Bein (prozentuale Körperoberfläche nach Skrotzki, 2005). Die Wundgröße betrug zu Beginn der Behandlung im jeweiligen Wundzentrum im Mittel 15,2 cm² (Tabelle 4-20).

Tabelle 4-20: Wundgröße zu Beginn der Behandlung im Wundzentrum anhand der Sekundärdaten aus der klinischen Routine (n=1.885)

	N	MW	Median	SD	Min	Max	25. Quantil	75. Quantil
Ulcus cruris gesamt	1885	15,15	2,25	154,32	0,0025	6540,28	0,64	8,70
venosum	924	10,50	2,17	24,74	0,0025	243,72	0,54	8,64
arteriosum	373	13,12	1,45	54,04	0,0025	768,68	0,76	8,00
mixtum	91	79,38	2,25	684,97	0,0025	6540,28	0,50	8,25
n.n. bezeichnet	501	13,48	2,44	34,40	0,0025	420,00	0,82	10,20

Differenziert nach Ätiologie hatte das Ulcus cruris mit gemischter Ätiologie im Mittel die größte Wundfläche zu Beginn der Behandlung. Jedoch zeigte diese Wundart die höchsten Ausreißer. Der Median, der unempfindlich gegenüber Extremwerten ist, lag bei Patienten mit einem gemischten Ulcus cruris zu Beginn bei einer Wundfläche von 2,3 cm².

Behandlungszeit

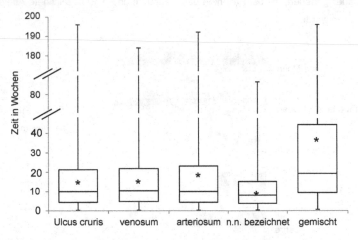

Abbildung 4-39: Gesamtbehandlungszeit des Ulcus cruris nach Ätiologie in den Sekundärdaten aus der klinischen Routine (n=1.885)

Die mittlere Behandlungszeit lag bei 17,5 Wochen (Median: 10; SD: 23,9; Min.-Max.: 0,3-196,0) bei einer maximalen Behandlungszeit von 196 Wochen und somit 3,7 Jahren (Abbildung 4-39). Im Mittel zeigte sich die längste mittlere Behandlungsdauer beim Ulcus cruris mixtum von insgesamt 38,8 Wochen.

Globaler Wundscore

Zur Beschreibung der Wundsituation zu Beginn der Behandlung wurde der globale Wundscore gebildet. Dieser setzt sich aus den einzelnen wundbeschreibenden Bewertungskriterien zusammen, die zu Beginn der Wundbehandlung im Wundzentrum erfasst wurden.

Bei Vorhandensein von „schlechten" Wundkriterien und bei Abwesenheit aller „guten" Kriterien erhielt die Wunde einen 100 % „schlechten" Wundstatus. Ziel einer Wundbehandlung ist es, den Wundrand zu schützen und eine Mazeration (aufgeweichte Haut), beispielsweise durch übermäßige Exsudation und Wundrandentzündungen, zu vermeiden.

Bei der Mehrheit der Wunden war ein nicht reizloser Wundrand gegeben (91,0 %) (Abbildung 4-40). Knapp 70 % der Wunden wiesen eine Entzündung des Wundrandes auf und bei 32,3 % lag eine Mazeration vor. Bei 74,3 % der Wunden lag ein Wundbelag vor, der die Wunde durch Wundexsudat und abgestorbene Hautzellen bedeckte. Die Hälfte der Patienten äußerte Wundschmerzen über 3 auf der visuellen Analogskala (VAS 0-10). Bei weiteren 20,1 % der Wunden wurde zudem ein vorhandener Wundgeruch dokumentiert.

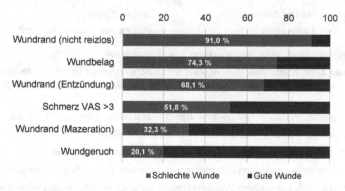

Abbildung 4-40: Anteil an Einzelkriterien des globalen Wundscores in den Sekundärdaten aus der klinischen Routine in Prozent (n=1.885)

Alle Ulcus cruris Wunden zeigten im Mittel einen globalen Wundscore von 0,56 (Median: 0,50; SD: 0,24; Min.-Max.: 0,0-1,0). Somit lag bei über der Hälfte der dokumentierten Wunden zu Beginn der Behandlung ein schlechter Wundstatus vor.

4.2.3. Heilungsrate und Rezidivquote

Die Heilung ist der wichtigste primäre Endpunkt bei der Versorgung von Wunden und primäres Ziel bei fast jeder versorgten Wunde. Je nach Definition des Endpunktes „Heilung" konnten unterschiedliche Heilungsraten nach einer maximalen Beobachtungszeit von einem Jahr nach Erstvorstellung im Wundzentrum beschrieben werden. Wird als primärer Endpunkt der Wundbehandlung die vollständige Abheilung der Wunde „complete healing" gewählt, welcher international als „Goldstandard" der Effektivitätsforschung in der Behandlung chronischer Wunden gilt, wurde eine Heilungsrate von 49,5 % erreicht (Abbildung 4-41).

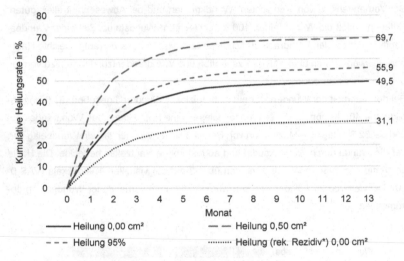

*Bei vorliegendem Rezidiv wurde Heilung zu keiner Heilung rekodiert (rek.)

Abbildung 4-41: Kumulative Heilungsrate im zeitlichen Verlauf und nach maximal 13 Monaten anhand der Sekundärdaten aus der klinischen Routine in Prozent (n=1.885)

Über den gesamten Beobachtungs- bzw. Behandlungszeitraum heilten 50,9 % der Wunden komplett ab (Heilung=Wundfläche 0,00 cm²). Eine etwas höhere Heilungsrate lag bei einer Reduktion der Wundgröße um 95 % vor. Insgesamt erfüllten 55,9 % der Wunden nach einer maximalen Behandlungszeit von einem Jahr dieses Kriterium.

Wunden, die nach komplettem Wundverschluss zu einer nachfolgenden Visite wieder auftreten, sind wiederkehrende rezidivierende Wunden. Bei 18,7 % der Ulcus-cruris-Wunden konnte ein solches Rezidiv identifiziert werden. Werden diese Rezidive bei der Heilungsrate von 0,00 cm² berücksichtigt und Wunden somit als nicht geheilt eingestuft (Abbildung 4-41 - Heilung (rek. Rezidiv)), heilten insgesamt noch 31,1 % der Wunden komplett ab.

Im zeitlichen Verlauf heilten die meisten Wunden innerhalb der ersten drei Behandlungs-
monate. Hierbei wird bei 36,4 % der Wunden innerhalb von vier Wochen ein kompletter
Wundverschluss erreicht (Abbildung 4-42).

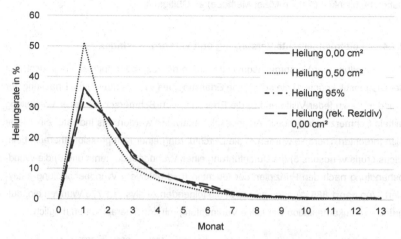

Abbildung 4-42: Heilungsrate pro Monat anhand der Sekundärdaten aus der klinischen
Routine in Prozent (n=1.885)

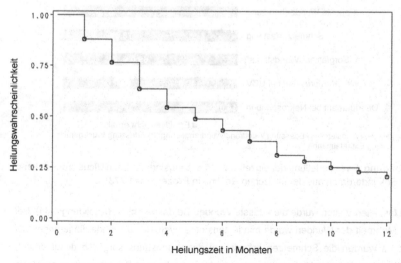

Abbildung 4-43: Heilungswahrscheinlichkeit bei „comploto hcaling" (Hcilung=Wund-flä-
che 0,00 cm²) und einer maximalen Beobachtungszeit von einem Jahr in den Sek-undär-
daten aus der klinischen Routine (n=1.885)

46,0 % der beobachteten Wunden mussten als „lost to follow up" eingestuft werden, da diese in der Routinedokumentation ohne Benennung des Grundes nicht weiter geführt wurden (Abbildung 4-43). Damit verlieren diese Daten bei Betrachtung der Heilungswahrscheinlichkeit (Kaplan-Meier Methode) an Gültigkeit.

4.2.4. Leitliniengerechte Versorgung und Versorgungsindex

Zur Darstellung der Versorgungsqualität wurden die folgenden Indices untersucht. Bei der Diagnostik konnte 1) die sorgfältige Erfassung des Wundstatus 2) die Erfassung der Wundgröße zu jeder Visite und 3) die Erfassung von Schmerzen bei jeder Vorstellung mittels Schmerzskala (visuelle Analogskala) analysiert werden. Als Indikator einer leitliniengerechten Therapie wurden 4) die Durchführung einer Kompressionstherapie beim Ulcus cruris venosum, 5) die Durchführung eines Wunddébridements und 6) die Wundbehandlung nach den Prinzipien der feuchten (hydroaktiven) Wundbehandlung analysiert. Von den 1.885 Wunden gingen in die folgenden Analysen 1.773 Wunden ein, aufgrund der Dokumentation war keine Verknüpfung mit den Therapiedaten möglich.

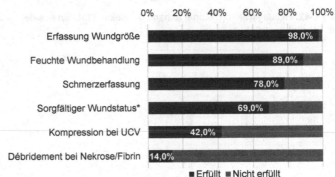

* Sorgfältiger Wundstatus: 1) Erfassung Wundrand/Wundumgebung; 2) Erfassung Wundgeruch; 3) Erfassung Exsudatmenge

Abbildung 4-44: Verteilung der einzelnen Versorgungsindices beim Ulcus cruris anhand der Sekundärdaten aus der klinischen Routine in Prozent (n=1.773)

Bei fast allen Visiten wurde die erfasste Wundgröße dokumentiert (Abbildung 4-44). Bei der Mehrheit der Wunden wurde mindestens eine hydroaktive Wundauflage angewendet, es wurden die Schmerzen erfasst und der Wundstatus sorgfältig dokumentiert. Seltener wurde in den klinischen Routinedaten vermerkt, dass Patienten mit einem Ulcus cruris venosum eine Kompressionstherapie erhielten oder dass ein Wunddébridement durchgeführt wurde.

Tabelle 4-21: Verteilung der erfüllten und jeweils zutreffenden Versorgungsindikatoren in den klinischen Sekundärdaten nach Ätiologie in Prozent (n=1.773)

	Ulcus cruris gesamt		venosum		arteriosum		gemischt		n.n.bez.	
	N	%	n	%	n	%	n	%	n	%
0,30	3	0,17	0	0,00	3	0,94	0	0,00	0	0,00
0,33	9	0,51	9	1,10	0	0,00	0	0,00	0	0,00
0,40	13	0,73	0	0,00	6	1,89	3	3,61	4	0,72
0,42	37	2,09	37	4,53	0	0,00	0	0,00	0	0,00
0,50	152	8,57	76	9,30	27	8,49	16	19,28	33	5,90
0,58	269	15,17	269	32,93	2	0,63	1	1,20	0	0,00
0,60	141	7,95	0	0,00	50	15,72	22	26,51	69	12,34
0,67	138	7,78	138	16,98	1	0,31	0	0,00	0	0,00
0,70	461	26,00	0	0,00	149	46,86	14	16,87	298	53,31
0,75	172	9,70	172	21,05	0	0,00	0	0,00	0	0,00
0,80	221	12,46	0	0,00	67	21,07	14	16,87	140	25,04
0,83	97	5,47	97	11,87	0	0,00	0	0,00	0	0,00
0,90	20	1,13	0	0,00	7	2,20	7	8,43	6	1,07
0,92	12	0,68	12	1,47	0	0,00	0	0,00	0	0,00
1,00	28	1,58	7	0,86	6	1,89	6	7,23	9	1,61
Gesamt	1.773	100,00	817	100,00	318	100,00	83	100,00	559	100,00

Bei differenzierterer Betrachtung der Lokaltherapie wurden bei 3,3 % der Wunden laut Dokumentation ausschließlich nicht-hydroaktive Wundauflagen angewendet. Bei 20,2 % wurden sowohl hydroaktive als auch nicht-hydroaktive Wundauflagen innerhalb eines Behandlungsjahres eingesetzt.

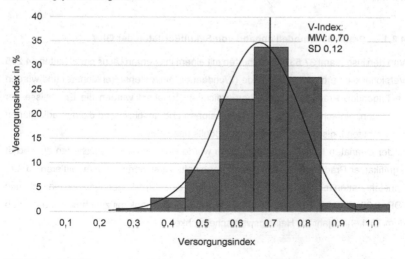

Abbildung 4-45: Verteilung des Versorgungsindexes beim Ulcus cruris anhand der Sekundärdaten aus der klinischen Routine in Prozent (n=1.773)

Die Verteilung der Auswahl erfüllter Versorgungsindikatoren verdeutlicht, unabhängig von der Ätiologie, dass 91,1 % der Patienten bis zu 80,0 % der untersuchten Indices erfüllten (Tabelle 4-21).

Der aus der Anzahl dokumentierter und erfüllter Indikatoren gebildete Indexwert, der von 0 „kein Indikator erfüllt" bis 1 „100 % der Indikatoren erfüllt" reicht, lag bei allen Ulcus-cruris-Wunden bei durchschnittlich 0,70 (SD: 0,12) (Abbildung 4-45). Im Mittel wurden somit 67,7 % der bis zu acht zu berücksichtigenden Indikatoren erfüllt. Wie an der grafischen Darstellung des Versorgungsindexes zu erkennen is, wurde annähernd eine Normalverteilung erreicht.

4.3. Prädiktoren des Behandlungserfolges (Heilung) beim Ulcus cruris

Um die Übertragbarkeit eines in dieser Arbeit entwickelten Prädiktionsmodells zum Behandlungserfolg des Ulcus cruris (mit demOutcome Heilung) auf GKV-Sekundärdaten zu überprüfen, wurden Daten der BARMER GEK und Daten aus der klinischen Routine untersucht. Als relevante Prädiktoren der Wundheilung wurden verschiedene soziodemografische, wundbezogene und versorgungsrelevante Parameter des Patienten untersucht. Die Deskription dieser untersuchten Prädiktoren ist in den vorherigen Kapiteln zur Versorgungssituation bei Patienten mit Ulcus cruris ausführlich beschrieben.

Zunächst werden die Ergebnisse der bivariaten und multivariaten Prädiktionsmodelle anhand der GKV-Routinedaten beschrieben und anschließend die der klinischen Sekundärdaten.

4.3.1. Prädiktionsmodell anhand von Sekundärdaten der GKV

Von den insgesamt 37.537 Versicherten mit einem inzidenten Ulcus cruris hatten 14.205 Versicherte eine chronische Wunde (Wunddauer mindestens drei Monate) und wurden im folgenden Prädiktionsmodell berücksichtigt. Zunächst werden die Ergebnisse der bivariaten, einfachen logistischen Regressionen und anschließend die des adjustierten multivariaten logistischen Regressionsmodells beschrieben.

In der bivariaten logistischen Regression wurde das Alter der Versicherten als höchst signifikanter Prädiktor der Wundheilung ermittelt. Versicherte ab dem mittleren 75. Lebensjahr hatten mit jedem steigendem Altersjahr eine um 1 % geringere Heilungschance (OR: 0,99; KI: 0,99-0,99; p<0,001; Tabelle 4-22). Somit sank mit zunehmendem Alter ab dem 75. Lebensjahr die Heilungswahrscheinlichkeit.

Tabelle 4-22: Bivariate logistische Regressionen der Wundheilung anhand soziodemografischer und wundbezogener Merkmale in GKV-Routinedaten (n=14.205)

		Heilung		Keine Heilung[1]		Gesamt	Logistische Regression		
		n	%	n	%	n	OR	KI	p
Soziodem. Angaben	Geschlecht								
	männlich[1]	2.113	38,99	3.306	61,01	5.419			
	weiblich	3.538	40,27	5.248	59,73	8.786	1,06	0,98-1,13	0,132
	Alter								
	Zentrierter MW 75						0,99	0,99-1,00	<0,001*
	lineare Anzahl								
	Komorbidität								
	lineare Anzahl						0,99	0,97-1,02	0,613
Wundbezogene Kennzahlen	Ulcus cruris								
	venosum[1]	3.719	40,69	5.421	59,31	9.140			
	arteriosum	617	36,57	1.070	63,43	1.687	0,83	0,75-0,93	0,001*
	gemischt	433	35,38	791	64,62	1.224	0,79	0,70-0,90	<0,001*
	n. näher bezeichnet	1.132	40,23	1.682	59,77	2.814	0,97	0,89-1,06	0,524
	Infektion								
	ja[1]	1.198	35,55	2.172	64,45	3.370			
	nein	4.453	41,10	6.382	58,90	10.835	1,27	1,17-1,38	<0,001*
Weitere	Versorger								
	Anderer Facharzt[1]	2.319	38,40	3.720	61,60	6.039			
	Wund-Facharzt	3.332	40,80	4.834	59,20	8.166	1,11	1,03-1,18	0,004*
	Stat. Aufenthalte								
	lineare Anzahl						0,86	0,82-0,91	<0,001*

[1] Referenzgruppe
* Signifikanter Unterschied p <0,05

Tabelle 4-23: Bivariate logistische Regressionen der Wundheilung anhand einzelner leitliniengerechter Merkmale in GKV-Routinedaten (n=14.205)

		Heilung		Keine Heilung[1]		Gesamt	Logistische Regression		
		n	%	n	%	n	OR	KI	p
Diagnostik	**Gefäß-Diagnostik**								
	ja	1.940	44,21	2.448	55,79	4.388	1,30	1,21-1,40	<0,001*
	nein[1]	3.711	37,80	6.106	62,20	9.817			
	Abstrich-Diagnostik								
	ja	446	32,65	920	67,35	1.366	0,71	0,63-0,80	<0,001*
	nein[1]	5.205	40,54	7.634	59,46	12.839			
	Biopsie								
	ja	344	37,47	574	62,53	918	0,90	0,79-1,04	0,140
	nein[1]	5.307	39,94	7.980	60,06	13.287			
	Allergie-Diagnostik								
	ja	31	55,36	25	44,64	56	1,88	1,11-3,19	0,019*
	nein[1]	5.620	39,72	8.529	60,28	14.149			
Therapie	**Kompression****								
	ja	2.452	40,16	3.654	59,84	6.106	1,03	0,96-1,10	0,427
	nein[1]	3.199	39,50	4.900	60,50	8.099			
	Wundauflage								
	Konservativ[1]	751	44,68	930	55,32	1.681			
	Hydroaktiv	4.897	39,13	7.617	60,87	12.514	0,80	0,72-0,88	<0,001*
	Gefäß-OP								
	ja	1.334	38,89	2.096	61,11	3.430	0,95	0,88-1,03	0,223
	nein[1]	4.317	40,06	6.458	59,94	10.775			
	Debridement								
	ja	411	31,11	910	68,89	1.321	0,66	0,58-0,74	<0,001*
	nein[1]	5.240	40,67	7.644	59,33	12.884			
Versorgungsindex	**Score**						0,37	0,30-0,45	<0,001*

[1] Referenzgruppe
* Signifikanter Unterschied p <0,05
** Kompression bei UCV (n=9.140)

Für Frauen wurde eine um 6 % höhere Heilungschance im Vergleich zu Männern errechnet, doch war dieser Unterschied statistisch nicht signifikant (p=0,132). Auch die Anzahl an Komorbiditäten zeigte sich in der einfachen logistischen Regression als nicht signifikanter Prädiktor der Wundheilung.

Bei Betrachtung der wundbezogenen Prädiktoren, wie der Ätiologie des Ulcus cruris, wurde für Versicherte mit einem gemischten oder einem Ulcus cruris arteriosum eine geringere Heilungschance für Versicherte mit einem venösen Ulcus cruris bestimmt. Eine 21 % niedrigere Heilungschance hatten die gemischten Ulcera im Vergleich zu den venös bedingten Wunden am Unterschenkel (OR: 0,79; KI: 0,70-0,90; p<0,001). Dieser Unterschied zu den gemischten Ätiologien fiel bei arteriell bedingten Wunden etwas geringer aus.

Für das Vorliegen einer ambulant oder stationär identifizierten und kodierten Infektion wurde ein höchst signifikanter Einfluss auf die Wundheilung der Versicherten der BARMER GEK ermittelt. Die Heilungschance lag bei Versicherten ohne eine Infektion um 27 % höher als bei Versicherten mit einer Infektion (OR: 1,27; KI: 1,17-1,38; p<0,001).

Die multiprofessionelle Zusammenarbeit durch Beteiligung eines Facharztes (Chirurgie, Hautarzt) bei der Behandlung von Patienten mit einem Ulcus cruris zeigte sich ebenfalls als relevanter Prädiktor der Wundheilung. Versicherte, bei denen mindestens ein wundrelevanter Facharzt in die Behandlung involviert war, hatten eine um 11 % höhere Heilungschance als Versicherte, die innerhalb der Beobachtungszeit (drei Monate vor und während Wunddauer) niemals einen wundrelevanten Facharzt konsultierten (OR: 1,11; KI: 1,03-1,18; p=0,004). Auch die Anzahl stationärer Aufenthalte hatte in der bivariaten logistischen Regression einen Einfluss auf den Heilungserfolg von Patienten mit einem Ulcus cruris: Die Chance auf Heilung reduzierte sich mit jedem stationären Aufenthalt um 14 % (OR: 0,86; KI: 0,82-0,91; p<0,001).

Als diagnostisch relevanter Prädiktor der Wundheilung konnte zudem die Durchführung mindestens einer gefäß-diagnostischen Maßnahme, die innerhalb von drei Monaten vor oder während der Wunddauer (erste Verordnung/Abgabe einer wundrelevanten Auflage) kodiert wurde, als statistisch relevanter Parameter der Wundheilung identifiziert werden (Tabelle 4-23). Die Chance auf Wundheilung war bei Versicherten, die eine gefäß-diagnostische Maßnahme erfahren hatten, um 30 % höher als bei Versicherten ohne eine solche Diagnostik (OR: 1,30; KI: 1,21-1,40; p<0,001). Auch eine durchgeführte Abstrich-Diagnostik hatte einen signifikanten Einfluss auf die Heilungschance (OR: 0,71; KI: 1,63-0,80; p<0,001). Das Vorliegen einer kodierten Abstrich-Diagnostik und somit die Absicherung einer bakteriologischen Infektion korrelierte mit hoher Wahrscheinlichkeit mit dem Vorliegen einer Infektion.

Tabelle 4-24: Multivariates logistisches Regressionsmodell der Heilungsprädiktion in den GKV-Routinedaten „stepwise selection" (n=14.205)

	Modell 2				Modell 3				Modell 6				Modell 7			
	OR	KI	p	R²	OR	KI	p	R²	OR	KI	p	R²	OR	KI	p	R²
Geschlecht (weiblich)	1,12	1,04-1,20	0,003*	0,004	1,10	1,03-1,19	0,008*	0,006	1,10	1,03-1,19	0,008*	0,010	1,10	1,02-1,18	0,014*	0,019
Alter (zentriert)	0,99	0,99-0,99	<0,001*		0,99	0,99-0,99	<0,001*		0,99	0,99-0,99	<0,001*		0,99	0,99-0,99	<0,001*	
Anzahl Komorbiditäten	1,00	0,98-1,02	0,891		1,00	0,98-1,02	0,937		1,00	0,98-1,03	0,749		1,02	0,99-1,04	0,102	
Ulcus cruris arteriosum**					0,84	0,75-0,94	0,002*		0,87	0,78-0,97	0,011*		0,95	0,85-1,06	0,355	
Ulcus cruris mixtum**					0,80	0,70-0,91	<0,001*		0,83	0,73-0,94	0,003*		0,92	0,80-1,04	0,183	
Ulcus cruris n.n.bez.**					0,98	0,90-1,07	0,598		0,98	0,90-1,07	0,700		0,99	0,91-1,08	0,823	
Keine Infektion									1,26	1,16-1,37	<0,001*		1,12	1,13-1,23	0,008*	
Wund-Facharzt									1,12	1,04-1,20	0,002*		1,18	1,10-1,26	<0,001*	
Anzahl stationärer Aufenthalte									0,88	0,83-0,93	<0,001*		0,97	0,91-1,03	0,260	
Versorgungsindex													0,36	0,28-0,45	<0,001*	

² Modellgüte Nagelkerke R²
* Signifikanter Unterschied p <0,05
** Kontrollgruppe Ulcus cruris venosum
c-Statistik = 0,565
Likelihood Ratio-Test <0,001

Eine Wundbiopsie (d.h. eine mikrobiologische Untersuchung zur Bestimmung des Erregeranteils) ist bei einer vorhandenen Wunddauer von mehr als einem Jahr und bei unklarer Ätiologie des Ulcus cruris erforderlich (Augustin et al., 2011). Versicherte, bei denen diese Bedingung vorlag und bei denen eine Biopsie abgerechnet wurde, hatten eine 10 % geringere Heilungschance als Personen ohne eine Biopsie. Jedoch war dieser versorgungsrelevante Unterschied nicht signifikant. Eine um 88 % signifikant höhere Chance auf Heilung besaßen Versicherte, bei denen eine allergologische Diagnostik kodiert wurde im Vergleich zu Versicherten ohne Allergiediagnostik.

Bei den therapeutisch relevanten Maßnahmen stellt die Kompressionstherapie bei Patienten mit einem venösen Ulcus die wichtigste Kausaltherapie zur Behandlung der Grunderkrankung, der CVI, dar (Deutsche Gesellschaft für Phlebologie, 2008). Für die 9.140 Versicherten, die eine venös bedingte Ulcus-Diagnose hatten, wurde eine um 0,03 % höhere Heilungschance ausgewiesen, wenn mindestens eine Kompressionsverordnung erfolgte (OR: 1,03; KI: 0,95-1,12; p=0,522). Bei der Behandlung ausschließlich mit nicht-hydroaktiven Wundauflagen, die wundphysiologisch als „trockenes" Prinzip wirken, wurde eine höhere Chance zur Abheilung ermittelt als bei Versicherten, die auch mit einer hydroaktiven Wundauflagen behandelt wurden (OR: 0,80; KI: 0,72-0,88; p<0,001). Die Chance auf Heilung bei Anwendung mindestens eines abgerechneten Wunddébridements fiel signifikant geringer aus als bei Versicherten, bei denen kein Débridement kodiert wurde. Als weitere prädiktive therapeutische Maßnahme wurde die ambulant oder stationär durchgeführte Operation an den Gefäßen untersucht. Der beobachtete Unterschied einer etwas geringeren Heilungschance bei Versicherten mit einer Gefäßoperation im Vergleich zu Versicherten ohne einen solchen Eingriff war statistisch nicht signifikant. Der aus der Summe an bis zu acht bewerteten berücksichtigenden versorgungsrelevanten diagnostischen und therapeutischen Indikatoren gebildete Versorgungsindex zeigte sich als relevanter prädiktiver Parameter für den Heilungserfolg bei Versicherten mit einem chronischen Ulcus cruris. Mit jedem Prozentwert verbesserter Versorgung des Versorgungsindexes hatten Versicherte eine um 63 % geringere Heilungschance. (OR: 0,37; KI: 0,30-0,45; p<0,001).

Im multivariaten Modell führte der schrittweise („stepwise selection") Einschluss des Alters neben dem Geschlecht im Vergleich zu den bivariaten Modellen zu veränderten Signifikanzen (Tabelle 4-24). Unter Berücksichtigung des Alters hatte das Geschlecht einen signifikanten Einfluss auf die Heilungswahrscheinlichkeit des Versicherten (OR: 1,12; KI: 1,04-1,20; p=0,003). Zudem führte die multivariate Modellierung auch zur signifikanten Verbesserung des Modellfits (Likelihood Ratio Test p<0,001). Die zusätzliche Berücksichtigung der Komorbiditäten führte hingegen zu keiner Veränderung der statistischen Signifikanz und der Gesamtmodellgüte (R^2=0,004), woraus geschlussfolgert werden kann, dass die Anzahl an Komorbiditäten keinen Einfluss auf den Heilungserfolg hat.

Die Hinzunahme der Variablen Ätiologie des Ulcus cruris verbesserte die Modellgüte um 0,2 % im Vergleich zum vorherigen Modell (R^2=0,006) und Versicherte mit einem Ulcus cruris arteriosum oder einem mixtum hatten im Vergleich zu den venösen Wunden eine signifikant geringere Heilungschance (Model 3).

Unter weiterer Prädiktorenaufnahme der Variablen Infektion, „Wundspezialist" (mindestens eine Behandlung beim wundrelevanten Facharzt vs. keine Beteiligung eines wundrelevanten Facharztes) und der Anzahl an stationären Aufenthalten zeigte sich eine Verbesserung der Modellgüte im Vergleich zum vorherigen Modell um 0,4 % (R^2=0,010). Im Modell 6 zeigten sich die Variablen Geschlecht, Alter, arterielle und gemischte Ulcera, Infektion, Facharzt und Anzahl stationärer Aufenthalte als statistisch signifikante Einflussfaktoren auf die Wundheilung. Keinen signifikanten Einfluss hatten hingegen die Anzahl an Komorbiditäten und das Vorliegen eines nicht näher bezeichneten Ulcus cruris.

Im letzten Modell und unter Berücksichtigung des Versorgungsindexes veränderte sich dieses Bild etwas. Die Anzahl stationärer Aufenthalte und die Ätiologie wurden unter Hinzunahme des Versorgungsindexes nicht signifikant. Durch Berücksichtigung aller Einflussfaktoren und ohne Exklusion bestimmter nicht signifikanter Parameter wird erkennbar, dass beispielsweise die Anzahl an Komorbiditäten im unteren Konfidenzintervall eine Veränderung um 0,004 fehlt, um statisch signifikant zu werden.

Mit einer gesamten Modellgüte von R^2=0,019 konnten 2 % der Varianz durch das multivariate Regressionsmodell aufgeklärt werden. Nach der Definition nach Cohen (1992) kann somit von einer geringen Güte des Gesamtmodells gesprochen werden. Auch die c-Statistik des Modells weist auf schwache Resultate hinsichtlich der Performance hin (c-Statistik=0,57). Die Abstrich Diagnostik wurde nicht im multivariaten Modell aufgenommen, da das Vorliegen einer Infektion mit einer Abstrich-Diagnostik korrelierte.

Als Sensitivitätsprüfung (Robustheit der Effekte gegenüber der Variablenselektion) wurde zusätzlich zur multivariaten logistischen Regression nicht nur die schrittweise Hinzunahme von Variablen durchgeführt, sondern auch die automatische Rückwärts-Selektion „backward selection".

Im Vergleich zum sukzessiven Einschluss waren bei der Rückwärts-Selektion durch den Ausschluss der nicht signifikanten Variablen nur marginale Änderungen der Effekte zu beobachten (Tabelle 4-25). Dabei reduzierten sich die Odds Ratios bei dem Vorliegen einer Infektion um 0,01 %, von einem OR 1,12 bei der schrittweisen Einschlussselektion auf ein OR von 1,13 und bei dem Versorgungsindex um 0,02 % von einem OR 1,36 bei „stepwise selection" auf ein OR von 1,34.

Als weitere Sensitivitätsprüfung wurde die Veränderung der Effekte durch den Ausschluss von Versicherten, die innerhalb einer maximalen Beobachtungszeit von einem Jahr nach Wundbeginn verstarben oder aus der Versicherung austraten (zensierte Fälle). Von den im vorherigen Modell eingeschlossenen 14.205 Versicherten wurden weitere 2.048 Versicherte durch Zensierung ausgeschlossen.

Tabelle 4-25: Multivariates logistisches Regressionsmodell der Heilungsprädiktion in den GKV-Routinedaten „backward selection" (n=14.205)

	OR	KI	p	R²
Geschlecht (weiblich)	1,10	1,02-1,17	0,017*	0,018
Alter (zentriert)	0,99	0,98-0,99	<0,001*	
Keine Infektion	1,13	1,04-1,23	0,004*	
Wund-Facharzt	1,19	1,11-1,27	<0,001*	
Versorgungsindex	0,34	0,27-0,42	<0,001*	

²Modellgüte Nagelkerke R²
*Signifikanter Unterschied p <0,05
c-Statistik = 0,565
Likelihood Ratio-Test <0,001

Tabelle 4-26: Multivariates logistisches Regressionsmodell der Heilungsprädiktion in den GKV-Routinedaten unter Ausschluss von zensierten Versicherten „stepwise selection" & „backward selection" (n=12.157)

	„stepwise selection"				„backward selection"			
	OR	KI	p	R²	OR	KI	p	R²
Geschlecht (weiblich)	1,04	0,97-1,13	0,295	0,022				
Alter (zentriert)	1,00	0,99-1,00	0,688					
Anzahl Komorbiditäten	1,00	0,98-1,03	0,891					
Ulcus cruris arteriosum**	1,00	0,89-1,13	0,952					
Ulcus cruris mixtum**	0,95	0,83-1,09	0,470					
Ulcus cruris n.n.bez**	1,02	0,93-1,12	0,747					
Keine Infektion	1,11	1,02-1,22	0,021*		1,13	1,03-1,23	0,009*	0,021
Wund-Facharzt	1,08	0,99-0,16	0,055					
Anzahl stationärer Aufenthalte	0,95	0,89-1,01	0,086					
Versorgungsindex	0,28	0,22-0,35	<0,001*		0,26	0,21-0,33	<0,001*	

²Modellgüte Nagelkerke R²
*Signifikanter Unterschied p <0,05
**Kontrollgruppe Ulcus cruris venosum
c-Statistik stepwise selection = 0,568; backward selection = 0,576
stepwise & backward selection: Likelihood Ratio-Test <0,001

Wie im vorherigen Modell blieben die Einflussvariablen Infektion und der Versorgungs-index bei beiden Selektionsverfahren der Variablen als statistisch signifikante Prä-diktoren bestehen (Tabelle 4-26). Versicherte ohne Infektion hatten eine 13 % höhere Heilungschance als Versicherte mit Infektion („backward" OR: 1,13 versus Modell mit zensierten OR: 1,13). Auch hatten Versicherte mit jedem verbesserten Prozentwert des Versorgungsindexes eine um 74 % geringere Heilungschance. („backward" OR: 0,26 versus Modell mit zensierten OR: 0,34).

Die Veränderung der statistischen Signifikanz bei Alter und Geschlecht kann darauf zu-rückgeführt werden, dass der Tod des Versicherten mit diesen beiden Variablen korre-lierte. Die Beteiligung eines Facharztes (Chirurgie oder Hautarzt) an der Behandlung wurde mit p=0,055 gerade nicht mehr signifikant.

Zusammenfassend ist im Vergleich zum vorherigen Modell („stepwise selection" mit Zen-sierte) folgende Veränderung zu erkennen: a) die Effekte (OR) werden überwiegend kleiner und b) die Konfidenzintervalle werden enger oder nur marginal um einen Wert von 0,07 breiter.

4.3.2.   Prädiktionsmodell anhand von Sekundärdaten aus der klinischen Routine

Von den insgesamt 1.885 dokumentierten Wunden konnten 1.773 Wunden im Prädikti-onsmodell berücksichtigt werden, bei denen eine Zuordnung der therapeutischen und diagnostischen Maßnahmen möglich war. Als Outcome wurde in das Regressionsmodell „vollständige Heilung mit 0,00 cm² Wundfläche" bei denen Rezidive als nicht geheilt ein-gestuft wurden betrachtet.

Wunden, die nach komplettem Wundverschluss zu einer folgenden Visite wieder auftre-ten, sind wiederkehrende rezidivierende Wunden. Bei 18,7 % der Ulcus-cruris-Wunden konnte ein solches Rezidiv identifiziert werden. Werden diese Rezidive bei der Heilungs-rate von 0,00 cm² berücksichtigt und Wunden somit nicht als geheilt eingestuft (Abbil-dung 4-41 - Heilung (rek. Rezidiv)), heilten insgesamt noch 31,1 % der Wunden komplett ab.

In der bivariaten logistischen Regression zeigten sich Alter und Geschlecht der Patienten als signifikante Prädiktoren der Wundheilung (Tabelle 4-27). Als wundbezogene Ein-flussgrößen war auch die Ätiologie des Ulcus cruris ein relevanter Prädiktor der Wund-heilung: Patienten mit einem gemischten oder einen arteriellen Ulcus cruris hatten eine signifikant geringere Heilungschance als Patienten mit einem Ulcus cruris venosum (mix-tum: OR: 0,42; KI: 0,23-0,76; p=0,007; arteriosum: OR: 0,69; KI: 0,51-0,92; p=0,012).

Tabelle 4-27: Bivariate logistische Regression der Wundheilung anhand soziodemografischer und wundbezogener Merkmale in den klinischen Routinedaten (n=1.773)

			Heilung		Keine Heilung[1]		Gesamt	Logistische Regression		
			n	%	n	%	n	OR	KI	p
Soziodem. Angaben	Geschlecht	männlich[1]	301	34,40	574	65,60	875	0,80	0,65-0,96	0,027*
		weiblich	265	29,51	633	70,49	898			
	Alter	zentrierter MW 72						1,00	1,00-1,02	0,029*
Wundbezogene Kennzahlen	Ulcus cruris	venosum[1]	266	32,56	551	67,44	817			
		arteriosum	79	24,84	239	75,16	318	0,69	0,51-0,92	0,012*
		mixtum	14	16,87	69	83,13	83	0,42	0,23-0,76	0,004*
		n. näher bezeichnet	209	37,39	350	62,61	559	1,24	0,99-1,56	0,060
	Wundanzahl	lineare Anzahl						1,21	1,14-1,27	<0,001*
	Wunddauer vor Behandl.	<6 Monate[1]	386	38,03	629	61,97	1.015			
		≥6 Monate	139	22,64	475	77,36	614	0,48	0,38-0,60	<0,001*
	Globaler Wundscore	≤0,5 Score[1]	367	40,46	540	59,54	907			
		>0,5 Score	199	26,93	667	90,26	739	0,44	0,36-0,54	<0,001*
	Wundgröße Beginn							0,99	0,98-0,99	<0,001*

[1] Referenzgruppe
* Signifikanter Unterschied p <0,05

Tabelle 4-28: Bivariate logistische Regression der Wundheilung anhand leitliniengerechter Versorgungs-Merkmale in den klinischen Routinedaten (n=1.773)

		Heilung		Keine Heilung[1]		Gesamt	Logistische Regression		
		n	%	n	%	n	OR	KI	p
Diagnostik									
Sorgfältiger Wundstatus	0,5[1]	393	35,76	706	64,24	1.099	0,62	0,50-0,77	<0,001*
	1,0	173	25,67	501	74,33	674			
Erfassung Wundgröße	0,5[1]	9	15,52	49	84,48	58	2,62	1,28-5,37	0,009*
	1,0	557	32,48	1.158	67,52	1.715	2,65	1,94-3,60	<0,001*
Schmerzerfassung									
Therapie									
Kompression **	ja	104	30,06	242	69,94	346	0,82	0,61-1,11	0,191
	nein[1]	162	34,39	309	65,61	471			
Wunddebridement	ja	24	9,38	232	90,63	256	0,19	0,12-0,29	<0,001*
	nein[1]	542	35,73	975	64,27	1.517			
Wundauflage	Nicht Hydroaktiv[1]	83	44,39	104	55,61	187	0,55	0,40-0,75	<0,001*
	Hydroaktive	483	30,45	1.103	69,55	1.586	0,13	0,05-0,30	<0,001*
Versorgungsindex	**Score**								

[1] Referenzgruppe
* Signifikanter Unterschied p <0,05
**Kompression bei UCV (n=817)

Tabelle 4-29: Multivariates logistisches Regressionsmodell der Heilungsprädiktion in den klinischen Routinedaten „stepwise selection" (n=1.773)

	Modell 2				Modell 4				Modell 6				Modell 7			
	OR	KI	p	R¹	OR	KI	p	R¹	OR	KI	p	R¹	OR	KI	p	R¹
Geschlecht (weiblich)	0,80	0,65-0,98	0,302	0,025	0,86	0,68-1,07	0,173	0,093	0,89	0,70-1,12	0,303	0,138	0,87	0,69-1,10	0,253	0,152
Alter (zentriert)	0,99	0,99-1,00	0,388		0,99	0,99-1,00	0,285		0,99	0,99-1,00	0,225		0,99	0,99-1,00	0,307	
Ulcus cruris arteriosum**	0,69	0,51-0,93	0,014*		0,59	0,43-0,83	0,002*		0,67	0,47-0,94	0,019*		0,75	0,53-1,06	0,998	
Ulcus cruris mixtum**	0,43	0,24-0,78	0,005*		0,38	0,17-0,87	0,023*		0,33	0,14-0,75	0,009*		0,39	0,17-0,89	0,025*	
Ulcus cruris n. n. bezeichnet**	0,12	0,99-1,56	0,061		1,20	0,95-1,52	0,129		1,31	1,03-1,68	0,028*		1,50	1,16-1,93	0,002*	
Wundanzahl					1,20	1,13-1,27	<0,001*		1,22	1,15-1,29	<0,001*		1,19	1,12-1,26	<0,001*	
Wunddauer vor Behandl. (> 6 Monate)					0,49	0,40-0,62	<0,001*		0,59	0,47-0,76	<0,001*		0,57	0,45-0,73	<0,001*	
Globaler Wundscore (>0,5 Score)									0,46	0,37-0,58	<0,001*		0,46	0,36-0,58	<0,001*	
Wundgröße Beginn									0,99	099-0,99	0,026*		0,99	0,99-0,99	0,044*	
Versorgungsindex													0,11	0,04-0,31	<0,001*	

¹ Modellgüte Nagelkerke R²
* Signifikanter Unterschied p <0,05
**Kontrollgruppe Ulcus cruris venosum
c-Statistik 0,705
Likelihood Ratio-Test <0,001

Auch die Wundanzahl, die Behandlungszeit vor der spezialisierten Behandlung im Wundnetz und der globale Wundscore konnten als signifikante Prädiktoren der Wundheilung in der klinischen Routine identifiziert werden: Mit linearen Anstieg der Wundanzahl stieg die Heilungschance um 21 %. Wunden mit einer längeren Behandlungskarriere von 6 Monaten hatten eine um 52 % geringere Heilungschance als Wunden, die weniger als 6 Monate behandelt wurden (OR: 0,48; KI: 0,38-0,60; p<0,001). Wunden mit einer als „schlecht" eingestuften Wundsituation (globaler Wundscore >0,5) hatten eine 56 % geringere Heilungschance als Wunden mit einer „guten" Wundsituation (OR: 0,44; KI: 0,38-0,60; p<0,001). Die Chance auf Heilung reduzierte sich ebenfalls signifikant mit zunehmender Wundgröße zum jeweiligen Behandlungsbeginn im Wundzentrum.

Die einzelnen diagnostischen und therapeutischen Maßnahmen, ausgeschlossen die Kompressionstherapie, zeigten sich in den bivariaten logistischen Regressionen ebenfalls als signifikante Prädiktoren der Wundheilung (Tabelle 4-28). Wie anhand der einzelnen ORs erkennbar ist, ging mit zunehmenden Versorgungsindex eine signifikant geringere Chance auf Heilung einher.

Im multivariaten logistischen Regressionsmodell unter Berücksichtigung aller Einflussvariablen waren die Parameter Ätiologie (mixed und nicht näher bezeichnet), Wundanzahl, Wunddauer und Wundgröße vor Behandlung, globaler Wundscore und der Versorgungsindex statistisch signifikante Prädiktoren der Wundheilung (Tabelle 4-29). Im Modell 5 führte die zusätzliche Berücksichtigung des globalen Wundscores zu einer Veränderung des Einflusses der Ätiologie des nicht näher bezeichneten Ulcus cruris im Vergleich zum bivariaten Modell. Hingegen führte im Modell 7, unter Hinzunahme des Versorgungsindexes die Ätiologie des arteriellen Ulcus cruris zu einem breiten Konfidenzintervall und somit zu einem nicht signifikanten Ergebnis. Damit zeigten gemischte Ulcuscruris-Wunden im Vergleich zu rein venös bedingten Wunden eine 71 % geringere Heilungschance (OR: 0,39; KI: 0,17-0,89).

Wunden mit einem nicht näher bezeichneten Ulcus cruris hatten hingegen, unter Berücksichtigung des globalen Wundscores eine um 50 % höhere Heilungschance als venös bedingte Ulzerationen. Pro Wunde stieg die Heilungschance mit zunehmender Anzahl an Wunden pro Patient.

Stärkeren Effekt zeigte hingegen die Wunddauer vor Behandlung im spezialisierten Zentrum: Wunden, die länger als 6 Monate bestanden, hatten eine 43 % geringere Heilungschance als Wunden mit einer kürzeren Wunddauer. Auch Wunden mit einem schlechteren Wundscore, also einer schlechteren Ausgangssituation, hatten eine um 54 % geringere Heilungschance als Wunden, die mit einer besseren Wundsituation eingestuft wurden. Neben der Wundsituation war die Wundgröße zum Beginn der Behandlung ein relevanter Prädiktor der Wundheilung, sowohl bivariat als auch im multivariaten

Modell. Mit Zunahme der Wundgröße um 0,01 cm² reduzierte sich die Heilungschance stetig um 0,01 %: Je größer die Wunde, desto geringer die Heilungschance. Mit zunehmendem Index der Versorgung ging eine geringere Heilungschance einher. Wie in Abbildung 4-42 zu erkennen ist, heilen knapp 40 % der Wunden innerhalb des ersten Monates.

Die Güte des gesamten Modells kann nach Cohen (1992) als moderat eingestuft werden (<0,25). Insgesamt werden 15 % der Heilungswahrscheinlichkeit durch das Regressionsmodell vorhergesagt. Mit einem Wert von 0,71 der c-Statistik erreichte das adjustierte Modell ebenfalls ein akzeptables Maß an Diskriminierung. Die Ergebnisse des Likelihood-Ratio-Test des Gesamtmodells zeigten mit einem Signifikanzniveau unter 0,05 an, dass die Ergebnisse auf die Grundgesamtheit übertragbar sind.

Tabelle 4-30: Multivariates logistisches Regressionsmodell der Heilungsprädiktion anhand der klinischen-Routinedaten „backward selection" (n=1.773)

	OR	KI	p	R¹
Ulcus cruris mixtum**	0,41	0,18-0,93	0,033*	0,147
Ulcus cruris n. n. bezeichnet**	1,64	1,30-2,08	<0,001*	
Wundanzahl	1,18	1,12-1,25	<0,001*	
Wunddauer vor Behandlung	0,58	0,46-0,74	<0,001*	
Globaler Wundscore (>0.5 Score)	0,45	0,35-0,56	<0,001*	
Wundgröße Beginn	0,99	0,99-0,99	0,039*	
Versorgungsindex	0,10	0,04-0,26	<0,001*	

¹Modellgüte Nagelkerke R²
*Signifikanter Unterschied p <0,05
**Kontrollgruppe Ulcus cruris venosum
c-Statistik 0,702
Likelihood Ratio-Test <0,001

Auch bei den klinischen Routinedaten wurde die Veränderung der Effekte im multivariaten logistischen Regressionsmodell durch das automatische Rückwärts-Einschlussverfahren „backward selection", überprüft. Im Vergleich zum schrittweisen und sukzessiven Einschluss der Variablen waren die Änderungen der Effekte bei dem Rückwärts Ausschluss der nicht signifikanten Variablen nur marginal (Tabelle 4-30). Dabei zeigte die bereits signifikante Einflussvariable unspezifische Ätiologie im „backward selection" Modell im Vergleich zum „stepwise forward selection" Selektionsmodell durch den Ausschluss der nicht signifikanten Variablen die größte Veränderung von 0,14 (stepwise forward selection OR: 1,50; backward selection OR: 1,64).

5. Diskussion der Ergebnisse

Patienten mit chronischen Wunden wie dem Ulcus cruris leiden unter ausgeprägten Einschränkungen der Lebensqualität und weisen einen hohen pflegerischen und medizinischen Versorgungsbedarf auf (Augustin et al., 2014b; Müller-Bühl et al., 2013; Purwins et al., 2010). Daher kommt einer leitliniengerechten Therapie, die zur Verkürzung der Heilungszeit und der Verbesserung der Lebensqualität beiträgt, ein hoher Stellenwert zu.

Zur besseren Versorgungsplanung und für einen zielgerichteten Einsatz vorhandener Ressourcen des deutschen Gesundheitssystems bedarf es jedoch versorgungswissenschaftlicher Daten (gemäß dem Leitsatz „Daten für Taten"). Allerdings gibt es nur wenige Studien zur Epidemiologie (Rabe et al. 2003; Laible, 2002) und Versorgungssituation sowie -qualität (Herberger et al., 2012) von Patienten mit einem Ulcus cruris in Deutschland. Mit der vorliegenden Arbeit konnte anhand der Daten der BARMER GEK, in der etwa 10 % der deutschen Bevölkerung versichert sind, erstmalig eine administrative Schätzung der Erkrankungshäufigkeit über Prävalenz und Inzidenz und die Darstellung der Versorgungssituation durch Betrachtung transsektoraler Behandlungsverläufe von Patienten mit einem Ulcus cruris in Deutschland erfolgen. Die Verfügbarkeit soziodemografischer Kennziffern erlaubt auch eine Differenzierung der Inanspruchnahmen von Gesundheitsleistungen nach Alter, Geschlecht und regionaler Zuordnung. Durch die Betrachtung unter Alltagsbedingungen können mithilfe dieser GKV-Daten die stattfindende Versorgungsrealität und -qualität dargestellt sowie Versorgungsdefizite identifiziert werden. Im Gegensatz zu bislang wenig publizierten Studien handelt es sich bei diesen Daten um eine im Längsschnitt betrachtete bevölkerungsbezogene, sektorenübergreifende und weitestgehend unselektierte Kohorte.

Erkrankungshäufigkeit

Zur validen Schätzung der Erkrankungshäufigkeit anhand der BARMER GEK-Daten wurde eine interne Diagnosevalidierung durchgeführt. Je nach Ziehungsalgorithmus lagen die alters- und geschlechtsstandardisierten administrativen Prävalenzschätzungen zwischen 210.000 (M2Q Ulcus cruris Diagnosen und Verordnung) und 525.000 Personen (M2Q Ulcus cruris Diagnosen) mit einem Ulcus cruris im Jahr 2012 in Deutschland. Die standardisierten Inzidenzschätzungen lagen zwischen 172.026 (M2Q Ulcus cruris Diagnosen und Verordnung) und 114.684 (M2Q Diagnosen Ulcus cruris) Personen mit einem Ulcus cruris in Deutschland.

Neben dieser vorgefundenen Divergenz der geschätzten administrativen Erkrankungshäufigkeit je nach Ziehungsalgotithmus konnte eine leicht rückläufige Erkrankungshäufigkeit allein über die Diagnosekodierungen beobachtet werden, wohingegen eine leichte Zunahme der geschätzten konservativeren Erkrankungshäufigkeit über die Beobachtungsjahre unter Berücksichtigung einer wundrelevanten Auflage zu verzeichnen war. Bei den inzidenten Fällen war über den Beobachtungszeitraum von drei Jahren ein noch größerer Unterschied der Neuerkrankungshäufigkeit je nach Ziehungsalgorithmus zu beobachten. Im Jahr 2012 konnte hier sogar eine Umkehrung der geschätzten Erkrankungshäufigkeiten festgestellt werden. Die administrative Inzidenz, identifiziert allein über die Diagnosekodierungen, lag in diesem Jahr unter der Inzidenz, die durch den zusätzlichen Einsatz einer wundrelevanten Auflage ermittelt wurde.

Vor dem Hintergrund des demografischen Wandels und der dadurch bedingten zunehmenden Anzahl älterer Menschen mit Gefäßerkrankungen wird mit einem weiteren Zuwachs an chronischen Wunden, im Speziellen des Ulcus cruris, gerechnet (Rabe et al., 2009; Deutsche Gesellschaft für Angiologie, 2009). Dies widerspricht der vorgefundenen rückläufigen Erkrankungshäufigkeit allein über die Identifizierung von Ulcus-relevanten Diagnosekodierungen im ambulanten oder stationären Sektor und unterstreicht die Annahme, dass die alleinige Ziehung über die Diagnosen eher das Kodierverhalten der Behandler als die tatsächliche Häufigkeit des Ulcus cruris in Deutschland widerspiegelt. Die deutlich höhere Prävalenz des Ulcus cruris mittels Diagnosekodierungen kann auch auf eine Fortführung der Dokumentation von bereits abgeheilten Wunden zurückgeführt werden. Die rückläufige Inzidenz kann gegebenenfalls auf den morbiditätsorientierten Risikostrukturausgleich (Morbi-RSA), welcher 2009 etabliert wurde, zurückgeführt werden. Dabei handelt es sich um morbiditätsorientierte Zuschläge unter anderem durch Vorliegen von insgesamt achtzig festgelegten Krankheitsgruppen der Versicherten (GKV-Spitzenverband, 2015b).

Neben der vorgefundenen unterschiedlichen administrativen Erkrankungshäufigkeit kann diese je nach Ziehungsalgorithmus zudem durch das jeweilige Identifizierungskriterium (Diagnosen und Verordnungen) über- oder unterschätzt worden sein.

Bei den Diagnosekodierungen kann durch Fehlklassifikation der Wunddiagnosen, also falsch eingestufte Wundarten, durch fehlende Differentialdiagnostik oder auch bedingt durch das Kodierverhalten des Behandlers die Reliabilität der Aussagen eingeschränkt sein (Schubert et al., 2006). Die Identifizierung von stationären Behandlungsfällen über die Hauptentlassungsdiagnosen kann hingegen als valide eingestuft werden, da eine zusätzliche Prüfung durch die Hinzunahme der stationären Nebendiagnosen zu keiner Veränderung der administrativen Erkrankungshäufigkeiten führte.

Die Verordnungen wundrelevanter Auflagen können anhand der GKV-Routinedaten hinreichend valide erhoben werden. Jedoch konnten nur diejenigen wundrelevanten Verordnungen identifiziert werden, die über Apotheken abgegeben wurden. Nicht berücksichtigt wurden daher Abgaben von entsprechenden Produkten über Home-Care-Unternehmen oder Sanitätshäuser. Weiterhin sind Patienten, die ambulant ausschließlich
über das Arzneimittel- und Verbandbudget im Sprechstundenbedarf mit Verbandstoffen
und Kompressionsbinden versorgt wurden, nicht zu identifizieren. Da es sich beim
Sprechstundenbedarf ausschließlich um Sofort- oder Notfallversorgung des Patienten
handelt und die berücksichtigten Auflagen erstattungsfähig sind, kann die Zahl nicht
identifizierter Versicherter mit einem Ulcus cruris als sehr gering eingestuft werden. Vor
dem Hintergrund dieser Einschränkungen können allenfalls die wundrelevanten Verordnungen unterschätzt worden sein.

Auf Basis der vorliegenden gesundheitsbezogenen Inanspruchnahmedaten der Versicherten können keine Angaben über die unversorgte Morbidität getätigt werden, was
ebenfalls zur Unterschätzung der Erkrankungshäufigkeit führen kann. Der Einfluss
dieses „Underreporting" wird bei der Bewertung sowohl der Erkrankungshäufigkeit als
auch der Versorgungssituation von Patienten mit einem Ulcus cruris als eher gering ein-
geschätzt, da es sich um eine schwerwiegende Erkrankung handelt, die den Patienten
in seiner Lebensqualität sehr einschränkt und daher eine Inanspruchnahme von Versorgungsleistungen wahrscheinlich ist.

Eine genauere Abschätzung der Größenordnung fortgeführter oder auch falsch kodierter
Diagnosen, des Anteils nicht berücksichtigter Verordnungen und unversorgter Morbidität
konnte anhand der vorliegenden Daten jedoch nicht erfolgen.

Als externe Validitätsprüfung der administrativ geschätzten Erkrankungshäufigkeit
eignen sich die klinischen Behandlungsdaten aus der Routine nicht, da mit diesen dokumentierten Behandlungsdaten die Bezugspopulation und somit der Nenner als Berechnungsgrundlage fehlt. Bisher gibt es nur wenige Studien, die die Erkrankungshäufigkeit
des Ulcus cruris in Deutschland beschreiben (Rabe, et a., 2003; Laible et al., 2002). In
den bisherigen international publizierten Studien finden sich zudem divergierende
Prävalenz- und Inzidenzraten (Margolis et al., 2002; Moffatt et al., 2004; Vowden und
Vowden, 2009; McDermott-Scales et al., 2009; O'Brien et al., 2000; Forssgren et al.,
2008; Nelzen et al., 1996, 1994; Andersson et al., 1993; Pina et al., 2005; Wipke-Tevis
et al., 2000; Walker et al., 2002; Baker und Stacey, 1994). Diese Differenzen der Schätzungen können unterschiedliche Gründe haben. Zum einem stammen die untersuchten
Populationen meist aus regionalen Erhebungen. Die Ergebnisse sind daher nur bedingt
vergleichbar und verallgemeinerbar. Zum anderen kann die beobachtete Heterogenität
in der unterschiedlichen Methodik der Studien begründet sein. In vielen der genannten

Studien wurde die Prävalenz bzw. die Inzidenz anhand von Querschnittsbefragungen bei Patienten erhoben. Hierbei ist unter anderem der „Non-response-Bias" zu diskutieren, der zur Unterschätzung der Prävalenz führt. Auch eine selektive Betrachtung des Erhebungssettings (Datenquellen) kann die Prävalenz oder Inzidenz unter- oder überschätzen.

In der Bonner Venenstudie aus dem Jahr 2003 wurde die Prävalenz des floriden Ulcus cruris venosum auf 0,1 % (80.000 Personen) geschätzt. Unter Ausschluss der arteriell bedingten Ulcera liegt die in dieser Arbeit vorgefundene administrativ geschätzte floride Prävalenz des Ulcus cruris venosum bei 0,2 % (188.411 Personen) im Jahr 2012. Unter weiterem Ausschluss der Versicherten mit einem nicht näher bezeichneten Ulcus cruris und als konservative Schätzung hatten 0,1 % (81.918 Personen) ein venös bedingtes Ulcus, was der Erkrankungshäufigkeit aus der Bonner Venenstudie entspricht. Vor dem Hintergrund der höheren Prävalenz der venös bedingten Ulcera und der Annahme eines Anteils von 70 % unter dem nicht näher bezeichneten Ulcus cruris kann die Prävalenz des venös bedingten Ulcus auf 0,2 % (156.463 Personen) geschätzt werden. Damit liegt die vorgefundene floride Prävalenz des Ulcus cruris venosum im Jahr 2012 im Vergleich zur Bonner Venenstudie aus dem Jahr 2003 deutlich höher.

In den vorliegenden Analysen war ein deutlicher Anstieg der Erkrankungshäufigkeit ab dem 50. Lebensjahr zu erkennen. Die höchste Prävalenz und Inzidenz fand sich im Alter zwischen 70 und 89 Jahren. Die Verteilung des Alters wie auch der Ätiologie bei den inzidenten Versicherten mit einem Ulcus cruris zeigte im Vergleich zur bisher publizierten Literatur und zu den Sekundärdaten aus der klinischen Routine ähnliche Ergebnisse (Margolis et al., 2002; Walker et al., 2002; Heit et al., 2001; Nelzen et al., 1996; O'Brien et al., 2000; Baker und Stacey, 1994).

Wie auch bei den Sekundärdaten der GKV liegt der Anteil an nicht näher bezeichneten Ulcus-cruris-Diagnosen bei den klinischen Routinedaten mit einem Anteil von 26 % sehr hoch. Dies lässt darauf schließen, dass die fehlende Spezifikation der Ätiologie nicht nur innerhalb der Abrechnungsdaten stattfindet, sondern auch alltägliche Praxis in der Behandlungsroutine ist. Die Gründe für die unterschiedlichen Anteile des nicht näher bezeichneten Ulcus cruris der GKV-Routinedaten bei den inzidenten im Vergleich zu den prävalenten Versicherten konnten nicht untersucht werden. Bei der Behandlung des Ulcus cruris kommt es anscheinend zu einer zunehmenden Ungenauigkeit bei der Kodierung über den Untersuchungszeitraum. Die nicht spezifizierte Kodierung ist auch aus Sekundärdaten-Analysen zu anderen Krankheitsbildern wie beispielsweise Demenzerkrankungen bekannt (Schulze, et al. 2015). Grund dafür ist unter anderem, dass Routinedaten nicht zu Forschungszwecken sondern zu Abrechnungszwecken erhoben werden.

Zusammenfassend führte bei der internen Validitätsprüfung der Diagnosekodierungen die bereits konservative Schätzung der Erkrankungshäufigkeit durch Einschränkung von Mehrfachkodierungen in einem bestimmten Quartal und der Diagnosesicherheit des Arztes im ambulanten Bereich zu einer Überschätzung sowie zu einer Fehleinschätzung der Entwicklung der administrativen Erkrankungshäufigkeit. Hingegen scheinen sich validere Ergebnisse zur Erkrankungshäufigkeit des floriden Ulcus cruris durch die Berücksichtigung einer weiteren wundrelevanten Verordnung generieren zu lassen.

Dies konnte ebenfalls bei der externen Validierung bestätigt werden. Daher sind bei wundspezifischen Analysen auf Ebene der GKV definierte wundrelevante Verordnungen (PZN) als weiteres Identifizierungskriterium notwendig und sollten berücksichtigt werden. Des Weiteren kann die anhand von GKV-Routinedaten administrativ geschätzte Erkrankungshäufigkeit durch die jeweilig beschriebene Limitation des Identifizierungskriteriums über- oder unterschätzt sein. Neben den genannten Einschränkungen der Identifizierungskriterien, die zur Über- oder Unterschätzung der administrativen Erkrankungshäufigkeiten führen können, ist die Übertragbarkeit der Ergebnisse auf die deutsche Bevölkerung nur eingeschränkt möglich, da die alleinige Betrachtung einer Krankenkasse und des „kassenspezifischen Klientels" durch die erfolgte Standardisierung der Daten nicht gänzlich aufzuheben ist (Hoffmann und Icks, 2012).

Modellierung klinisch relevanter Wundparameter und -endpunkte in den GKV-Routinedaten

Das primäre Behandlungsziel in der Versorgung von Patienten mit chronischen Wunden ist die Wundheilung. Klinische Endpunkte wie die Wundheilung sind in den GKV-Sekundärdaten jedoch nicht als eigenständige Information enthalten. Vor diesem Hintergrund wurden die Wundheilung als Zielparameter des Prädiktionsmodells und die Wunddauer zur realen Darstellung der Versorgungssituation anhand einer vorab definierten wundrelevanten Verordnung bei einer maximalen Verordnungsfreiheit modelliert. Je nach definierter Dauer der Verordnungsfreiheit einer wundrelevanten Verordnung von a) 3 Monaten b) 6 Monaten und c) 12 Monaten zeigten sich unterschiedliche Ergebnisse des klinischen Parameters (Wunddauer, Chronifizierung) und des primären Endpunktes (Wundheilung).

Bei einer maximalen Verordnungsdifferenz von zwölf Monaten hatten 37,6 % der Versicherten mit einem Ulcus cruris eine Wunddauer von länger als drei Monaten und konnten damit als Patienten mit einer chronischen Wunde eingestuft werden. Deutlich niedriger lag der Anteil an chronifizierten Wunden bei einer Verordnungsdifferenz von sechs (28,2 %) oder drei (16,8 %) Monaten. Mit zunehmend kleinerer definierter Verordnungsdifferenz zeigten sich entsprechend höhere Heilungsraten und kürzere Wunddauern.

Im Vergleich zu einer Studie von Läuchli (2013) konnten ähnliche durchschnittliche Abheilungszeiten bzw. Angaben zur Wunddauer je nach Ätiologie bei einer maximalen Verordnungsdifferenz von zwölf Monaten berechnet werden. Die kürzeste Heilungszeit hatten in den GKV-Routinedaten und in der Vergleichsstudie die venös bedingten Ulcera (4,7 versus 5,9 Monate), gefolgt von den arteriell bedingten Ulzerationen (5,3 versus 6,5 Monate) und die längste durchschnittliche Abheilungszeit war bei den gemischten Ulcera (6,1 versus 7,4 Monate) vorzufinden. In den klinischen Routinedaten lag ebenfalls die längste Behandlungszeit beim gemischten Ulcus cruris mit 5,5 Monaten vor. Somit zeigten die modellierten Heilungsraten in den GKV-Daten bei einer definierten maximalen Verordnungsdifferenz von zwölf Monaten ähnliche Ergebnisse zu Läuchli (2013) auf. Die geringere Wunddauer bei einer kürzer gewählten definierten Verordnungsfreiheit als zwölf Monate kann zum einem durch Nicht-Inanspruchnahme weiterführender Behandlungen und Verordnungen, beispielsweise bei mangelnder Compliance des Versicherten, unterschätzt worden sein und zum anderen, wie bereits bei den Identifizierungskriterien der Erkrankungshäufigkeit beschrieben, durch fehlende Abgaben der wundrelevanten Verordnungen über Sanitätshäuser oder Home-Care-Unternehmen entstanden sein. Um eine möglichst reale Versorgungssituation und ein präzises Prädiktionsmodell anhand der GKV-Routinedaten abzubilden, wurden daher die Ergebnisse bei Vorliegen der längsten Verordnungsfreiheit von maximal zwölf Monaten in dieser Arbeit wiedergegeben.

Jedoch sind auch bei einer maximalen Verordnungsfreiheit von zwölf Monaten Abweichungen zur klinisch definierten Wunddauer zu erwarten. Anhand einer relevanten Wundauflage wurde die floride Wunddauer von Versicherten mit einem inzidenten Ulcus cruris in den GKV-Routinedaten zwischen Erst- und Letztverordnung modelliert. Eine Abweichung des Wundbeginns konnte bei Betrachtung der wundrelevanten stationären Aufenthalte von Versicherten mit einem inzidenten Ulcus cruris mittels Ulcus relevanter Haupt- oder Nebendiagnose beobachtet werden. Insgesamt 7 % der Versicherten hatten vor der ersten ambulanten wundrelevanten Verordnung (definierter Wundbeginn) einen Ulcus-relevanten stationären Aufenthalt. Somit ist davon auszugehen, dass mindestens bei diesen Versicherten die durchschnittliche Abheilungszeit unterschätzt und der Wundbeginn anhand der ersten wundrelevanten Verordnung zu spät definiert wurde. Die Letztverordnung stellt lediglich die letzte Abgabe einer Verordnung dar. Daher wird das tatsächliche klinische Wundende (Wundheilung) in aller Regel hinter diesem Zeitpunkt liegen. Weiterhin ist zu erwähnen, dass bei der Mehrheit der Wundbehandlungen das primär gewählte klinische Behandlungsziel die Wundheilung ist, aber auch durchaus Wunden mit einem anderen primären Behandlungsziel behandelt werden, wie beispielsweise dem Ziel der Wundgeruchsminimierung oder Schmerzfreiheit. In diesen

Fällen wird das primäre beobachtete Behandlungsziel der Wundheilung nicht erreicht, obwohl das klinische Behandlungsziel gegebenenfalls schon erfüllt wurde, was zur Unterschätzung der Heilungsrate führen könnte.

Zusammenfassend können anhand von wundrelevanten Verordnungen und einer maximalen Verordnungsdifferenz von zwölf Monaten die generierten klinischen Parameter wie Wunddauer, Chronifizierung der Wunde und Wundheilung adäquat abgebildet werden. Doch sind auch hier Abweichungen der Wunddauer und des Outcomes der Wundheilung festzustellen. Diese können aber im Vergleich zu anderen Studien insgesamt als moderat eingestuft werden.

Versorgungssituation einer leitliniengerechten Versorgung

- Therapie -

Für die Beschreibung der Versorgungssituation und -qualität bei Versicherten mit einem Ulcus cruris sind bevölkerungsbezogene und sektorenübergreifende Daten sowohl für den Patienten als auch für einen zielgerichteten Einsatz vorhandener Ressourcen des deutschen Gesundheitssystems von Bedeutung. Mit der vorliegenden Arbeit konnte das Versorgungsgeschehen und der Grad der Umsetzung einer leitliniengerechten Versorgung anhand der Daten der BARMER GEK erstmals im Längsschnitt untersucht werden. Im Folgenden werden die Ergebnisse pro untersuchten versorgungsrelevanten Parameter zusammengefasst. Um die Reliabilität der vorgefundenen Ergebnisse einzuschätzen, werden diese mit Ergebnissen aus den wenigen vorliegenden publizierten Studien verglichen.

Zu den wichtigsten Behandlungen des Ulcus cruris venosum gehört die Versorgung mit *Kompressionstherapien.* Innerhalb eines Jahres vor Erstverordnung und nach Letztverordnung einer wundrelevanten Auflage wurden nur knapp 40 % der Versicherten mit venösem Ulcus mit einer Kompressionstherapie behandelt. Trotz der belegten Wirksamkeit der Kompressionstherapie (Deutsche Gesellschaft für Phlebologie, 2008) besteht somit bis heute eine Unter- oder auch Fehlversorgung des Ulcus cruris venosum mit Blick auf eine leitliniengerechte medizinische Kompression.

Betrachtet nach der jeweiligen Wundphase zeigte sich, dass vor der floriden Wundphase bei nur 17,4 % der Versicherten mit einem Ulcus cruris venosum die venöse Grunderkrankung CVI behandelt wurde und dies trotz der vorliegenden Leitlinienempfehlung, in der es heißt: „Der medizinische Kompressionsstrumpf ist in der Therapie phlebologischer und lymphologischer Erkrankung der Beine und Arme unverzichtbar" (Deutsche Gesellschaft für Phlebologie, 2008 S. 1). Während und nach florider Wundphase wurde ebenfalls nur bei einem geringen Teil der Versicherten (33,6 %) eine Kompressionstherapie verordnet.

Kompressionstrümpfe stellen bei floriden Ulcera crurum venöser Genese mit 33,8 % den größten Anteil der Kompressionstherapie dar. Der geringe Verordnungsanteil an Mehrkomponentensystemen trotz guter Datenlage deutet darauf hin, dass diese Systeme, die seit 2010 verfügbar sind, vielen Anwendern noch nicht bekannt oder deren Nutzen nicht hinreichend gegenwärtig sind. Diese mangelnde Kenntnis der Anwender konnte auch in einer deutschlandweiten Erhebung zum Wissenstand der Kompressionstherapie bestätigt werden (Protz et al., 2014).

In Hamburg wurden anhand der GKV-Daten 46,5 % der Versicherten mit mindestens einer Kompressionstherapie innerhalb der Beobachtungszeit versorgt. Im Vergleich zur Hamburger Wundstudie (58,8 %) lag dieser Anteil etwas niedriger (Herberger et al., 2012). Auch in anderen Studien konnte gezeigt werden, dass die Mehrheit der Patienten mit einem venös bedingten Ulcus cruris keine Kompressionstherapie erhielt (Srinivasaiah et al., 2007; Chaby et al., 2013; Rabe et al., 2013). In Analysen zu Venenerkrankungen der Beine der BARMER GEK aus dem Jahr 2008 und unter zusätzlicher Berücksichtigung von Versicherten mit einer Thrombose war der Anteil an Kompressionstherapie deutlich geringer (Kemper et al., 2011): Nur etwa jeder vierte der Versicherten mit einer tiefen Venenerkrankung der Beine erhielt eine Kompressionsverordnung.

Jedoch kann bei der Einschätzung der Kompressionsverordnungen anhand der vorliegenden GKV-Routinedaten eine Unterschätzung des Anteils an Mehrkomponentensystemen und Kurzzugbinden vorliegen, da in diesen Analysen nur Verordnungen identifiziert werden konnten, die über Apotheken abgerechnet wurden. Nicht berücksichtigt werden konnten Abgaben über Home-Care-Unternehmen oder Sanitätshäuser. Zudem wurde der Anteil an Kompressionsbandagierungen, die bei der Durchführung einer manuellen Lymphdrainage abgerechnet wurden (2,3 %), nicht einbezogen. Daher wird der tatsächliche Anteil an Kompressionstherapien vermutlich etwas höher liegen.

Neben der Kompressionstherapie wird die *manuelle Lymphdrainage* als komplexe physikalische Entstauungstherapie zur Steigerung der Makro- und Mikrozirkulation des Lymph- sowie des venösen Blutflusses im Körper empfohlen (Hutzschenreuter et al., 2000). Mit einem Anteil von 16,6 % nahmen die Versicherten mit einem diagnostizierten Ulcus cruris mindestens einmal eine solche Heilmittel-Maßnahme in Anspruch.

In Hamburg lag der Anteil einer abgerechneten Lymphdrainage bei den Versicherten mit einem inzidenten Ulcus cruris venosum bei 24,7 %. Ähnliche Ergebnisse wurden auch in der Hamburger Wundstudie gefunden (24,1 %). In einer anderen Analyse der BARMER GEK für das Jahr 2008 und unter zusätzlicher Berücksichtigung von Versicherten mit einer Thrombose lag der Anteil noch deutlich niedriger (4,6 %) (Kemper et al. 2011). Da die manuelle Lymphdrainage im Vergleich zur Kompressionstherapie von der „Leitlinie zu Diagnostik und Therapie des Ulcus cruris venosum" im Hinblick auf das

Evidenzniveau und die Empfehlung zur Behandlung als weniger effektiv einzustufen ist, weisen die Ergebnisse in Deutschland daher eine gute Versorgungssituation auf.

Die Mehrheit der Versicherten mit einem Ulcus cruris wird bei Betrachtung der *Lokaltherapie* - im Rahmen der aus Sekundärdaten ableitbaren Schlussfolgerungen - phasengerecht versorgt. 23,4 % der Versicherten erhielten ausschließlich nicht hydroaktive Wundauflagen, wobei der Anteil bei Versicherten mit Ulcus cruris venosum etwas höher lag (24,0 %). Ähnliche Ergebnisse zeigte auch die Hamburger Wundstudie: Insgesamt wurden 78,6 % der Wundpatienten mit hydroaktiven Wundauflagen behandelt (Herberger et al., 2012). Im Vergleich hierzu lag der Anteil anhand der GKV-Routinedaten in Hamburg mit 84,2 % etwas höher. Eine deutliche Fehlversorgung fand sich vor allem in den ostdeutschen Ländern, in denen mit knapp 40 % ausschließlich mit nicht-hydroaktiven Wundauflagen behandelt wurde.

Wie bereits erwähnt, kann der tatsächliche Anteil an Verordnungen wundrelevanter Auflagen höher liegen, da Abgaben über Home-Care Unternehmen sowie Sanitätshäuser oder über das Arzneimittel- und Verbandbudget im Sprechstundenbedarf nicht identifiziert werden konnten.

Die Verordnungen der untersuchten Wundauflagen finden überwiegend durch einen wundrelevanten Facharzt (Chirurgie oder Hautarzt) statt, wobei nur insgesamt 51,4 % der Versicherten von einem solchen behandelt wurden. Die im Verlauf vorgefundene leichte Verschiebung der Anteile des Verordners kann zum Teil auch auf eine zunehmende Arbeitsteiligkeit zwischen Hausärzten und Wundspezialisten hindeuten.

Als Kausaltherapie wird, wenn indiziert, eine interventionelle operative Sanierung insuffizienter Venen oder ischämischer Arterien empfohlen (Augustin et al. 2011). Operative *gefäßchirurgische Maßnahmen* wurden bei 18,1 % der inzidenten Versicherten mit einem Ulcus cruris ein Jahr vor oder nach Wundbeginn pro Versicherten durchgeführt. Bei wie vielen der Versicherten der vorgenommene operative Eingriff korrekt indiziert war, kann aufgrund der fehlenden klinischen Informationen in den Sekundärdaten der GKV nicht untersucht werden. In der Hamburger Wundstudie wurden häufiger gefäßchirurgische Maßnahmen mit 24,6 % bei Patienten mit einem Ulcus cruris unabhängig der Ätiologie durchgeführt. Dahingegen lag der Anteil an diesen operativen Verfahren in der vorliegenden Analyse beim Ulcus cruris mixtum und arteriosum mit 35 % und 40 % deutlich höher.

Als weitere operative Maßnahme wurden die *Hautoperationen* betrachtet. Hier lag der Anteil mit 7,5 % deutlich unter den gefäßchirurgischen Maßnahmen, aber auch hier erhielten Versicherte mit einem gemischten oder einem arteriellen Ulcus cruris doppelt so viele Hautoperationen wie Versicherte mit einem venösen Ulcus cruris. Vergleichszahlen zur Häufigkeit von Hautoperationen beim Ulcus cruris liegen nicht vor.

Eine ambulant oder stationär durchgeführte *Wundreinigung* wurde bei 4,0 % der BARMER GEK-Versicherten mit einem inzidenten Ulcus cruris abgerechnet. In der vergleichbaren Hamburger Wundstudie lag der Anteil mit 54,5 % deutlich höher. Ein Wunddébridement ist Voraussetzung für eine qualitätsorientierte lokale Wundtherapie und wird bei allen Ulcera regelmäßig empfohlen, sofern keine Kontraindikationen vorliegen und Schmerzen kontrolliert werden können. Wie auch bei den gefäßinterventionellen Maßnahmen beschrieben, kann der Anteil der klinischen Kontraindikationen anhand der GKV-Daten nicht ermittelt werden. Der geringe Anteil in den GKV-Routinedaten kann zum einem darin begründet sein, dass die klinischen Kontraindikationen vorlagen, diese konnten jedoch nicht berücksichtigt werden. Zum anderen kann eine Wundreinigung stattgefunden haben, obwohl die ambulante Abrechnungsziffer (GOP 10330 / 02312 „Behandlungskomplex einer ausgedehnten offenen Wunde") nicht abgerechnet wurde, da weniger als drei bzw. fünf (je Abrechnungsziffer) Arzt-Patienten-Kontakte im Quartal stattgefunden haben und die Leistung daher nicht abgerechnet werden konnte, oder die Leistung wurde über eine andere Abrechnungsziffer verschlüsselt. Die Mehrheit der abgerechneten Ziffern wurde im stationären Bereich identifiziert und entfallen auf knapp 20 % der Versicherten mit mindestens einem stationären Aufenthalt.

Bei 13,4 % der Versicherten mit einem Ulcus cruris lag eine relevante Infektionsdiagnose oder eine kodierte Prozedur, die auf eine *Wundinfektion* hinweist, vor. Die Identifizierung einer Infektion über die Gabe eines systemischen Antibiotikums führte zur deutlichen Überschätzung der Infektion (36,5 %). Aus diesem Grund wurde sie nicht weiter berücksichtigt und auch nicht als Ziehungskriterium empfohlen. Da es sich bei der Mehrheit der herangezogenen Kodierungen um keine wundspezifischen Infektionsziffern handelt, kann auch hier der Anteil an tatsächlich stattgefundenen Wundinfektionen über- oder unterschätzt worden sein. Bei Versicherten mit einer identifizierten Infektion wurde bei 52,9 % im selben Behandlungsquartal ein systemisches Antibiotikum verordnet. Auch hier kann die Zahl versorgter Infektionen unterschätzt worden sein, da lokale Antiseptika, die unter Umständen bei einer Wundinfektion zum Einsatz gekommen sind, nicht berücksichtigt werden konnten.

- Diagnostik -

Bei den diagnostischen Maßnahmen wie dem Gefäßstatus der Abstrichdiagnostik, der Wundbiopsie und der Allergiediagnostik deuten die Ergebnisse auf eine nicht leitliniengerechte Versorgung von Versicherten mit Ulcus cruris hin. Eine *gefäßdiagnostische Maßnahme* wurde nur bei 25,4 % der Versicherten mit einem Ulcus cruris durchgeführt. Den niedrigsten Anteil zeigten Versicherte mit einer nicht näher bezeichneten Ulzeration. Deutlich höher lag der Anteil an abgerechneten gefäßdiagnostischen Maßnahmen beim arteriellen oder gemischten Ulcus cruris. Dies stützt die Annahme, dass durch die fehlende Differentialdiagnose die Ätiologie des Ulcus cruris nicht bestimmt werden konnte. Als Basisdiagnostik wurden bei den Auswertungen sowohl die nach Leitlinie empfohlenen Basis- als auch die erweiterten gefäßdiagnostischen Maßnahmen berücksichtigt, da die Abrechnungsziffern keine eindeutige Zuordnung zu den einzelnen diagnostischen Maßnahmen erlauben. Der Anteil weitergehender diagnostischer Maßnahmen war im Vergleich zu der Basis- als auch erweiterten Diagnostik deutlich höher (18,3 % versus 10,7 %).

In der Hamburger Wundstudie lag der Anteil der Basis- als auch der erweiterten Diagnostik bei Patienten mit einem Ulcus cruris höher. Häufiger wurde eine Basisdiagnostik wie der Doppler- und Duplexsonographie (57,2 %) und die Messung des Knöchel-Arm-Indexes (KADI) (41,8 %) als eine weitergehende Diagnostik wie der Angiographie der Arterien (26,5 %) bzw. der Angiographie der Venen (31,9 %) durchgeführt. Bei Versicherten mit einem arteriellen oder gemischten Ulcus cruris wurde häufiger eine diagnostische Maßnahme als bei den venös bedingten Ulcera durchgeführt, was wiederum den Daten aus der Hamburger Wundstudie entspricht (31,0 % bis 33,0 %).

Bei 7,8 % der Versicherten der BARMER GEK mit einem Ulcus cruris unklarer Ätiologie oder einer Wunddauer von mehr als einem Jahr wurde mindestens eine *Wundbiopsie* abgerechnet. Im Vergleich zur Hamburger Wundstudie, bei denen 14,5 % der Ulcus-cruris-Patienten jemals eine Wundbiopsie erfahren hatten, lag der Anteil in den GKV-Routinedaten in Hamburg etwas niedriger (10,5 %). Die Allergiediagnostik zeigte im Vergleich zu anderen diagnostischen Maßnahmen die niedrigsten Werte auf und wurde nur bei 0,1 % der Versicherten abgerechnet. Demgegenüber war der Anteil in der Hamburger Wundstudie mit 24,9 % deutlich höher.

In den vorliegenden Analysen hatten Frauen eine signifikant höhere Chance eine Kompressionstherapie, eine manuelle Lymphdrainage oder eine hydroaktive Wundauflage verordnet zu bekommen als Männer. Hingegen hatten Männer bei den anderen betrachteten leitliniengerechten therapeutischen und diagnostischen Behandlungen, ausgenommen der Allergiediagnostik, signifikant höhere Chancen der Inanspruchnahme als weibliche Versicherte mit einem Ulcus cruris. Auch zeigte sich bei vielen der untersuchten Qualitätsindikatoren eine höhere Quote der Inanspruchnahme in den höheren Altersgruppen; jedoch ist zu erwähnen, dass die vorgefundene Signifikanz möglicherweise auf die hohe Fallzahl (Power und somit hohe Teststärke) der Versicherten-Kohorte zurückgeführt werden kann. In der Literatur wird häufiger davon berichtet, dass Frauen öfter gesundheitsbezogene Leistungen in Anspruch nehmen als Männer (Kramer et al., 2012; Ladwig et al., 2000). In der Untersuchung von Keene und Li (2005) konnte darüber hinaus festgestellt werden, dass das Inanspruchnahmeverhalten im höheren Alter vor allem bei den Männern steigt.

Versorgungsindex einer leitliniengerechten Versorgung

Von insgesamt zwanzig relevanten Versorgungsindikatoren konnten bei den GKV-Routinedaten acht Indikatoren bei der Bildung des *Versorgungsindexes* (Score einer leitliniengerechten Versorgung) berücksichtigt werden. Der mittlere Versorgungsindex bei den Versicherten der BARMER GEK lag bei 19,7 %. Unter Ausschluss der Allergiediagnostik, die nur bei Verdacht auf Kontaktallergien durchzuführen ist und damit kein ausreichend valides Kriterium für die Bewertung der Versorgung des Ulcus cruris anhand der vorliegenden GKV-Sekundärdaten ist, wurden im Mittel 22,8 % der versorgungsrelevanten Indikatoren erfüllt. Im Vergleich zur Hamburger Wundstudie, bei der 61,8 % der gesamten Versorgungsindikatoren erfüllt wurden, liegt der Anteil der beobachteten Indikatoren bei den BARMER GEK-Versicherten deutlich unter diesem Wert.

Anhand der klinischen Routinedaten konnten insgesamt sechs der zwanzig relevanten Qualitätsindikatoren untersucht werden. Im Vergleich zu den GKV-Routinedaten wurden mehr klinische Indikatoren berücksichtigt wie die Erfassung des Wundstatus und der Wundgröße. Im Mittel wurde bei der Versorgung von Patienten mit einem Ulcus cruris durch spezialisierte Wundnetze ein Versorgungsindex von 67,7 % erfüllter Indikatoren erreicht. Im Vergleich zur Hamburger Wundstudie liegt der Versorgungsindex somit etwas höher, vermutlich weil es sich um Daten aus hochspezialisierten Wundzentren in der Routineversorgung handelt. Daher wäre sogar ein noch höherer Versorgungsindex in den klinischen Routinedaten zu erwarten gewesen. Bei Betrachtung der einzelnen zu berücksichtigenden Indikatoren wird jedoch deutlich, dass der geringe Anteil zum Beispiel bei der Versorgung mit einer Kompressionstherapie beim venösen Ulcus und des Wunddébridements bei vorhandener Nekrose- oder Fibrinbelägen eher auf eine mangelnde Dokumentationsqualität zurückzuführen sein dürfte als auf eine schlechte Wundversorgung.

Die ermittelten Versorgungsindices je nach Datenquelle sind aufgrund der unterschiedlich berücksichtigten Indikatoren nur bedingt miteinander vergleichbar und können angesichts der wenigen berücksichtigten Indikatoren die Versorgungsqualität nicht ausreichend valide abbilden.

Zusammengefasst können anhand der Daten der GKV je nach untersuchtem Indikator Aussagen zur Versorgungsqualität von Versicherten mit einem Ulcus cruris getätigt werden. Als recht valide können die wundrelevanten Verordnungsdaten eingestuft werden wie die Kompressionstherapie, Lokaltherapie, aber auch die dokumentierten

Lymphdrainagen als Heilmittel; sie zeigten im Vergleich zu anderen versorgungswissen-schaftlichen Studien wie der Hamburger Wundstudie eine ähnliche Versorgungssituation auf. Als nicht hinreichend valide können die wundrelevanten Behandlungsdaten in den GKV-Routinedaten bewertet werden. Der zum Teil deutlich geringere Anteil an durchgeführten Behandlungen kann zum einem auf eingeschränkte Dokumentations-qualität und zum anderen auf die mangelnde Spezifität der Abrechnungsziffern zurück-geführt werden. Auch hier bildet die Inanspruchnahme wundrelevanter Behandlungen eher das Kodierverhalten der Behandler als die reale Versorgungssituation von Versi-cherten mit einem Ulcus cruris ab. In den GKV-Routinedaten werden knapp 80 % der untersuchten versorgungsrelevanten Indikatoren durch die wundrelevanten Behand-lungsdaten abgebildet, was sich auch im niedrigen Versorgungsindex widerspiegelt.

Eine weitere Limitation bei der Bewertung der Versorgungssituation von Versicherten mit einem Ulcus cruris ist die zeitliche Betrachtung der definierten Wunddauer jeweils vor und nach Wundbeginn. Aufgrund der eingeschränkten Beobachtungszeit kann der Anteil der erfüllten Parameter in dieser Arbeit unterschätzt worden sein. Wie bereits bei der „Modellierung klinischer Parameter und Endpunkte (Wundheilung und -dauer) an-hand der GKV-Routinedaten" beschrieben, sind im Vergleich zur klinisch definierten Wunddauer Abweichungen anzunehmen. Diese werden jedoch als moderat eingestuft und sind nur bei einem geringen Anteil von Versicherten zu erwarten. Des Weiteren wurde bei der Wahl der Beobachtungszeit vor und nach definierter Wunddauer je nach versorgungsrelevantem Indikator ein aus klinischer Sicht breites Intervall gewählt.

Weitere versorgungsrelevante Parameter
- Ambulant ärztliche Versorgung -
Bei Betrachtung des Versorgers zeigten die Analysen der GKV-Routinedaten, dass die Hälfte der Versicherten mit einem Ulcus cruris durch mindestens einen wundrelevanten Facharzt, definiert als Fachärzte der Chirurgie oder Hautärzte, behandelt wurden. Ob-wohl sich Hausärzte und Allgemeinmediziner in der Behandlung chronischer Wunden unsicherer fühlen als Fachärzte und ein interprofessionelles Team mit einem adäquaten Schnittstellenmanagement zur Verkürzung der Heilungszeit beiträgt (Gottrup, 2004; Kjaer et al., 2005; Harrison et al., 2005; Müller-Bühl et al., 2013), besteht offenbar bis heute keine adäquate Facharzt-Behandlung von Patienten mit chronischen Wunden. Die Ergebnisse deuten im Vergleich zur Hamburger Wundstudie, bei denen nur 26 % der Ulcus cruris Patienten durch einen Dermatologen behandelt wurden, bei mindestens der Hälfte der Versicherten auf eine multiprofessionelle Zusammenarbeit hin.

Wie in der Literatur beschrieben, konnte auch anhand der GKV-Routinedaten bestätigt werden, dass Versicherte, die durch einen wundrelevanten Facharzt behandelt werden, signifikant häufiger geheilt wurden als Versicherte ohne Beteiligung eines Wund-Facharztes. Wie bereits erläutert, sind bei dem modellierten Endpunkt Wundheilung in den GKV-Sekundärdaten im Vergleich zur klinischen Wundheilung Abweichungen zu erwarten, welche jedoch als moderat eingestuft wurden.

Bei der Zuordnung zu einem wundrelevanten Facharzt handelt es sich lediglich um eine durch den Facharztgruppenschlüssel bedingte Einstufung. Der Anteil an multiprofessioneller Zusammenarbeit durch Beteiligung eines Wundexperten kann daher höher liegen. Durch weiterführende Fortbildungen im Wundbereich können Mediziner, Pflegekräfte, Podologen, Diabetesberater oder Arzthelfer sich als Wundexperten oder Wundtherapeuten ausbilden lassen (Initiative Chronische Wunden e.V. ICW, 2015). Wie hoch der Anteil beteiligter Wundexperten tatsächlich ist, kann anhand der GKV-Abrechnungsdaten nicht untersucht werden.

- Stationäre Versorgung -

Bei Patienten mit einem inzidenten Ulcus cruris fanden bei insgesamt 50,1 % der BARMER GEK-Versicherten mindestens ein stationärer Aufenthalt unabhängig des Grundes statt. 17,4 % der Versicherten hatten einen stationären Aufenthalt aufgrund einer Ulcus-relevanten Hauptentlassungs- oder Nebendiagnose und 9,5 % aufgrund einer Ulcus-relevanten Hauptentlassungsdiagnose.

Bei den Versicherten mit einer Ulcus-relevanten Hauptentlassungs- oder Nebendiagnose fand bei 36,5 % der Versicherten innerhalb der Beobachtungszeit eine stationäre Wiederaufnahme statt. Dieser hohe sogenannte „Drehtür"-Anteil kann möglicherweise auf ein fehlendes oder schlechtes Schnittstellenmanagement von der stationären zur ambulanten Versorgung zurückgeführt werden.

Im Vergleich zur durchschnittlichen Verweildauer in deutschen Krankenhäusern im Jahr 2012 von 7,6 Tagen (Destatis, 2014) zeigte sich eine deutlich längere Verweildauer bei Versicherten mit einem inzidenten Ulcus cruris von durchschnittlich 12,7 Tagen unabhängig vom Grund des stationären Aufenthaltes. Dies deckt sich mit Angaben aus Krankenhausstatistiken des Statistischen Bundesamtes, bei denen die durchschnittliche Verweildauer des Ulcus cruris im Jahr 2012 bei 13,0 Tagen lag (Destatis, 2014). Die mittlere Liegedauer stationärer Aufenthalte, bei denen als Grund eine Ulcus-relevante Hauptentlassungs- oder Nebendiagnose vorlag, lag mit 16,5 Tagen deutlich höher.

Bei den stationären Aufenthalten wurden alle dokumentierten Aufenthalte betrachtet und es wurde nicht nach vor-, teil-, voll-, und nachstationären Aufenthalten differenziert.

Diese mangelnde Differenzierung kann zur Überschätzung der Anzahl stationärer Aufenthalte und Wiedereinweisungen führen (Mosafer, 2006). Andererseits können die Wiederaufnahmen auch durch die Einführung des DRG Systems seit 2004 durch die Zusammenlegung der Fälle innerhalb der Grenzverweildauer unterschätzt worden sein (Swart, 2006). Eine Ableitung der Wiederaufnahmen als potenzieller Indikator der stationären Ergebnisqualität ist daher nur eingeschränkt möglich.

Prädiktion der Wundheilung

Als relevante Prädiktoren der Wundheilung zeigten sich anhand der GKV-Routinedaten im multivariaten Regressionsmodell unter Berücksichtigung aller Versicherten mit einem inzidenten Ulcus cruris das Geschlecht, das Alter, die Abwesenheit einer Wundinfektion, eine multiprofessionelle Zusammenarbeit durch Beteiligung mindestens eines wundrelevanten Facharztes sowie der Versorgungsindex.

Für den Vergleich dieses GKV-Prädiktionsmodells mit den Ergebnissen des Prädiktionsmodells aus der klinischen Behandlungsroutine wurden bei den GKV-Routinedaten auch zensierte Beobachtungen (verstorben oder aus dem Versichertenverhältnis ausgetreten) berücksichtigt. Als Sensitivitätsprüfung wurde die Veränderung der Effekte durch den Ausschluss von Versicherten die innerhalb einer maximalen Beobachtungszeit von einem Jahr nach Wundbeginn zensiert wurden, untersucht. Unter Ausschluss dieser Versicherten verbleiben lediglich die Abwesenheit einer Wundinfektion und der Versorgungsindex als signifikante Prädiktoren der Wundheilung. Aufgrund der marginalen Veränderung der Effekte im Gesamtmodell und da die jeweiligen Konfidenzintervalle nicht größer wurden oder sich nur marginal veränderten, kann gefolgert werden, dass a) keine Fehlklassifikation der Zensierten zu „0=nicht geheilte" erfolgte und b) die Effekte unter Berücksichtigung der Zensierten nicht unterschätzt bzw. verzerrt wurden.

Im Prädiktionsmodell anhand der Daten aus der klinischen Routine wurden vor allem klinische Einflussvariablen berücksichtigt. Als relevante Prädiktoren der Wundheilung im multivariaten Prädiktionsmodell stellten sich die folgenden Einflussvariablen heraus: die Ätiologie des Ulcus cruris (Wunden mit einem gemischten oder nicht näher bezeichneten Ulcus), die Wundanzahl, die Wunddauer vor Behandlung, die Wundsituation (globaler Wundscore) sowie die Wundgröße vor Behandlung und der Versorgungsindex.

Pro Wunde stieg die Heilungschance mit zunehmender Anzahl an Wunden pro Patient. Dies ist möglicherweise darauf zurückzuführen, dass es sich um Sekundärwunden mit kleineren Wundgrößen handelte, die durch frühzeitige und insgesamt längere Behandlung im spezialisierten Wundzentrum eine höhere Heilungschance aufweisen.

Der Versorgungsindex, der die Qualität einer leitliniengerechten Versorgung widerspiegelt, zeigte sich in beiden Prädiktionsmodellen unterschiedlicher Datenquellen als statistisch relevanter Prädiktor der Wundheilung. Mit steigender Versorgungsqualität nimmt wider Erwarten die Chance auf Wundheilung deutlich ab. Hier ist zu berücksichtigen, dass es sich zum Teil um einen Konfundierungseffekt handeln kann, indem der Versorgungsindex sowohl mit zunehmender Behandlungszeit bzw. Wunddauer als auch mit der Wundheilung in Beziehung steht. Somit steigt mit zunehmender Behandlungszeit die Chance, Leistungen in Anspruch zu nehmen. Zudem erhalten vermutlich Wunden mit zunehmendem Schweregrad und damit längerer Behandlungszeit mehr diagnostische und therapeutische Maßnahmen sowie Aufmerksamkeit als unkomplizierte Wunden mit kurzer Wunddauer. Des Weiteren wird der Versorgungsindex überwiegend durch wundrelevante Behandlungsdaten abgebildet, die in den GKV-Routinedaten, wie bereits beschrieben, als nicht hinreichend valide erfasst werden können. Die Dokumentation der diagnostischen und therapeutischen Maßnahmen in der klinischen Routine innerhalb der kooperierenden Wundnetze erfolgte überwiegend als Freitextangaben, wohingegen die Dokumentation der klinischen Wundparameter wie die Dokumentation der Wundgröße sowie der Wundsituation (Wundrand, -umgebung, -geruch, Exsudatmenge), standardisiert durch vorgegebene Variablenausprägungen erfolgte. Auch die geringe Häufigkeit bezüglich der diagnostischen und therapeutischen Maßnahmen anhand der Sekundärdaten aus der klinischen Routine lässt sich eher auf eine nicht ausreichende Dokumentation im klinischen Alltag als auf eine Unterversorgung der Patienten zurückführen. Wohingegen die klinischen Wundparameter als recht valide eingestuft werden können.

Anhand beider Prädiktionsmodelle der GKV-Routinedaten konnte die Abwesenheit einer Wundinfektion und somit ein klinischer Parameter als wichtiger Heilungsprädiktor in der Versorgung von Patienten mit einem inzidenten Ulcus cruris identifiziert werden. Wie auch im Prädiktionsmodell anhand der klinischen Routinedaten waren darüber hinaus vor allem die klinischen Einflussgrößen wie Wundanzahl, Wunddauer vor Behandlung, Wundsituation (globaler Wundscore) sowie Wundgröße entscheidende Prädiktoren für den Behandlungserfolg. Die Bedeutung von klinischen wundbezogenen Parametern spiegelt sich auch in der höheren Gesamtmodellgüte im Regressionsmodell der klinischen Sekundärdaten wider. Diese klinischen Prädiktoren wie Wundgröße und Behandlungsdauer wurden bereits in früheren Studien als relevante Prädiktoren der Wundheilung identifiziert (Moffatt et al., 2010; Meaume et al., 2005; Beckert et al., 2009; Hill et al., 2004; Labropoulos et al., 2012; Margolis et al., 2004; Phillips et al., 2000).

Jedoch konnten auch in den klinischen Routinedaten 85 % der Unterschiedlichkeit in der Abheilung nicht erklärt werden (Modellgüte R^2=0,15). Hier sind potentiell weitere Variablen relevant und bzw. oder die erhobenen Variablen wurden nicht ausreichend valide und detailliert genug erfasst.

Vor dem Hintergrund, dass in den GKV-Routinedaten diese klinischen wundbezogenen Informationen nicht enthalten sind, stellen GKV-Abrechnungsdaten für die Ableitung von Heilungsprädiktoren bei Patienten mit einem Ulcus cruris keine ausreichend valide Datengrundlage dar.

Die Limitation des Vergleiches beider Prädiktionsmodelle besteht zum einem darin, dass sich die betrachteten Grundgesamtheiten (Versicherte versus Wunden) unterschieden. Zum anderen wurden, wie auch schon unter „Methodik" beschrieben, in den beiden Modellen unterschiedliche Einflussvariablen untersucht, die daher nur bedingt miteinander verglichen werden können.

6. Fazit und Ausblick

Zur Optimierung des deutschen Gesundheitssystems bedarf es zukünftig der gleichzeitigen Verbesserung von Qualität und Wirtschaftlichkeit der Versorgung. Die Versorgungsforschung unter Alltagsbedingungen stellt hierfür eine wichtige Grundlage dar. Ziel der Versorgungsforschung ist es, mittels wissenschaftlich ermittelten und fundierten Erkenntnissen über grundlegendes und praxisorientiertes Wissen über die Versorgung und mit der Identifizierung von Unter-, Über-, und Fehlversorgung eine Optimierung des deutschen Gesundheitssystems zu erreichen (Pfaff, 2003; Glaeske et al., 2009).

Patienten mit einer chronischen Wunde, im Speziellen das Ulcus cruris, sind in ihrer Lebensqualität sehr eingeschränkt, erfordern einen hohen pflegerischen und medizinischen Aufwand und nehmen das Gesundheitssystem verstärkt in Anspruch (Augustin et al., 2011). Trotz dieser Bedeutung sind Daten zur Epidemiologie und Versorgungsqualität von Patienten mit einem Ulcus cruris in Deutschland rar. Vor diesem Hintergrund stellt die vorliegende Arbeit eine wichtige epidemiologische und versorgungswissenschaftliche Grundlage zur Erreichung einer Optimierung der Versorgung für den Patienten als auch des deutschen Gesundheitssystems dar.

Die Erkrankungshäufigkeit des floriden Ulcus cruris wurde bislang unterschätzt und kann bei einer Bevölkerung von ca. 80 Millionen in Deutschland auf insgesamt 210 Tausend Personen im Jahr 2012 geschätzt werden. Die Zahl an floriden Neuerkrankungen beläuft sich auf 170 Tausend Personen. Die alleinige Identifizierung von Patienten mit einem Ulcus cruris in den GKV-Sekundärdaten führt zu einer Fehl- und Überschätzung der administrativ ermittelten Erkrankungshäufigkeit. Daher sind bei wundspezifischen Analysen auf Ebene der GKV definierte wundrelevante Verordnungen (PZN) als weiteres Identifizierungskriterium notwendig und sollten berücksichtigt werden.

Zudem zeigen Patienten mit einem inzidenten Ulcus cruris hohe Morbiditäts- und Mortalitätsraten sowie lange Behandlungsverläufe. Angesichts der hohen Krankheitslast und der daraus resultierenden ökonomischen Bedeutung von Patienten mit einem Ulcus cruris kommt einer qualifizierten und bedarfsgerechten Therapie eine hohe Bedeutung zu. Durch eine leitliniengerechte Behandlung, die unter anderem ein adäquates Wundmanagement beinhaltet, können die Prävalenz sowie Inzidenz, die Rezidivrate sowie die Behandlungszeit des Ulcus cruris verkürzt und Folgekosten verringert werden (Augustin et al., 2014b; McGuckin et al., 2002). Ferner kann dies erheblich zur Verbesserung der Lebensqualität beitragen und die gesamte Wundversorgung positiv beeinflussen.

Die Analysen der GKV-Routinedaten zeigten, dass je nach betrachteten versorgungsrelevanten Parameter hinreichend valide Aussagen anhand dieser Datenquellen über die Versorgungssituation von Patienten mit einem Ulcus cruris getätigt werden können. Der

Einsatz der Kompressionstherapie bei venösen Ulcera kann als relativ verlässlicher Indikator der leitliniengerechten Wundversorgung angesehen werden und ist im Vergleich zu anderen, eher klinischen Indikatoren (Augustin et al., 2011) auch auf Ebene der Sekundärdaten hinreichend valide zu erheben. Trotz der belegten Wirksamkeit der Kompressionstherapie besteht bis heute eine deutliche Unterversorgung von Versicherten mit Ulcus cruris venosum. Neben der mangelnden Umsetzung liegt zudem ein großes Defizit zum Wissen und richtigen Umgang der Kompressionstherapie in Deutschland vor (Protz et al., 2014). Es besteht daher weiterer Handlungsbedarf, um die leitliniengerechte Therapie mit Kompressionssystemen in der Behandlung von Patienten mit Ulcus cruris venosum stärker zu etablieren. Eine standardisierte Schulung über die Effizienz und Anwendung der Kompressionstherapie aller beteiligten Versorger wäre vor diesem Hintergrund erstrebenswert.

Die Lokaltherapie mit hydroaktiven Wundauflagen zeigte hingegen eine bessere Versorgungssituation in Deutschland auf und ist wie auch die Kompressionstherapie in den GKV-Routinedaten hinreichend valide zu erheben. Jedoch konnte auch hier eine deutliche Fehlversorgung vor allem in den ostdeutschen Ländern, in denen zwischen 32,6 % und 41,1 % ausschließlich mit nicht-hydroaktiven Wundauflagen versorgt wurden, identifiziert werden. Auch hier besteht zukünftig besonderer Handlungsbedarf um eine phasengerechte Versorgung mit Medizinprodukten in der Behandlung von Wundpatienten stärker zu etablieren. Denn neben den stationären Kosten spielen die ambulanten Behandlungskosten - insbesondere die Pflegekosten - durch die täglichen Vebandswechsel eine bedeutende Rolle. Hier können die hydroaktiven Wundauflagen, die zwar initial höhere Kosten verursachen im Vergleich zu den nicht-hydroaktiven Wundauflagen durch die Reduktion der Verbandswechsel, da diese mehrere Tagen auf der Wunde verbleiben können, zu geringeren Gesamtkosten führen (Augustin und Vanscheidt 2012).

Als zentrales Ziel soll die Versorgung der Patienten als eine multiprofessionelle Aufgabe verstanden werden mit einem stattfindenden Kommunikations- und Informationsaustausch zwischen den Sektoren (Schnittstellen) und auch innerhalb der ambulanten Versorgung zwischen den einzelnen Versorgungspartnern (intra-sektoral). Diese kann zum Erreichen einer verbesserten Versorgung und einer Versorgungskontinuität beitragen (SVR, 2012). Die Ergebnisse zeigen, dass eine Versorgung von Patienten mit einem Ulcus cruris durch ein multiprofessionelles Team mit Einbindung von Fachärzten wie Chirurgen oder Hautärzten oder Behandelnden, die sich weiterführend zu einem Wundspezialisten ausgebildet haben, daher stärker gefördert werden muss. Dies gilt vor allem vor dem Hintergrund, dass nach Analyse mit den GKV-Routinedaten diese multiprofessionelle Zusammenarbeit durch Einbindung eines wundrelevanten Facharztes die Heilungswahrscheinlichkeit von Versicherten mit einem inzidenten Ulcus cruris positiv beeinflusste. Der Mangel eines multiprofessionellen Teams als auch die fehlende Überwindung von Versorgungsschnittstellen spiegelte sich ebenfalls in der hohen Anzahl von stationären Wiederaufnahmen wider.

Krankenhausbehandlungen stellen unabhängig von der Erkrankung aber auch bei Patienten mit einem Ulcus cruris anteilig den größten Ausgabenbereich der GKV dar. Im Zuge der strukturellen Veränderung der stationären Versorgung unter anderem durch die Einführung der DRG's und der dadurch bedingten Reduzierung der stationären Liegedauer sowie der Bettenanzahl ist die Bedeutung der Schnittstellen zwischen der stationären und ambulanten Versorgung stärker in den Fokus gerückt. Obwohl die Schnittstellenproblematik bereits 2007 erkannt und mit dem Gesetz zur „Stärkung des Wettbewerbs in der GKV" sowie dem Gesetz im Jahr 2011 zur „Verbesserung der Versorgungsstrukturen in der GKV" bereits berücksichtigt wurden, besteht bis heute Optimierungsbedarf dieser Problematik. Eine Vermeidung stationärer Aufenthalte sowie die Verhinderung von Wiederaufnahmen durch optimiertes Schnittstellenmanagement können sich durch Verkürzung der Heilungszeit, einer Verbesserung der Lebensqualität und letztendlich auf die Einsparung dieser Kosten auswirken (Gottrup, 2004; Kjaer et al., 2005; Harrison et al., 2005). Die stationären Aufenthalte könnten aufgrund einer bislang mangelnden Versorgung durch ein multiprofessionelles Team, allein durch die Beteiligung eines wundrelevanten Facharztes oder eines Wundexperten reduziert werden. Ebenfalls im GKV-Versorgungsstärkungsgesetz, das seit dem 23. Juli 2015 in Kraft getreten ist, ist vorgesehen, mit dem Innovationsfond unter anderem die Optimierung der Zusammenarbeit innerhalb und zwischen den verschiedenen Versorgungsbereichen, -einrichtungen und Berufsgruppen sowie die Behebung von Versorgungsdefiziten zu fördern (GKV-VSG, 2015).

Zusammenfassend zeigen die Ergebnisse unter Berücksichtigung der benannten Einschränkungen der Daten, dass bis heute eine defizitäre Versorgungsqualität für Patienten mit einem inzidenten Ulcus cruris bezüglich der Kompressionstherapie sowie Defizite im adäquaten sowie phasengerechten Einsatz hydroaktiver Wundauflagen und in der Beteiligung wundrelevanter Fachärzte oder weitergebildeten Wundexperten besteht. Um kurzfristig eine Steigerung der Effizienz- und Kostenstruktur bei gleichzeitig hoher Leistung und eine Qualitätssteigerung unseres Gesundheitssystems zu erreichen, wie es bereits im Jahr 2000 im Sachverständigenrat gefordert wird (Sachverständigenrat für die konzentrierte Aktion im Gesundheitswesen (SVR Gesundheit), 2000/2001), legen die Ergebnisse dieser Arbeit nahe, dass es einer Überwindung dieser defizitären Versorgungssituation bedarf. Dieses Ziel kann nur erreicht werden, wenn die Hindernisse fehlender Leitlinienimplementierung erkannt und Strategien entwickelt werden, um diese zielgerichtet zu überwinden. Gründe für eine fehlende Implementierung von medizinischen Leitlinien sind zum Beispiel fehlendes Wissen über den Leitlinieninhalt, das Fehlen einer lar verständlichen und praxisorientierten Empfehlung für den Behandelnden oder unzureichende Vergütungsstrukturen (Grol und Grimshaw, 2003; Wollny et al., 2009). Diese könnten im Rahmen standardisierter Schulungen über die Effizienz und Anwendung leitliniengerechter Therapien aller beteiligten Versorger überwunden werden.

Wie in dieser Arbeit gezeigt werden konnte, können die wundrelevanten Behandlungsdaten nicht hinreichend aus den GKV-Routinedaten abgeleitet werden. Der zum Teil deutlich geringe Anteil an verschlüsselten Behandlungen kann zum einem auf eine mangelnde Dokumentationsqualität und zum anderen auf die fehlende Spezifität der Abrechnungsziffern zurückgeführt werden. Vor allem klinisch relevante Indikatoren wie die Wundanzahl, Wunddauer, Wundsituation und Wundgröße, welche eine bedeutendere Rolle als behandlungsrelevante Parameter bei der Vorhersage des Heilungserfolges spielen sind als eigenständige Information in den GKV-Daten nicht enthalten, die letztlich nur als Abrechnungsdaten und nicht als Daten der klinisch orientierten Qualitätssicherung genutzt werden.

Die Mehrheit der wundrelevanten leitliniengerechten Qualitätsindikatoren könnte allenfalls und annähernd aus den Abrechnungsziffern in den GKV-Routinedaten abgeleitet werden. Jedoch sind diese als nicht hinreichend valide erkannt worden, da sie im Vergleich zu anderen Studien deutlich geringere Anteile an durchgeführten Behandlungen aufweisen und vermutlich eher auf eingeschränkte Dokumentationsqualität und mangelnde Spezifität der Abrechnungsziffern zurückzuführen sind. Eine explizite Unterversorgung lässt sich auf diese Weise nicht postulieren. Dies zeigt sich auch in einem deutlich niedrigeren Versorgungsindex. Daher spiegelt die vorgefundene Inanspruchnahme wundrelevanter Behandlungen eher das Kodierverhalten der Behandler als die reale Versorgungssituation von Versicherten mit einem Ulcus cruris wider.

Darüber hinaus konnte in beiden Prädiktionsmodellen sowohl in den GKV- als auch in den klinischen Routinedaten die Bedeutung von klinischen wundbezogenen Parametern in der Vorhersage und als relevante Einflussgrößen der Wundheilung verdeutlicht werden; was sich auch in der höheren Gesamtmodellgüte des Regressionsmodells in den klinischen Sekundärdaten wiederfand. Vor dem Hintergrund, dass in den GKV-Routinedaten zum einen eine Aussage zur Versorgungsqualität von in Anspruch genommenen wundrelevanten Behandlungsdaten nur begrenzt möglich ist und zum anderen in den Routinedaten solche klinischen wundbezogenen Informationen nicht enthalten sind, stellen GKV-Abrechnungsdaten letztendlich keine ausreichend valide Datengrundlage für spezielle Fragestellungen im Bereich der Wundversorgung dar.

Zukünftig sollte daher die Möglichkeit eröffnet werden, Versorgungsdaten wie Daten der GKV mit klinischen Routinedaten oder Registerdaten zu verknüpfen („verlinken"), um ein umfassendes Bild der Versorgungsrealität und -qualität von Patienten mit einem Ulcus cruris oder anderen Wundentitäten abbilden zu können. Eine Steigerung der Dokumentationsqualität der klinischen Routinedaten wird zukünftig durch die standardisierte Erfassung innerhalb des Deutschen Registers Chronischer Wunden (DRCW) ermöglicht. Eine Verknüpfung dieser Registerdaten mit GKV-Routinedaten wäre erstrebenswert, um zum einem die für den Behandlungserfolg relevanten klinischen Parameter und somit den Schweregrad der Wunde, und zum anderen die Qualität und Umsetzung einer leitliniengerechten Therapie adäquat abbilden zu können. Darüber hinaus könnte mithilfe eines Datenlinkage eine Abschätzung der Größenordnung von Fehlkodierungen oder fortgeführter Diagnosekodierungen, der Anteil nicht berücksichtigter Verordnungen sowie der unversorgten Morbidität und die Qualität der Abrechnungsziffern dargestellt werden. Auf diese Weise würde auch eine Überprüfung der Reliabilität und der Gültigkeit der vorgefundenen Ergebnisse möglich werden.

Anhand der wissenschaftlich ermittelten Erkenntnisse der vorliegenden Arbeit über die Versorgung von Patienten mit einem Ulcus cruris und der erstmaligen deutschlandweiten Identifizierung von Unter- und Fehlversorgung können hierauf aufbauend mögliche Versorgungsmodelle und Konzepte zur Optimierung entwickelt werden. Neben einer wissenschaftlichen Begleitung bei der Umsetzung von neuen Versorgungskonzepten bedarf es einer wissenschaftlichen Evaluation neuer und alter Versorgungskonzepte unter Alltagsbedingungen mit Hilfe der Methoden der Versorgungsforschung, um das Ziel einer verbesserten patientenorientierten Behandlungsqualität erreichen zu können.

Literaturverzeichnis

Abbade, L.P.F., Lastoria, S. und Rollo, H.d.A. (2011), "Venous ulcer: clinical characteristics und risk factors", *International journal of dermatology*, Vol. 50 No. 4, S. 405–411.

Andersson, E., Hansson, C. und Swanbeck, G. (1993), "Leg und foot ulcer prevalence und investigation of the peripheral arterial und venous circulation in a randomised elderly population. An epidemiological survey und clinical investigation", Acta dermato-venereologica, Vol. 73 No. 1, S. 57–61.

Arbeitsgruppe Epidemiologische Methoden der Deutschen Arbeitsgemeinschaft für Epidemiologie (DAE) (2004), "Leitlinien und Empfehlungen zur Sicherung von Guter Epidemiologischer Praxis (GEP): Langversion." Online verfügbar unter: http://dgepi.de/fileadmin/pdf/leitlinien/GEP_mit_Ergaenzung_GPS_Stand_24.02.20 09.pdf (abgerufen am 29 April 2015).

Ärztliches Zentrum für Qualität in der Medizin (ÄZQ) (2012), "Leitlinien - Definition, Ziele und Aufgaben", Online verfügbar unter: http://www.leitlinien.de/leitlinien-grundlagen/aufgaben-ziele (abgerufen am 2 April 2014).

Assadian, O., Oswald, J.S., Leisten, R., Hinz, P., Daeschlein, G. und Kramer, A. (2011), "Management of leg und pressure ulcer in hospitalized patients: direct costs are lower than expected", *GMS Krankenhaushygiene interdisziplinar*, Vol. 6 No. 1, S. Doc07.

Augustin, M. und Debus, S. (2009), „Moderne Wundversorgung: Im Spannungsfeld zwischen Qualitätsanspruch, Zuständigkeit und Sparzwang", 1st ed., mhp, Wiesbaden.

Augustin, M., Herberger, K., Rustenbach, S.J., Schäfer, I., Zschocke, I. und Blome, C. (2010), "Quality of life evaluation in wounds: validation of the Freiburg Life Quality Assessment-wound module, a disease-specific instrument*", *International Wound Journal*, Vol. 7 No. 6, S. 493–501.

Augustin, M., Rustenbach, S.J., Debus, S., Grams, L., Munter, K.-C., Tigges, W., Schafer, E. und Herberger, K. (2011), "Quality of care in chronic leg ulcer in the community: introduction of quality indicators und a scoring system", *Dermatology (Basel, Switzerland)*, Vol. 222 No. 4, S. 321–329.

Augustin, M. und Vanscheidt, W. (2012), "Chronic venous leg ulcers: the future of cell-based therapies", *Lancet (London, England)*, Vol. 380 No. 9846, S. 953–955.

Augustin, M., Schmitt, J., Herberger, K., Goepel, L., Heyer, K., Dissemond, J., Mayer, A., Aschoff, R., Beikert, F., Bischoff, M., Blome, C., Bunse, J., Diener, H., Eberlein, T., Eming, S., Fansa, H., Flesch, F., Gaiser, F., Gartner, S., Gass, S., Gerber, V., Glau, S., Goerge, T., Großkopf, V., Hampel-Kalthoff, C., Hartmann, B., Helfrich, J., Hirsch T. et al. (2014a), "The German national consensus on wound documentation und outcomes: Rationale, working programme und current status", *Wound Medicine*, No. 7, S. 8–13.

Augustin, M., Brocatti, L.K., Rustenbach, S.J., Schafer, I. und Herberger, K. (2014b), "Cost-of-illness of leg ulcers in the community", *International Wound Journal*. Vol. 11 No 3, S 283-292

Baker, S.R. und Stacey, M.C. (1994), "Epidemiology of chronic leg ulcers in Australia", *The Australian und New Zealand journal of surgery*, Vol. 64 No. 4, S. 258–261.

Beckert, S., Pietsch, A.M., Kuper, M., Wicke, C., Witte, M., Konigsrainer, A. und Coerper, S. (2009), "M.A.I.D.: a prognostic score estimating probability of healing in chronic lower extremity wounds", *Annals of surgery*, Vol. 249 No. 4, S. 677–681.

Bender, R., Ziegler, A. und Lange, S. (2007), "Logistic regression", *Deutsche medizinische Wochenschrift*, 132 Suppl 1, S. e33-e35.

Berard, A., Abenhaim, L., Platt, R., Kahn, S.R. und Steinmetz, O. (2002), "Risk factors for the first-time development of venous ulcers of the lower limbs: the influence of heredity und physical activity", *Angiology*, Vol. 53 No. 6, S. 647–657.

Bergin, S.M. und Wraight, P. (2006), "Silver based wound dressings und topical agents for treating diabetic foot ulcers", *The Cochrane database of systematic reviews*, No. 1, S. CD005082.

Bouza, C., Munoz, A. und Amate, J.M. (2005), "Efficacy of modern dressings in the treatment of leg ulcers: a systematic review", *Wound repair und regeneration official publication of the Wound Healing Society [and] the European Tissue Repair Society*, Vol. 13 No. 3, S. 218–229.

Brandt, H.R.C., Lorenzo Messina, M.C. de, Hirayama, J.T., Belda, W., JR, Benabou, J.E. und Criado, P.R. (2009), "Prevalence of thrombophilia associated with leg ulcers", *The British journal of dermatology*, Vol. 160 No. 1, S. 202–203.

Busse, R. und Blumel, M. (2014), "Germany: Health system review", *Health systems in transition*, Vol. 16 No. 2, S. 1-296.

Chaby, G., Viseux, V., Ramelet, A.A., Ganry, O., Billet, A. und Lok, C. (2006), "Refractory venous leg ulcers: a study of risk factors", *Dermatologic surgery official publication for American Society for Dermatologic Surgery*, Vol. 32 No. 4, S. 512–519.

Chaby, G., Senet, P., Ganry, O., Caudron, A., Thuillier, D., Debure, C., Meaume, S., Truchetet, F., Combemale, P., Skowron, F., Joly, P. und Lok, C. (2013), "Prognostic factors associated with healing of venous leg ulcers: a multicentre, prospective, cohort study", *The British journal of dermatology*, Vol. 169 No. 5, S. 1106–1113.

Charles, H. (2004), "Does leg ulcer treatment improve patients' quality of life?", *Journal of wound care*, Vol. 13 No. 6, S. 209–213.

Cohen, J. (1992), "A power primer", *Psychological bulletin*, Vol. 112 No. 1, S. 155–159.

Cook, N.R. (2007), "Use und misuse of the receiver operating characteristic curve in risk prediction", *Circulation*, Vol. 115 No. 7, S. 928–935.

Darvall, K.A.L., Sam, R.C., Adam, D.J., Silverman, S.H., Fegan, C.D. und Bradbury, A.W. (2009), "Higher prevalence of thrombophilia in patients with varicose veins und venous ulcers than controls", *Journal of vascular surgery*, Vol. 49 No. 5, S. 1235–1241.

Destatis Statistisches Bundesamt (2012), "Bevölkerungsstand", Online verfügbar unter: https://www.destatis.de (abgerufen am 29 Juni 2015).

Destatis Statistisches Bundesamt (Ed.) (2013), Statistisches Jahrbuch: Gesundheitsausgaben in Deutschland nach Ausgabenträgern, Leistungsarten und Einrichtungen., Wiesbaden. Online verfügbar unter: https://www.destatis.de/DE/ZahlenFakten/GesellschaftStaat/Gesundheit/Gesundhei tsausgaben/Gesundheitsausgaben.html (abgerufen am 10 August 2015).

Destatis Statistisches Bundesamt (2014), Gesundheit: Grunddaten der Krankenhäuser, Vol. 6.1.1, Fachserie 12, Wiesbaden. Online verfügbar unter: https://www.destatis.de/DE/Publikationen/Thematisch/Gesundheit/Krankenhaeuser/ GrunddatenKrankenhaeuser.html (abgerufen am 23 Juli 2015).

Deutsche Gesellschaft für Angiologie (2009), "Leitlinien zur Diagnostik und Therapie der peripheren arteriellen Verschlusskrankheit (PAVK)". Online verfügbar unter: http://www.awmf.org/leitlinien/detail/ll/065-003.html (abgerufen am 29 Juli 2014).

Deutsche Gesellschaft für Phlebologie (2008), "Leitlinie zu Diagnostik und Therapie des Ulcus cruris venosum", Online verfügbar unter: http://www.phlebology.de/leitlinien-der-dgp-mainmenu/171-diagnostik-und-therapie-des-ulcus-cruris-venosum#content (abgerufen am 29 Juli 2014).

Deutsche Gesellschaft für Wundheilung und Wundbehandlung e.V. (2012), "Lokaltherapie chronischer Wunden bei Patienten mit den Risiken periphere arterielle Verschlusskrankheit, Diabetes mellitus, chronische venöse Insuffizienz". Online verfügbar unter: http://www.awmf.org/uploads/tx_szleitlinien/091-001l_S3_Lokaltherapie_chronischer_Wunden_2012-06.pdf (abgerufen am 29 Juli 2014)

Dissemond, J. (2006), "When is a wound chronic?", *Der Hautarzt; Zeitschrift fur Dermatologie, Venerologie, und verwandte Gebiete*, Vol. 57 No. 1, S. 55.

Dissemond, J., Korber, A. und Grabbe, S. (2006), "Differential diagnoses in leg ulcers", *Journal der Deutschen Dermatologischen Gesellschaft*, Vol. 4 No. 8, S. 627–634.

Dumville, J.C., O'Meara, S., Deshpande, S. und Speak, K. (2011), "Hydrogel dressings for healing diabetic foot ulcers", *The Cochrane database of systematic reviews*, No. 9, S. CD009101.

Dumville, J.C., Soares, M.O., O'Meara, S. und Cullum, N. (2012), "Systematic review und mixed treatment comparison: dressings to heal diabetic foot ulcers", *Diabetologia*, Vol. 55 No. 7, S. 1902–1910.

Encke, A., Kopp, I., Selbmann, H.K., Hoppe, D., Köhler, A. und Ollenschläger, G. (2005), "Das Deutsche Instrument zur methodischen Leitlinien-Bewertung (DELBI)", *Deutsches Ärzteblatt*, No. 102, S. A-1912 – A1913.

Esslinger, A.S. (2009), „Neues Denken in der Gesundheitsversorgung Hochbetagter: Vernertzung und Kooperation im Blickwinkel der Strukturation", 1st ed., Gabler, Springer, Wiesbaden.

Farahani, P., Levine, M. und Goeree, R. (2006), "A comparison between integrating clinical practice setting und randomized controlled trial setting into economic evaluation models of therapeutics", *Journal of evaluation in clinical practice*, Vol. 12 No. 4, S. 463–470.

Firth, J., Nelson, E.A., Hale, C., Hill, J. und Helliwell, P. (2010), "A review of design und reporting issues in self-reported prevalence studies of leg ulceration", *Journal of clinical epidemiology*, Vol. 63 No. 8, S. 907–913.

Forssgren, A., Fransson, I. und Nelzen, O. (2008), "Leg ulcer point prevalence can be decreased by broad-scale intervention: a follow-up cross-sectional study of a defined geographical population", *Acta dermato-venereologica*, Vol. 88 No. 3, S. 252–256.

Franks, P.J., Oldroyd, M.I., Dickson, D., Sharp, E.J. und Moffatt, C.J. (1995), "Risk factors for leg ulcer recurrence: a randomized trial of two types of compression stocking", *Age und ageing*, Vol. 24 No. 6, S. 490–494.

Franks, P.J. und Moffatt, C.J. (2006), "Do clinical und social factors predict quality of life in leg ulceration?", *The international journal of lower extremity wounds*, Vol. 5 No. 4, S. 236–243.

Franks, P.J., Moffatt, C.J., Doherty, D.C., Smithdale, R. und Martin, R. (2006), "Longer-term changes in quality of life in chronic leg ulceration", *Wound repair und regeneration official publication of the Wound Healing Society [and] the European Tissue Repair Society*, Vol. 14 No. 5, S. 536–541.

Gesundheitsberichterstattung des Bundes (2008), "Krankheitskosten je Einwohner in €. Gliederungsmerkmale: Jahre, Deutschland, Alter, Geschlecht, ICD10,

Einrichtungen", Online verfügbar unter: http://www.gbe-bund.de/oowa921-install/servlet/oowa/aw92/dboowasys921.xwdevkit/xwd_init?gbe.isgbetol/xs_start_n eu/&p_aid=3&p_aid=80560063&nummer=557&p_sprache=D&p_indsp=-&p_aid=45754856 (abgerufen am 4 April 2014).

GKV-Spitzenverband (2004), "Hilfsmittelverzeichnis des GKV-Spitzenverbandes", Online verfügbar unter: https://hilfsmittel.gkv-spitzenverband.de/hmvAnzeigen_input.action (abgerufen am 4 August 2015).

GKV-Spitzenverband (2012), "National Association of Statutory Health Insurance Funds", Online verfügbar unter: http://www.gkv-spitzenverband.de. (abgerufen am 11 April 2014).

GKV-Spitzenverband (2015a), "Kennzahlen der gesetzlichen Krankenversicherung", Online verfügbar unter: https://www.gkv-spitzenverband.de/media/grafiken/gkv_kennzahlen/kennzahlen_gkv_2015_q1/GKV _Kennzahlen_Booklet_Q1-2015_300dpi_2015-06-29.pdf (abgerufen am 10 August 2015).

GKV-Spitzenverband (2015b), "Gesundheitsfonds und Risikostrukturausgleich (RSA)", Online verfügbar unter: https://www.gkv-spitzenverband.de/krankenversicherung/krankenversicherung_grundprinzipien/fina nzierung/gesundheitsfonds_und_rsa/gesundheitsfonds_und_rsa.jsp (abgerufen am 17 August 2015).

GKV-VSG (2015), „Gesetz zur Stärkung in der gesetzlichen Krankenversicherung (Versorgungsstärkungsgesetz) im Bundesgesetzblatt", Online verfügbar unter: http://www.bgbl.de/xaver/bgbl/text.xav?SID=&tf=xaver.component.Text_0&tocf=&q mf=&hlf=xaver.component.Hitlist_0&bk=bgbl&start=%2F%2F*%5B%40node_id%3 D'446736'%5D&skin=pdf&tlevel=-2&nohist=1 (abgerufen am 11 August 2015).

Glaeske, G., Augustin, M., Abholz, H., Banik, N., Bruggenjurgen, B., Hasford, J., Hoffmann, W., Kruse, J., Lange, S., Schafer, T., Schubert, I., Trampisch, H.-J. und Windeler, J. (2009), "Epidemiological methods for health services research", Gesundheitswesen (Bundesverband der Arzte des Offentlichen Gesundheitsdienstes), Vol. 71 No. 10, S. 685–693.

Glaeske, G., Rebscher, H. und Wilich, S.N. (2010), "Versorgungsforschung: Auf gesetzlicher Grundlage systematisch ausbauen", Deutsches Ärzteblatt, Vol. 2010 No. 107(26), S. A-1295–A-1297.

Glaeske, G. und Schicktanz, C. (Eds.) (2013), BARMER GEK Arzneimittelreport 2013: Auswertungsergebnisse der BARMER GEK Arzneimitteldaten aus den Jahren 2011 bis 2012, Vol. 20, Asgard Verlagsservice GmbH, Siegburg.

Goldman, D.A. und Brender, J.D. (2000), "Are standardized mortality ratios valid for public health data analysis?", Statistics in medicine, Vol. 19 No. 8, S. 1081–1088.

Gottrup, F. (2004), "A specialized wound-healing center concept: importance of a multidisciplinary department structure und surgical treatment facilities in the treatment of chronic wounds", American journal of surgery, Vol. 187 No. 5A, S. 38S-43S.

Grobe, T. (2006), "Stationäre Versorgung - Krankenhausbehandlungen", in Swart, E. und Ihle, P. (Eds.), Routinedaten im Gesundheitswesen. Handbuch Sekundärdatenanalyse: Grundlagen, Methoden und Perspektiven, S. 79–98.

Grol, R. und Grimshaw, J. (2003), "From best evidence to best practice: effective implementation of change in patients' care", Lancet (London, England), Vol. 362 No. 9391, S. 1225–1230.

Harrison, M.B., Graham, I.D., Lorimer, K., Friedberg, E., Pierscianowski, T. und Brandys, T. (2005), "Leg-ulcer care in the community, before und after implementation of an evidence-based service", *CMAJ Canadian Medical Association journal*, Vol. 172 No. 11, S. 1447–1452.

Heinen, M.M., van Achterberg, T., op Reimer, W.S., van de Kerkhof, P.C.M. und Laat, E. de (2004), "Venous leg ulcer patients: a review of the literature on lifestyle und pain-related interventions", *Journal of clinical nursing*, Vol. 13 No. 3, S. 355–366.

Heilmittelkatalog (2011), "Der Heilmittelkatalog – Gesamtverzeichnis aller Heilmittel", Online verfügbar unter: http://www.heilmittelkatalog.de/files/hmk/online/index.htm (abgerufen am 18 August 2015).

Heit, J.A., Rooke, T.W., Silverstein, M.D., Mohr, D.N., Lohse, C.M., Petterson, T.M., O'Fallon, W.M. und Melton, L.J.3. (2001), "Trends in the incidence of venous stasis syndrome und venous ulcer: a 25-year population-based study", *Journal of vascular surgery*, Vol. 33 No. 5, S. 1022–1027.

Helou, A., Schwartz, F.W. und Ollenschläger, G. (2002), "Qualitätsmanagement und Qualitätssicherung in Dutschland", *Bundesgesundheitsblatt, Gesundheitsforschung, Gesundheitsschutz*, No. 45, S. 205–214.

Herber, O.R., Schnepp, W. und Rieger, M.A. (2007), "A systematic review on the impact of leg ulceration on patients' quality of life", *Health und quality of life outcomes*, Vol. 5, p. 44-56.

Herberger, K., Rustenbach, S.J., Haartje, O., Blome, C., Franzke, N., Schafer, I., Radtke, M. und Augustin, M. (2011), "Quality of life und satisfaction of patients with leg ulcers--results of a community-based study", *VASA*, Vol. 40 No. 2, S. 131–138.

Herberger, K., Rustenbach, S.J., Grams, L., Munter, K.C., Schafer, E. und Augustin, M. (2012), "Quality-of-care for leg ulcers in the metropolitan area of Hamburg--a community-based study", *Journal of the European Academy of Dermatology und Venereology JEADV*, Vol. 26 No. 4, S. 495–502.

Heyer, K., Storck, M., Schmidt, M., Herberger, K., Imkamp, U., Wild, T., Debus, S. und Augustin, M. (2012), "Aufbau und Betrieb des Europäischen Wundregisters (EWR)", *Vasomed*, Vol. 6, S. 319–321.

Heyer, K., Augustin, M., Protz, K., Herberger, K., Spehr, C. und Rustenbach, S.J. (2013), "Effectiveness of advanced versus conventional wound dressings on healing of chronic wounds: systematic review und meta-analysis", *Dermatology*, Vol. 226 No. 2, S. 172–184.

Heyer, K. und Augustin, M. (2014), "Therapie chronischer Wunden - Schwerpunkt Ulcus cruris", in Sauer, K., Rothgang, H. und Glaeske, G. (Eds.), *BARMER GEK Heil- und Hilfsmittelreport 2014: Schriftenreihe zur Gesundheitsanalyse*, Siegburg, S. 85–106.

Hill, D.P., Poore, S., Wilson, J., Robson, M.C. und Cherry, G.W. (2004), "Initial healing rates of venous ulcers: are they useful as predictors of healing?", *American journal of surgery*, Vol. 188 No. 1A Suppl, S. 22–25.

Hoffmann, F. und Icks, A. (2012), "Structural differences between health insurance funds und their impact on health services research: results from the Bertelsmann Health-Care Monitor", *Gesundheitswesen (Bundesverband der Arzte des Offentlichen Gesundheitsdienstes (Germany))*, Vol. 74 No. 5, S. 291–297.

Hoffmann, W., Bobrowski, C. und Fendrich, K. (2008), "Secondary data analysis in the field of epidemiology of health care. Potential und limitations", *Bundesgesundheitsblatt, Gesundheitsforschung, Gesundheitsschutz*, Vol. 51 No. 10, S. 1193–1201.

Hopman, W.M., Buchanan, M., VanDenKerkhof, E.G. und Harrison, M.B. (2013), "Pain und health-related quality of life in people with chronic leg ulcers", *Chronic diseases und injuries in Canada*, Vol. 33 No. 3, S. 167–174.

Hopman, W.M., Vandenkerkhof, E.G., Carley, M.E., Kuhnke, J.L. und Harrison, M.B. (2014), "Factors associated with health-related quality of life in chronic leg ulceration", *Quality of life research an international journal of quality of life aspects of treatment, care und rehabilitation, Vol. 23 No.6, S. 1833-1840.*

Hosmer, D.W. und Lemeshow, S. (2000), *Applied Logistic Rgression,* 2nd ed., Wiley, New York.

Hutzschenreuter, P., Kunze, K.U., Hermann, H. und Am Walcher (2000), "Beinulzera - chronische Wunden. Kombinierte physikalische Entstauungstherapie - medizinisches Qualitätsmanagement", *Lymphologie in Forschung und Praxis (LymphForsch)*, No. 4, S. 6–10.

Initiative Chronische Wunden e.V. ICW (2015), "Weiterführende Fortbildungen im Wundbereich", Online verfügbar unter: https://www.icwunden.de/wundseminare.html (abgerufen am 3 August 2015).

ISEG Institut für Sozialmedizin, Epidemiologie und Gesundheitssystemforschung (2011), "BARMER GEK Arztreport. Schwerpunkt: Bildgebende Diagnostik - Computer- und Magnetresonanztomographie", *Schriftenreihe zur Gesundheitsanalyse*, Band 6 Asgard Verlag, St. Augustin.

Kassenärztliche Bundesvereinigung (2015), "Einheitlicher Bewertungsmaßstab (EBM). Gebührenordnungspositionen", Online verfügbar unter: http://www.kbv.de/html/online-ebm.php (abgerufen am 29 Juli 2015).

Kastner, M., Estey, E. und Bhattacharyya, O. (2011), "Better guidelines for better care: enhancing the implementability of clinical practice guidelines", *Expert review of pharmacoeconomics & outcomes research*, Vol. 11 No. 3, S. 315–324.

Keene, J. und Li, X. (2005), "Age and gender differences in health service utilization", *Journal of public health (Oxford, England)*, Vol. 27 No. 1, S. 74–79.

Kemper, C., "Die Therapie von Venenerkrankungen der Beine", in Kemper, C., Sauer, K. und Glaeske, G. (Eds.), *BARMER GEK Heil- und Hilfsmittelreport 2011: Schriftenreihe zur Gesundheitsanalyse*, S. 62–80.

Kjaer, M.L., Sorensen, L.T., Karlsmark, T., Mainz, J. und Gottrup, F. (2005), "Evaluation of the quality of venous leg ulcer care given in a multidisciplinary specialist centre", *Journal of wound care*, Vol. 14 No. 4, S. 145–150.

Koalitionsvertrag (2013), "Zwischen CDU, CSU und SPD - Deutschlands Zukunft gestalten. 18. Legislaturperiode", Online verfügbar unter: https://www.cdu.de/sites/default/files/media/dokumente/koalitionsvertrag.pdf (abgerufen am 10 April 2014).

Körber, A., Klode, J., Al-Benna, S., Wax, C., Schadendorf, D., Steinstraesser, L. und Dissemond, J. (2011), "Etiology of chronic leg ulcers in 31,619 patients in Germany analyzed by an expert survey", *Journal der Deutschen Dermatologischen Gesellschaft*, Vol. 9 No. 2, S. 116–121.

Kramer, H.U., Ruter, G., Schottker, B., Rothenbacher, D., Rosemann, T., Szecsenyi, J., Brenner, H. and Raum, E. (2012), "Gender differences in healthcare utilization of patients with diabetes", *The American journal of managed care*, Vol. 18 No. 7, S. 362–369.

Kraemer, H.C. und Blasey, C.M. (2004), "Centring in regression analyses: a strategy to prevent errors in statistical inference", *International journal of methods in psychiatric research*, Vol. 13 No. 3, S. 141–151.

Labropoulos, N., Wang, E.D., Lanier, S.T. und Khan, S.U. (2012), "Factors associated with poor healing und recurrence of venous ulceration", *Plastic und reconstructive surgery*, Vol. 129 No. 1, S. 179–186.

Ladwig, K.H., Marten-Mittag, B., Formanek, B. and Dammann, G. (2000), "Gender differences of symptom reporting and medical health care utilization in the German population", *European journal of epidemiology*, Vol. 16 No. 6, S. 511–518.

Laible, J., Mayer, H. und Evers, G.C.M. (2002), "Prevalence of ulcus cruris in home care nursing. An epidemiological study in North Rhine-Westphalia", *Pflege*, Vol. 15 No. 1, S. 16–23.

Läuchli, S., Bayard, I., Hafner, J., Hunziker, T., Mayer, D. und French, L. (2013), "Healing times und the need for hospitalization for leg ulcers of different etiologies", *Der Hautarzt; Zeitschrift fur Dermatologie, Venerologie, und verwandte Gebiete.* Vol. 64 No. 12, S. 917–922.

Lauer Fischer (2015) "Lauer Taxe", Online verfügbar unter: http://www2.lauer-fischer.de/produkte/lauer-taxe/lauer-taxe/ (abgerufen am 10 August 2015).

Maklebust, J.A. und Margolis, D.J. (1997), "Venous leg ulcer risk factors: who will study the problem?", *Advances in wound care the journal for prevention und healing*, Vol. 10 No. 2, S. 6-8.

Margolis, D.J., Berlin, J.A. und Strom, B.L. (1999), "Risk factors associated with the failure of a venous leg ulcer to heal", *Archives of dermatology*, Vol. 135 No. 8, S. 920–926.

Margolis, D.J., Bilker, W., Santanna, J. und Baumgarten, M. (2002), "Venous leg ulcer: incidence und prevalence in the elderly", *Journal of the American Academy of Dermatology*, Vol. 46 No. 3, S. 381–386.

Margolis, D.J., Allen-Taylor, L., Hoffstad, O. und Berlin, J.A. (2004), "The accuracy of venous leg ulcer prognostic models in a wound care system", *Wound repair und regeneration official publication of the Wound Healing Society [and] the European Tissue Repair Society*, Vol. 12 No. 2, S. 163–168.

McDermott-Scales, L., Cowman, S. und Gethin, G. (2009), "Prevalence of wounds in a community care setting in Ireland", *Journal of wound care*, Vol. 18 No. 10, S. 405–417.

McGuckin, M., Waterman, R., Brooks, J., Cherry, G., Porten, L., Hurley, S. and Kerstein, M.D. (2002), "Validation of venous leg ulcer guidelines in the United States and United Kingdom", *American journal of surgery*, Vol. 183 No. 2, S. 132–137.

McKenzie, R.K., Ludlam, C.A., Ruckley, C.V., Allan, P.L., Burns, P. und Bradbury, A.W. (2002), "The prevalence of thrombophilia in patients with chronic venous leg ulceration", *Journal of vascular surgery*, Vol. 35 No. 4, S. 718–722.

Meaume, S., Couilliet, D. und Vin, F. (2005), "Prognostic factors for venous ulcer healing in a non-selected population of ambulatory patients", *Journal of wound care*, Vol. 14 No. 1, S. 31–34.

Moffatt, C., Franks, P., Doherty, D., Martin, R., Blewett, R. und Ross, F. (2004), "Prevalence of leg ulceration in a London population", *QJM*, Vol. 97 No. 7, S. 431–437.

Moffatt, C.J., Doherty, D.C., Smithdale, R. und Franks, P.J. (2010), "Clinical predictors of leg ulcer healing", *The British journal of dermatology*, Vol. 162 No. 1, S. 51–58.

Mosafer, M. (2006), "Stationäre Wiederaufnahme als Indikator zur Messung der Ergebnisqualität im stationären Bereich", in Swart, E. and Ihle, P. (Eds.), *Routinedaten im Gesundheitswesen. Handbuch Sekundärdatenanalyse: Grundlagen, Methoden und Perspektiven*, Hans-Huber, Bern, S. 263–279.

Müller, D., Augustin, M., Banik, N., Baumann, W., Bestehorn, K., Kieschke, J., Lefering, R., Maier, B., Mathis, S., Rustenbach, S.J., Sauerland, S., Semler, S.C., Stausberg, J., Sturm, H., Unger, C. und Neugebauer, E.A.M. (2010), "Memorandum registry for health services research", *Gesundheitswesen (Bundesverband der Ärzte des Offentlichen Gesundheitsdienstes (Germany))*, Vol. 72 No. 11, S. 824–839.

Müller-Bühl, U., Leutgeb, R., Bungartz, J., Szecsenyi, J. und Laux, G. (2013), "Expenditure of chronic venous leg ulcer management in German primary care: results from a population-based study", *International Wound Journal*, Vol. 10 No. 1, S. 52–56.

Nelson, E.A. und Bell-Syer, S.E.M. (2012), "Compression for preventing recurrence of venous ulcers", *The Cochrane database of systematic reviews*, Vol. 8, S. CD002303.

Nelzen, O., Bergqvist, D. und Lindhagen, A. (1994), "Venous und non-venous leg ulcers: clinical history und appearance in a population study", *The British journal of surgery*, Vol. 81 No. 2, S. 182–187.

Nelzen, O., Bergqvist, D. und Lindhagen, A. (1996), "The prevalence of chronic lower-limb ulceration has been underestimated: results of a validated population questionnaire", *The British journal of surgery*, Vol. 83 No. 2, S. 255–258.

Nelzen, O. und Fransson, I. (2007), "True long-term healing und recurrence of venous leg ulcers following SEPS combined with superficial venous surgery: a prospective study", *European journal of vascular und endovascular surgery the official journal of the European Society for Vascular Surgery*, Vol. 34 No. 5, S. 605–612.

Nemeth, K.A., Harrison, M.B., Graham, I.D. und Burke, S. (2003), "Pain in pure und mixed aetiology venous leg ulcers: a three-phase point prevalence study", *Journal of wound care*, Vol. 12 No. 9, S. 336–340.

Neugebauer, E.M., Pfaff, H., Schrappe, M. und Glaeske, G. (2008), "Versorgungsforschung — Konzept, Methoden und Herausforderungen", in Kirch, W., Badura, B. und Pfaff, H. (Eds.), *Prävention und Versorgungsforschung*, Springer Berlin Heidelberg, S. 81-94.

Nöthen, M. (2011), "Hohe Kosten im Gesundheitswesen: Eine Frage des Alters?", Statitisches Bundesamt, Wirtschaft und Statistik. Online verfügbar unter: https://www.destatis.de/DE/Publikationen/WirtschaftStatistik/Gesundheitswesen/FrageAlter.pdf?__blob=publicationFile (abgerufen am 04 Februar 2014).

O'Brien, J.F., Grace, P.A., Perry, I.J. und Burke, P.E. (2000), "Prevalence und aetiology of leg ulcers in Ireland", *Irish journal of medical science*, Vol. 169 No. 2, S. 110–112.

OECD (2015), "OECD Health Statistics 2013. Health policies und data", Online verfügbar unter: http://www.oecd.org/els/health-systems/oecdhealthdata2013-frequentlyrequesteddata.htm (abgerufen am 14 April 2014).

Öien, R.F. und Ragnarson Tennvall, G. (2006), "Accurate diagnosis und effective treatment of leg ulcers reduce prevalence, care time und costs", *Journal of wound care*, Vol. 15 No. 6, S. 259–262.

Olin, J.W., Beusterien, K.M., Childs, M.B., Seavey, C., McHugh, L. und Griffiths, R.I. (1999), "Medical costs of treating venous stasis ulcers: evidence from a retrospective cohort study", *Vascular medicine (London, England)*, Vol. 4 No. 1, S. 1–7.

O'Meara, S., Cullum, N., Nelson, E.A. und Dumville, J.C. (2012), "Compression for venous leg ulcers", *The Cochrane database of systematic reviews*, Vol. 11, S. 1–141.

Palfreyman, S., Nelson, E.A. und Michaels, J.A. (2007), "Dressings for venous leg ulcers: systematic review und meta-analysis", *BMJ (Clinical research ed*, Vol. 335 No. 7613, S. 244.

Pfaff, H. (2003), "Versorgungsforschung - Begriffsbestimmung, Gegenstand und Aufgaben", Gesundheitsversorgung und Disease Management, Online verfügbar unter: http://www.pa-gesundheit.de/pdf/OPG1121/02.01-Pfaff-Versorgungsforschung.pdf (abgerufen am 14 April 2014).

Phillips, T.J., Machado, F., Trout, R., Porter, J., Olin, J. und Falanga, V. (2000), "Prognostic indicators in venous ulcers", *Journal of the American Academy of Dermatology*, Vol. 43 No. 4, S. 627–630.

Pina, E., Furtado, K., Franks, P.J. und Moffatt, C.J. (2005), "Leg ulceration in Portugal: prevalence und clinical history", *European journal of vascular und endovascular surgery the official journal of the European Society for Vascular Surgery*, Vol. 29 No. 5, S. 549–553.

Poersch, M. (2014), "Kompressionsprodukte in Apotheken - Alles gut komprimiert", *MTD*, No. 2, S. 52–54.

Porzsolt, F. und Geier, J. (2013), "Vorteile und Limitationen von Registern und klinischen Studien in der Versorgungsforschung", *MVF*, Vol. 6, S. 33–37.

Protz, K. (2014), *Moderne Wundversorgung: Praxiswissen, Standards und Dokumentation*, 7th ed., Urban und Fischer, München.

Protz, K., Heyer, K., Dörler, M., Stücker, M., Hampel-Kalthoff, C. und Augustin, M. (2014), "Kompressionstherapie - Kenntnisse und Anwenungspraxis", *JDDG*, Vol. 12 No. 9, S. 794-801.

Purwins, S., Herberger, K., Debus, E.S., Rustenbach, S.J., Pelzer, P., Rabe, E., Schafer, E., Stadler, R. und Augustin, M. (2010), "Cost-of-illness of chronic leg ulcers in Germany", *International Wound Journal*, Vol. 7 No. 2, S. 97–102.

Rabe, E., Bauersachs, R.M., Pannier, F. und List, S.M. (2009), "Venenerkrankungen der Beine. Heft 44" Online verfügbar unter: http://www.rki.de/DE/Content/Gesundheitsmonitoring/Gesundheitsberichterstattung (abgerufen am 23 Juli 2015).

Rabe, E., Pannier, F., Bromen, K., Schuldt, K., Stang, A., Poncar, C.H., Wittenhorts, M., Bock, E., Weber, S. und Jöckel, K.H. (2003), "Bonner Venenstudie der Deutschen Gesellschaft für Phlebologie*. Epidemiologische Untersuchung zur Frage der Häufigkeit und Ausprägung von chronischen Venenkrankheiten in der städtischen und ländlichen Wohnbevölkerung", *Phlebologie*, No. 32, S. 1–14.

Rabe, E., Hertel, S., Bock, E., Hoffmann, B., Jockel, K.-H. und Pannier, F. (2013), "Therapy with compression stockings in Germany - results from the Bonn Vein Studies", *Journal der Deutschen Dermatologischen Gesellschaft*, Vol. 11 No. 3, S. 257–261.

Reich-Schupke, S. und Stücker, M. (Eds.) (2013), *Moderne Kompressionstherapie: Ein praktischer Leitfaden*, Viavital Verlag GmbH, Köln.

Robert Koch-Institut Berlin (Ed.) (2012), Demografische Alterung und Folgen für das Gesundheitswesen. Online verfügbar unter: www.rki.de/gbe-kompakt (abgerufen am 23 Juli 2015).

Royston, P., Altman, D.G. und Sauerbrei, W. (2006), "Dichotomizing continuous predictors in multiple regression: a bad idea", *Statistics in medicine*, Vol. 25 No. 1, S. 127–141.

Rustenbach, S.J., Heyer, K., Reppenhagen, K. und Augustin, M. (2011), "Registry research in dermatology", *Der Hautarzt; Zeitschrift fur Dermatologie, Venerologie, und verwandte Gebiete*, Vol. 62 No. 3, S. 189–195.

Sachverständigenrat für die Konzertierte Aktion im Gesundheitswesen (SVR Gesundheit) (2000/2001), "Bedarfsgerechtigkeit und Wirtschaftlichkeit. Gutachten 2000/2001", Online verfügbar unter: http://www.svr-gesundheit.de/index.php?id=18 (abgerufen am 6 April 2014).

Sachverständigenrat zur Begutachtung der Entwicklung (SVR Gesundheit) (2012), "Wettbewerb an der Schnittstelle zwischen ambulanter und stationärer Gesundheitsversorgung. Sondergutachten", Online verfügbar unter: http://www.svr-gesundheit.de/index.php?id=410 (abgerufen am 6 April 2014).

Schneeweiss, S., Wang, P.S., Avorn, J., Maclure, M., Levin, R. und Glynn, R.J. (2004), "Consistency of performance ranking of comorbidity adjustment scores in Canadian und U.S. utilization data", *Journal of general internal medicine*, Vol. 19 No. 5 Pt 1, S. 444–450.

Schubert, I., Ihle, P. und Köster, I. (2006), "Verwendung von GKV-Diagnosen in der Sekundärdatenfoschung", in Swart, E. und Ihle, P. (Eds.), *Routinedaten im Gesundheitswesen. Handbuch Sekundärdatenanalyse: Grundlagen, Methoden und Perspektiven*, S. 235–252.

Schulze, J., Mazzola, R., Hoffmann, F. (2015), "Incidence of Tube Feeding in 7174 Newly Admitted Nursing Home Residents With and Without Dementia", *American journal of Alzheimer's disease and other dementias*. S.1-7.

Selbmann, H.K. und Kopp, I. (2005), "Implementierung von leitlinien in den Versorgungsalltag", *Die Psychiatrie*, No. 2, S. 33–38.

SGB V, *Sozialgesetzbuch (SGB) Fünftes Buch (V) - Gesetzliche Krankenversicherung - (Artikel 1 des Gesetzes v. 20. Dezember 1988, BGBl. I S. 2477)*.

Singh, A., Halder, S., Menon, G.R., Chumber, S., Misra, M.C., Sharma, L.K. und Srivastava, A. (2004), "Meta-analysis of randomized controlled trials on hydrocolloid occlusive dressing versus conventional gauze dressing in the healing of chronic wounds", *Asian journal of surgery / Asian Surgical Association*, Vol. 27 No. 4, S. 326–332.

Skene, A.I., Smith, J.M., Dore, C.J., Charlett, A. und Lewis, J.D. (1992), "Venous leg ulcers: a prognostic index to predict time to healing", *BMJ (Clinical research ed*, Vol. 305 No. 6862, S. 1119–1121.

Skrotzki, U. (2005), "Intensivmedizinische Versorgung von Patienten mit Vrebrennungen", in Ullrich, L., Stolecki, D. und Grünewald, M. (Eds.), *Intensivpflege und Anästhesie*, Georg Thieme Verlag, S. 432–441.

Srinivasaiah, N., Dugdall, H., Barrett, S. und Drew, P.J. (2007), "A point prevalence survey of wounds in north-east England", *Journal of wound care*, Vol. 16 No. 10, S. 413-6, 418-9.

Statistische Ämter des Bundes und der Länder (2011), "Demografischer Wandel in Deutschland", No. 1. Online verfügbar unter: https://www.destatis.de/DE/Publikationen/Thematisch/Bevoelkerung/Vorausberech nungBevoelkerung/BevoelkerungsHaushaltsentwicklung5871101119004.pdf;jsessi onid=14615432D464A738CE98F070E7D5DA5E.cae2?__blob=publicationFile (abgerufen am 23 Juli 2015).

Swart, E., Ihle, P., Geyer, S., Grobe, T. und Hofmann, W. (2005), "GPS--good practice secondary data analysis. Working Group for the Survey und Utilization of Secondary Data (AGENS) of the German Society for Social Medicine und Prevention (DGSMP)", *Gesundheitswesen (Bundesverband der Arzte des Offentlichen Gesundheitsdienstes (Germany))*, Vol. 67 No. 6, S. 416–421.

Swart, E. (2006), "Über-, Unter- und Fehlversorgung in der stationären Versorgung - Welche Rückschlüsse lassen sich aus GKV-Routinedaten ziehen?", in Swart, E. and Ihle, P. (Eds.), *Routinedaten im Gesundheitswesen. Handbuch Sekundärdatenanalyse: Grundlagen, Methoden und Perspektiven*, Hans-Huber, Bern, S. 253–262.

Swart, E. und Ihle, P. (Eds.) (2006), *Routinedaten im Gesundheitswesen. Handbuch Sekundärdatenanalyse: Grundlagen, Methoden und Perspektiven*, Vol. 51. Hans-Huber, Bern

Swart, E. (2014), "Health Care Utilization Research Using Secondary Data", in Janssen, C., Swart, E. und Lengerke, T. von (Eds.), *Health Care Utilization in Germany: Therory, Methodology, und Results*, Springer, S. 63–86.

Swart, E. und Schmitt, J. (2014), "STandardized Reporting Of Secondary data Analyses (STROSA)-a recommendation", *Zeitschrift fur Evidenz, Fortbildung und Qualitat im Gesundheitswesen*, Vol. 108 No. 8-9, S. 511–516.

Vowden, K.R. und Vowden, P. (2009), "The prevalence, management und outcome for patients with lower limb ulceration identified in a wound care survey within one English health care district", *Journal of tissue viability*, Vol. 18 No. 1, S. 13–19.

Walker, N.K., Vandal, A.C., Holden, J.K., Rodgers, A., Birchall, N., Norton, R., Triggs, C.M. und MacMahon, S. (2002), "Does capture-recapture analysis provide more reliable estimates of the incidence und prevalence of leg ulcers in the community?", *Australian und New Zealand journal of public health*, Vol. 26 No. 5, S. 451–455.

Wipke-Tevis, D.D., Rantz, M.J., Mehr, D.R., Popejoy, L., Petroski, G., Madsen, R., Conn, V.S., Grando, V.T., Porter, R. und Maas, M. (2000), "Prevalence, incidence, management, und predictors of venous ulcers in the long-term-care population using the MDS", *Advances in skin & wound care*, Vol. 13 No. 5, S. 218–224.

Wollny, A., Rieger, M.A. and Wilm, S. (2009), "Inadequate reimbursement and the patients themselves may inhibit the implementation of guidelines. Evaluation of the venous leg ulcer guideline of the German Society of Phlebology (DGP) in general and phlebology practices", *Zeitschrift fur Evidenz, Fortbildung und Qualitat im Gesundheitswesen*, Vol. 103 No. 7, S. 431–437.

Ziegler, A., Lange, S. und Bender, R. (2007), "Survival analysis: properties und Kaplan-Meier method", *Deutsche medizinische Wochenschrift (1946)*, 132 Suppl 1, S. e36-e38.

Zink, A., Strangfeld, A., Schneider, M., Herzer, P., Hierse, F., Stoyanova-Scholz, M., Wassenberg, S., Kapelle, A. und Listing, J. (2006), "Effectiveness of tumor necrosis factor inhibitors in rheumatoid arthritis in an observational cohort study: comparison of patients according to their eligibility for major randomized clinical trials", *Arthritis und rheumatism*, Vol. 54 No. 11, S. 3399–3407.

Zwiener, I., Blettner, M. und Hommel, G. (2011), "Survival analysis: part 15 of a series on evaluation of scientific publications", *Deutsches Arzteblatt international*, Vol. 108 No. 10, S. 163–169.

Anhang

Tabellenverzeichnis

Tabelle 1: Diagnostisch relevante Abrechnungsziffern aus der ambulanten und stationären Versorgung

Bereich	Anwendung	GOP	GOP-Beschreibung	OPS	OPS-Beschreibung
Basis- und Erweiterte Diagnostik	Phlebographie Dopplersonographie Lichtreflexionsrheographie / Photoplethysmographie Venen-Verschluss-Plethysmographie (VVP)	30500	Phlebologischer Basiskomplex, Doppler-sonographische Untersuchung(en) der Venen und/oder Arterien	3-03	Komplexe differenzialdiagnostische Sonographie mit digitaler Bild-und Videodokumentation
			Lichtreflexionsrheographie / Photoplethysmographie mit: Verschlussplethysmograpische Untersuchung(en) der Extremitätenvenen mit graphischer Registrierung	3-61	Phlebographie
		13300	Zusatzpauschale Angiologie fakultativ: Photoplethysmographie	3-613	Phlebographie inkl.: Phlebographie der Gefäße einer Extremität
				3-614	Phlebographie der Gefäße einer Extremität mit Darstellung des Abflussbereiches nicht zu differenzieren, enthalten in Basis-Diagnostik Dopplersonographie
	Duplex-Sonographie	33072	Sonographische Untersuchung der extremitätenver- und/oder entsorgenden Gefäße mittels Duplex-Verfahren,	3-03	
		13300	Zusatzpauschale Angiologie: - Sonographische Untersuchung(en) der extremitätenver und/oder entsorgenden Gefäße mittels Duplex-Verfahren (Nr. 33072)	3-05e	Endosonographie der Blutgefäße
		33075	Zuschlag zu den Gebührenordnungspositionen 33070 bis 33074 für die Durchführung der Untersuchung als farbcodierte Untersuchung		
Weiter-gehende Diagnostik	MRT und MR-Angiographie	34485	MRT-Angiographie der abdominalen Aorta und ihrer Äste 1. Ordnung (A. iliaca communis)	3-828	Magnetresonanztomographie der peripheren Gefäße mit Kontrastmittel
		34486	MRT-Angiographie von Venen		
		34489	MRT-Angiographie der Becken- und Beinarterien (ohne Fußgefäße)	3-808	Native Magnetresonanztomographie der peripheren Gefäße
		34450	MRT-Untersuchung der Extremitäten und/oder deren Teile (außer Hand/Fuß)	3-826	Magnetresonanztomographie des Muskel-Skelett-Systems mit Kontrastmittel
		34451	MRT-Untersuchung der Hand, des Fußes und/oder deren Teile	3-806	Native Magnetresonanztomographie des Muskel-Skelett-Systems
				3-84x	Andere Magnetresonanz -Spezialverfahren

Bereich	Anwendung	GOP	GOP-Beschreibung	OPS	OPS-Beschreibung
Weitergehende Diagnostik	Computertomographische Angiographie (CT)	34350	CT-Untersuchung der Extremitäten und/oder deren Teile, (außer Hand/Fuß)	3-228	Computertomographie der peripheren Gefäße mit Kontrastmittel
		34351	CT-Untersuchung der Hand, des Fußes und/oder deren Teile	3-208	Native Computertomographie der peripheren Gefäße
				3-262	Native Computertomographie der peripheren Gefäße Elektronenstrahltomographie der peripheren Gefäße
				3-227	Computertomographie des Muskel-Skelett-Systems mit Kontrastmittel
				3-205	Native Computertomographie des Muskel-Skelett-Systems
				3-24x	Andere Computertomographie-Spezialverfahren
					Die Basisverfahren der Projektionsradiographie sind nicht zu kodieren
	Röntgenuntersuchung des Fußskeletts (Projektionsradiographie)	34232	Röntgenaufnahmen der Hand, des Fußes oder deren Teile		
		34233	Röntgenaufnahmen der Extremitäten oder deren Teile mit Ausnahme der in der Gebührenordnungsposition 34232 genannten Extremitätenteile		
	Orientierende neurologische Untersuchung			1-20a.21	Neurologische Untersuchung der operativen Behandelbarkeit von Bewegungsstörungen
				1-20a.2	Andere neurophysiologische Untersuchungen: Neurologische Untersuchung bei Bewegungsstörungen
	Digitale Subtraktionsangiographie (DSA)	34283	Serienangiographie Serienangiographie der arteriellen Strombahn	3-60	Arteriographie
		34285	Zuschlag zu der Gebührenordnungspos. 34283 bei selektiver Darstellung anderer als in der Gebührenordnungspos.34284 (Hirn-versorgung) genannter Gefäße	3-607	Arteriographie der Gefäße der unteren Extremitäten
	Lymphabflussszintigraphie			3-709.x	Szintigraphie des Lymphsystems: Sonstige Inkl.: Quantitative Bestimmung des Lymphabflusses der Extremitäten

Bereich	Anwendung	GOP	GOP-Beschreibung	OPS	OPS-Beschreibung
Weitergehende Diagnostik	Lymphographie	34293	Lymphographie	3-62	Lymphographie
	Laser-Doppler-Fluxmetrie			3-30	Optische laserbasierte Verfahren
	Transkutane Sauerstoffmessung		Transkutane Messung(en) des Sauerstoffpartialdrucks Die im Anhang 1 aufgeführten Leistungen sind - sofern sie nicht als Gebührenordnungspositionen im EBM verzeichnet sind - Teilleistungen von Gebührenordnungspositionen des EBM und als solche nicht eigenständig berechnungsfähig.	3-993	Quantitative Bestimmung von Parametern
Abstrichdiagnostik	Bakteriologische Untersuchung -Nur bei Hinweis auf Infektion, kritische Kolonisation, kein Standard	32151	Kulturelle bakteriologische und/oder mykologische Untersuchung		
Biopsie		10340 - 10341	Kleinchirurgischer Eingriff I und/oder primäre Wundversorgung und/oder Epilation	1-502.5	Biopsie an Muskeln und Weich-teilen durch Inzision: Oberschenkel
				1-502.6	Unterschenkel
				1-502.7	Fuß
				5-895	Radikale und ausgedehnte Exzision von erkranktem Gewebe an Haut und Unterhaut
				1-490.5	Biopsie ohne/durch Inzision an Haut und Unterhaut am Oberschenkel
				1-490.6	Biopsie am Unterschenkel
				1-490.7	Biopsie am Fuß
Allergiediagnostik	Allergiediagnostik	30110	Epikutantest	1-70	Provokationstestung

Tabelle 2: Gefäßoperationen als relevante Abrechnungsziffern aus der ambulanten und stationären Versorgung

Bereich	Anwendung	GOP	GOP-Beschreibung	OPS	OPS-Beschreibung
Therapeutische Katheterisierung und Kanüleinlage in Gefäße	Radiologische interventionelle Therapie (Percutane transluminale Angioplastie, Stentimplantation)			8-83 8-836 8-836.0	Therapeutische Katheterisierung und Kanüleneinlage in Gefäße Perkutan-transluminale Gefäßintervention Perkutan-transluminale Gefäßintervention: Angioplastie (Ballon)
Gefäßchirurgische Operationen an den Blutgefäßen		31201-7	Eingriff am Gefäßsystem der Kategorie K1-K7	5-38 5-39	Inzision, Exzision und Verschluss von Blutgefäßen Andere Operationen an Blutgefäßen
Verödung von Varizen (Sanierung epifaszialer Refluxstrecken)	Sanierung epifaszialer Refluxstrecken Krossektomie und Stripping V. saphena magna oder V. saphena parva	30501	Verödung von Varizen	5-385 5-385.74	Unterbindung, Exzision und Stripping von Varizen Unterbindung, Exzision und Stripping von Varizen: Crossektomie und Stripping: Vv. saphenae magna et parva
	Seitenastexhairese	30501	Verödung von Varizen	5-385.9	Unterbindung, Exzision und Stripping von Varizen: Exhairese (als selbständiger Eingriff)
	Schaumsklerosierung Stammvarikosis oder Seitenäste (Sklerotherapie)	30501	Verödung von Varizen	5-385.c	Unterbindung, Exzision und Stripping von Varizen: Endoluminale Rotationsablation mit gleichzeitiger Sklerosierung
	Radiofrequenzobliteration (RFO)	30501	Verödung von Varizen	5-385.b	Unterbindung, Exzision und Stripping von Varizen: Endoluminale Radiofrequenzablation
	Endovenöse Lasertherapie (EVLT)	30501	Verödung von Varizen	5-385.a1	Unterbindung, Exzision und Stripping von Varizen: Lasertherapie: Endovenös

Bereich	Anwendung	GOP	GOP-Beschreibung	OPS	OPS-Beschreibung
Verödung von Varizen (Sanierung epifaszialer Refluxsrecken)	Paratibiale Fasziotomie mit (Perforansdissektion/ -ligatur) (Paratibiale Fasziektomie (PTF) T3 – Empfehlung C)	30501	Verödung von Varizen	5-385.6	Unterbindung, Exzision und Stripping von Varizen: Endoskopische Diszision der Vv. perforantes mit Fasziotomie (als selbständiger Eingriff)
	Endoskopische Subfasziale Dissektion der Perforansvenen (ESDP)	30501	Verödung von Varizen	5-385.5 5-385.6	Unterbindung, Exzision und Stripping von Varizen: Endoskopische Diszision der Vv. perforantes (als selbständiger Eingriff)
	Rekonstruktion und Transplantation von Venenklappen			5-383.9	Resektion und Ersatz (Interposition) von (Teilen von) Blutgefäßen: Tiefe Venen [6. Stelle: 1-k,x]
	Shave-Operation und andere lokale operative Verfahren z. B. Spalthauttransplantation			5-913	Entfernung oberflächlicher Hautschichten
	Destruktion von erkranktem Gewebe			5-915	Destruktion von erkranktem Gewebe
Revaskulisierung	Thrombendarteriektomie TEA)			5-381	Endarteriektomie Inkl.: Thrombendarteriektomie
	Thrombektomie			5-380	Inzision, Embolektomie und Thrombektomie von Blutgefäßen
	Bypasschirurgie			5-393	Anlegen eines anderen Shuntes und Bypasses an Blutgefäßen
	Lyse Therapie			5-38g	Selektive offene intravasale Lyse

Tabelle 336: Operationen an Haut als relevante Abrechnungsziffern aus der ambulanten und stationären Versorgung

Anwedtnungsbereich	OPS	OPS-Beschreibung
Operationen an Haut und Unterhaut	5-89 – 5-92	Operationen an Haut und Unterhaut
Operative Wiederherstellung und Rekonstruktion von Haut und Unterhaut	5-90	Operative Wiederherstellung und Rekonstruktion von Haut und Unterhaut
Lokale Exzision von erkranktem Gewebe an Haut und Unterhaut, inkl. Narbenkorrektur	5-894	Lokale Exzision von erkranktem Gewebe an Haut und Unterhaut
	5-894.0	Exzision, lokal, ohne primären Wundverschluss
	5-894.1	Exzision, lokal, mit primärem Wundverschluss
Radikale und ausgedehnte Exzision von erkranktem Gewebe an Haut und Unterhaut	5-895	Radikale und ausgedehnte Exzision von erkranktem Gewebe an Haut und Unterhaut
	5-895.0	Ohne primären Wundverschluss
	5-895.2	Mit primärem Wundverschluss
Andere Exzisionen an Haut und Unterhaut	5-899	Andere Exzisionen an Haut und Unterhaut
Operative Wiederherstellung und Rekonstruktion von Haut und Unterhaut	5-90	Operative Wiederherstellung und Rekonstruktion von Haut und Unterhaut
	5-900	Einfache Wiederherstellung der Oberflächenkontinuität an Haut und Unterhaut
	5-902	Freie Hauttransplantation, Empfängerstelle
	5-903	Lokale Lappenplastik an Haut und Unterhaut
	5-904	Lappenplastik an Haut und Unterhaut
	5-905	Lappenplastik, Empfangsstelle
	5-906	Kombinierte plastische Eingriffe an Haut und Unterhaut
	5-907	Revision einer Hautplastik
Entfernung oberflächlicher Hautschichten	8-192	Entfernung von erkranktem Gewebe an Haut und Unterhaut ohne Anästhesie (im Rahmen eines Verbandswechsels) bei Vorliegen einer Wunde
Temporäre Weichteildeckung	5-916	Temporäre Weichteildeckung
Extrakorporale Zirkulation und Behandlung von Blut	8-85b	Anwendung von Blutegeln zur Sicherung des venösen Blutabstorms bei Lappenplastiken oder replantierten Gliedermaßenabschnitten

Tabelle 4: Wunddebridement als relevante Abrechnungsziffern aus der ambulanten und stationären Versorgung

Anwendung	GOP	GOP-Beschreibung	OPS	OPS-Beschreibung
Wunddebridement	10330	Behandlungskomplex einer ausgedehnten offenen Wunde - Wunddebridement	5-896	Chirurgische Wundtoilette [Wunddebridement] und entfernung von erkranktem Gewebe an Haut und Unterhaut
	02312	Behandlungskomplex einer ausgedehnten offenen Wunde - Wunddebridement	5-921	Chirurgische Wundtoilette [Wunddebridement] und entfernung von erkranktem Gewebe an Haut und Unterhaut
			5-869.1	Weichteildebridement, schichtenübergreifend

Tabelle 5: Infektionsrelevante Abrechnungsziffern aus der ambulanten und stationären Versorgung

Bereich	OPS	OPS-Beschreibung	ICD	ICD-Beschreibung	ATC	ATC-Beschreibung
Infektionen	8-83	Therapeutische Katheterisierung und Kanüleneinlage in Gefäße	A46	Erysipel [Wundrose], *english: Cellulitis*	J01	Antibiotika zur systemischen Anwendung
	8-989	Chirurgische Komplexbehandlung bei schweren Infektionen	M72.6-	Nekrotisierende Fasziitis		
	8-987	Komplexbehandlung bei Besiedelung oder Infektion mit multiresistenten Erregern [MRE]	M86	Osteomyelitis		

Tabelle 6: ICD-10 relevante Komorbidtäten

Gruppe	Untergruppe	ICD	Diagnose
Herz-Kreislauferkrankungen	Hypertonie	I11.-	Hypertensive Herzkrankheit
		I12.-	Hypertensive Nierenkrankheit
		I13.-	Hypertensive Herz- und Nierenkrankheit
		I15	Sekundäre Hypertonie
		I27.-	Sonstige pulmonale Herzkrankheiten
	Herzinsuffizienz	I50	Herzinsuffizienz
		I97.1	Sonstige Funktionsstörungen nach kardiochirurgischem Eingriff (Herzinsuffizienz,...)
	KoronareHerzkrankheit	I24.-	Sonstige akute ischämische Herzkrankheit
		I25.-	Chronische ischämische Herzkrankheit
		I21.-	Akuter Myokardinfarkt (lt. Kurzbeschreibung. Bei einzelnen Diagnosen jedoch nicht mehr genannt)
		I23.6	Thrombose des Vorhofes, des Herzohres oder der Kammer als akute Komplikation nach akutem Myokardinfarkt
		I24.-	Sonstige akute ischämische Herzkrankheit (lt. Kurzbeschreibung. Bei einzelnen Diagnosen jedoch nicht mehr genannt)
		I25.-	Chronische ischämische Herzkrankheit
	Gerinnungsstörung	O46.-	Präpartale Blutung, anderenorts nicht klassifiziert
		D65-D69	Koagulopathien, Purpura und sonstige hämorrhagische Diathesen
		O67.0	Intrapartale Blutung bei Gerinnungsstörung
		O72.3	Postpartale Gerinnungsstörungen
	Embolie und Thrombose	I80-I89	Krankheiten der Venen, der Lymphgefäße und der Lymphknoten, anderenorts nicht klassifiziert
		G08	Intrakranielle und intraspinale Phlebitis und Thrombophlebitis (Inkl. Thrombose)
		I74.-	Arterielle Embolie und Thrombose
	Schlaganfall	I63.0	Hirninfarkt durch Thrombose präzerebraler Arterien
		I63.3	Hirninfarkt durch Thrombose zerebraler Arterien
		I63.6	Hirninfarkt durch Thrombose der Hirnvenen, nichteitrig
		I65-	Verschluss und Stenose präzerebraler Arterien ohne resultierenden Hirninfarkt
		I66.-	Verschluss und Stenose zerebraler Arterien ohne resultierenden Hirninfarkt (Inkl. Thrombose)
Pulmonale Erkrankungen	Asthma bronchiale	J45.-	Asthma bronchiale
		J46.-	Status asthmaticus
		J82	Eosinophiles Lungeninfiltrat, anderenorts nicht klassifiziert (Inkl. Eosinophiles Lungeninfiltrat mit Asthma bronchiale)
	Chronische Bronchitis	J44.-	Sonstige chronische obstruktive Lungenkrankheit
		J41.-	infache und schleimig-eitrige chronische Bronchitis
		J68.-	Krankheiten der Atmungsorgane durch Einatmen von chemischen Substanzen, Gasen, Rauch und Dämpfen
		J42.-	Nicht näher bezeichnete chronische Bronchitis
		J70.-	Krankheiten der Atmungsorgane durch sonstige exogene Substanzen
Stoffwechselstörungen	Diabetes	E10	Primär insulinabhängiger Diabetes mellitus [Typ-1-Diabetes]: Mit multiplen Komplikationen, nicht als entgleist bezeichnet

Gruppe	Unter-gruppe	ICD	Diagnose
Stoffwechsels törungen	Diabetes	E11	Nicht primär insulinabhängiger Diabetes mellitus [Typ-2-Diabetes]: Mit Koma
		E12	Diabetes mellitus in Verbindung mit Fehl- oder Mangelernährung [Malnutrition]: Mit Koma
		E13	Sonstiger näher bezeichneter Diabetes mellitus: Mit Koma
		E14	Nicht näher bezeichneter Diabetes mellitus: Mit Koma
	Hyperuri-kämie	E79.-	Störungen des Purin- und Pyrimidinstoffwechsels
	Lipidstoff-wechsel-störung	E78.-	Störungen des Lipoproteinstoffwechsels und sonstige Lipidämien
	Mangel-ernährung	E12.-	Diabetes mellitus in Verbindung mit Fehl- oder Mangelernährung [Malnutrition]
		M83.3-	Osteomalazie im Erwachsenenalter durch Fehl- oder Mangelernährung: [5. Stelle: 0-9]
		P05.-	Intrauterine Mangelentwicklung und fetale Mangelernährung
		E46	Nicht näher bezeichnete Energie- und Eiweißmangelernährung
		E41	Alimentärer Marasmus (Inkl. Mangelernährung)
		D53.-	Sonstige alimentäre Anämien
		E40	Kwashiorkor
		E63.-	Sonstige alimentäre Mangelzustände
		E64.-	Folgen von Mangelernährung oder sonstigen alimentären Mangelzuständen
		H28.1*	Katarakt bei sonstigen endokrinen, Ernährungs- und Stoffwechselkrankheiten
Infektions-krankheiten	Tuberkulose	A16.-	Tuberkulose der Atmungsorgane, weder bakteriologisch, molekularbiologisch noch histologisch gesichert
		A17.-+	Tuberkulose des Nervensystems
		A18.-	Tuberkulose sonstiger Organe
		A15.-	Tuberkulose der Atmungsorgane, bakteriologisch, molekularbiologisch oder histologisch gesichert
		G07*	Intrakranielle und intraspinale Abszesse und Granulome bei anderenorts klassifizierten Krankheiten
		B90.-	Folgezustände der Tuberkulose
		A19.-	Miliartuberkulose
		M01.1-*	Tuberkulöse Arthritis (A18.0+) [5. Stelle: 0-9]
		M49.0-*	Tuberkulose der Wirbelsäule (A18.0+) [5. Stelle: 0-9]
		N74.0*	Tuberkulöse Infektion der Cervix uteri (A18.1+)
		N74.1*	Tuberkulöse Entzündung im weiblichen Becken (A18.1+)
	Hepatitis	B19.-	Nicht näher bezeichnete Virushepatitis
		B15.-	Akute Virushepatitis A
		B16.-	Akute Virushepatitis B
		B17.-	Sonstige akute Virushepatitis
		B18.-	Chronische Virushepatitis
		K70.1	Alkoholische Hepatitis
		K71.2	Toxische Leberkrankheit mit akuter Hepatitis
		K71.3	Toxische Leberkrankheit mit chronisch-persistierender Hepatitis
		K71.4	Toxische Leberkrankheit mit chronischer lobulärer Hepatitis
		K71.5	Toxische Leberkrankheit mit chronisch-aktiver Hepatitis
		K71.6	Toxische Leberkrankheit mit Hepatitis, anderenorts nicht klassifiziert

Gruppe	Unter-gruppe	ICD	Diagnose
Infektions-krankheiten		K72.-	Leberversagen, anderenorts nicht klassifiziert (inkl. Hepatitis)
		K73.-	Chronische Hepatitis, anderenorts nicht klassifiziert
		K75.2	Unspezifische reaktive Hepatitis
		K75.3	Granulomatöse Hepatitis, anderenorts nicht klassifiziert
		K75.4	Autoimmune Hepatitis
	HIV-Infektion	B20	Infektiöse und parasitäre Krankheiten infolge HIV-Krankheit [Humane Immundefizienz-Viruskrankheit]
		B23.-	Sonstige Krankheitszustände infolge HIV-Krankheit [Humane Immundefizienz-Viruskrankheit]
		B24	Nicht näher bezeichnete HIV-Krankheit [Humane Immundefizienz-Viruskrankheit]
		Z21	Asymptomatische HIV-Infektion [Humane Immundefizienz-Virusinfektion]
Leber-erkrankungen	Leber-zirrhose / Chron.Leber schaden	K70.-	Alkoholische Leberkrankheit
		K71.-	Toxische Leberkrankheit
		K76.-	Sonstige Krankheiten der Leber
		K76.0	Fettleber [fettige Degeneration], anderenorts nicht klassifiziert (Inkl.: Nicht-alkoholische Fettleber)
		K70.-	Alkoholische Leberkrankheit
		K71.-	Toxische Leberkrankheit
		K72.-	Leberversagen, anderenorts nicht klassifiziert
		K73.-	Chronische Hepatitis, anderenorts nicht klassifiziert
		K74.-	Fibrose und Zirrhose der Leber
		K76.-	Sonstige Krankheiten der Leber
Dermatol.-allergol. Erkrankung	Kontakt-ekzem	L23.-	Allergische Kontaktdermatitis (Inkl.:Allergisches Kontaktekzem)
		L24.-	Toxische Kontaktdermatitis (Inkl.: Nichtallergische Kontaktdermatitis, Toxisches (irritatives) Kontaktekzem)
		L25.-	Nicht näher bezeichnete Kontaktdermatitis (Inkl.: Nicht näher bezeichnetes Kontaktekzem)
Nieren-erkrankungen	Nieren-insuffizienz	I12.0	Hypertensive Nierenkrankheit mit Niereninsuffizienz
		I13.1	Hypertensive Herz- und Nierenkrankheit mit Niereninsuffizienz
		I13.2	Hypertensive Herz- und Nierenkrankheit mit (kongestiver) Herzinsuffizienz und Niereninsuffizienz
		N17	Akutes Nierenversagen
		N18	Chronische Nierenkrankheit
		N19	Nicht näher bezeichnete Niereninsuffizienz
		O90.4	Postpartales akutes Nierenversagen
		P96.0	Angeborene Niereninsuffizienz
Rheum. und immunol. Erkrankung	Rheuma-toide Arthritis	C91.7-	Sonstige lymphatische Leukämie (Inkl.: Leukämie grob-granulierter Lymphozyten vom T-Zell-Typ (assoziiert mit rheumatoider Arthritis))
		M06.-	Sonstige chronische Polyarthritis
		M05	Rheum Arthrit
	Weitere entzündlich rheuma-tische Erkrank-ungen	M45.-	Spondylitis ankylosans
		M07*	Arthritis psoriatica und Arthritiden bei gastrointestinalen Grundkrankheiten
		M07.0*	Distale interphalangeale Arthritis psoriatica
		M07.1*	Arthritis mutilans
		M07.2*	Spondylitis psoriatica
		M07.3*	Sonstige psoriatische Arthritiden
		M09.0*	Juvenile Arthritis bei Psoriasis
		L40.5+	Psoriasis-Arthropathie
		M32.-	Systemischer Lupus erythematodes
		L93.-	Lupus erythematodes
		M34.-	Systemische Sklerose
		L94.1	Lineare oder bandförmige Sklerodermie

Gruppe	Unter-gruppe	ICD	Diagnose
Rheum. und immunol. Erkrankung	Weitere entzündlich rheuma-tische Erkrank-ungen	M35.0	Sicca-Syndrom [Sjögren-Syndrom]
		M34.1	CR(E)ST-Syndrom
		M33.-	Dermatomyositis-Polymyositis
		M35.1	Sonstige Overlap-Syndrome (Inkl.: Mixed connective tissue disease [Sharp-Syndrom])
		M31.3	Wegener-Granulomatose
		M31.5	Riesenzellarteriitis bei Polymyalgia rheumatica
		M35.3	Polymyalgia rheumatica
		M31.6	Sonstige Riesenzellarteriitis
Maligne Tumore		C44	Sonstige bösartige Neubildungen der Haut
		C43	Bösartiges Melanom der Haut
Neurolo-gische Erkrankungen	Multiple Sklerose	G35.-	Multiple Sklerose [Encephalomyelitis disseminata]
	Periphere Polyneuro-pathie	G60.-	Hereditäre und idiopathische Neuropathie
		G63	
		G61.1	Serumpolyneuropathie
		G62.-	Sonstige Polyneuropathien
	Morbus Parkinson	G20.-	Primäres Parkinson-Syndrom
		G21.-	Sekundäres Parkinson-Syndrom
Weitere Erkrankungen	Lipödem	R60.0	umschriebenes Ödem
	Lymphödem	I97.2	Lymphödem nach Mastektomie
		I89.	Lymphödem, anderenorts nicht klassifiziert
		Q82.0	Hereditäres Lymphödem

Tabelle 7: Produktgruppen hydroaktiver Wundauflagen mit Produktnamen und
Hersteller (Stand 31.01.2014)

Gruppe	Produktname	Hersteller	Zieh-ung
Alginate			
Alginate ohne Silber	Algisite M	Smith & Nephew	x
	Askina Sorb	B. Braun	x
	Biatain Alginate	Coloplast	x
	Seasorb Soft Alginatkompressen	Coloplast	x
	Seasorb Soft Alginatkompr	Coloplast	x
	Seasorb Soft Alginattamponade	Coloplast	x
	Seasorb Soft Alginattamp		x
	CURASORB Calciumalginat Kompressen	Covidien	x
	CURASORB Calciumalginat Tamponaden	Covidien	x
	Curasorb Plus	Covidien	x
	Curasorb Zinc	Covidien	x
	Cutimed Alginate Alginatkompressen	BSN medical	x
	Cutimed Alginate Alginattamponade	BSN medical	x
	Decutaster alginat Tamponade	ADL	x
	Decutaster alginat Kompressen	ADL	x
	DRACOALGIN	Dr. Ausbüttel & Co.	x
	Gota Sorb	Gothaplast GmbH	x
	Kaltostat Kompressen	ConvaTec	x
	Kaltostat Tamponade	ConvaTec	x
	Melgisorb Kompressen	Mölnlycke	x
	Melgisorb Tamponaden	Mölnlycke	x
	Melgisorb Plus Alginat Verband	Mölnlycke	x
	Melgisorb Plus Cavity Alginat	Mölnlycke	x
	Melgisorb Cavity Tamponanden	Mölnlycke	x
	Miro Sorb Calciumalginat Tamponade	Most Active Health Care GmbH	x
	Miro Sorb Calciumalginat Tamponade	Miro	x
	Miro Sorb Calciumalginattamponade Kompressen	Most Active Health Care GmbH	x
	Miro Sorb Calciumalginat Kompressen	Miro	x
	Nobaalgin Kompresse	NOBA	x
	Nobaalgin Tamponade	NOBA	x
	ROGG Calciumalginat Kompresse	ROGG	x
	ROGG Calciumalginat Tamponade	ROGG	x
	Sorbalgon Kompressen	Paul Hartmann	x
	Sorbalgon T	Paul Hartmann	x
	Sorbsan Kompressen	B.Braun	x
	Sorbsan Packing	B.Braun	x
	Sorbsan Plus Kompressen	B.Braun	x
	Sorbsan Ribbon	B.Braun	x
	Suprasorb A Calciumalginat Kompresse	Lohmann & Rauscher	x
	Suprasorb A	Lohmann & Rauscher	x
	Suprasorb A Calciumalginat Tamponade	Lohmann & Rauscher	x
	Tegaderm Alginate Kompressen	3M Medica	x
	Tegaderm Alginate Tamponaden	3M Medica	x
	Tegaderm Alginate FK	3M Medica	x
	Trigosorb Kompresse	MIV Management AG	x
	Trigosorb Tamponade	MIV Management AG	x
	TRIONIC Algosteril Wundauflage	Systagenix	x
	TRIONIC Algosteril Wundtamponade	Systagenix	x
	Urgosorb	URGO	x
	Urgosorb	URGO	x
Alginate mit Silber	Acticoat Absorbent	Smith & Nephew	x
	Algisite Ag Kompressen	Smith & Nephew	x
	Algisite Ag Tamponaden	Smith & Nephew	x
	Decutastar Alginat silver	ADL	x
	Melgisorb Ag Verband	Mölnlycke	x
	Miro silversorb	Most Active Health Care GmbH	x
	Miro silversorb	Miro	x
	Biatain Alginate Ag Kompressen	Coloplast	x
	Biatain Alginate Ag Tamponade	Coloplast	x
	Seasorb Ag Alginatverband	Coloplast	x
	Silvercel hydroalginat Tamponade	Systagenix	x
	Silvercel hydroalginat Tamponade	Johnson & Johnson	x

Gruppe	Produktname	Hersteller	Ziehung
Alginate mit Silber	Silvercel hydroalginat Verband	Systagenix	x
	Silvercel hydroalginat Verband	Johnson & Johnson	x
	Silvercel Non Adherent Kompressen	Systagenix	x
	Silvercel Non Adherent Kompressen	Johnson & Johnson	x
	Silvercel Non Adherent Tamponade	Systagenix	x
	Silvercel Non Adherent Tamponade	Johnson & Johnson	x
	Suprasorb A+Ag	Lohmann & Rauscher	x
	Suprasorb A+Ag	Lohmann & Rauscher	x
	TRIGOsorb silver Kompresse	MIV Management AG	x
	TRIGOsorb silver Tamponade	MIV Management AG	x
	Tegaderm Alginate Ag	3M Medica	x
	Tegaderm Alginate Ag Wundauflage	3M Medica	x
	Tegaderm Alginate Ag FK	3M Medica	x
	Tegaderm Alginate Ag Tamponaden	3M Medica	x
	Urgosorb Silver	URGO	x
	Urgosorb Silver	URGO	x
Hydrofaser/-fiber/Aquafaser ohne Silber	Aquacel Kompressen	ConvaTec	x
	Aquacel	ConvaTec	x
	Aquacel Extra	ConvaTec	x
	Aquacel Hydrosorption	ConvaTec	x
	Aquacel Surgical	ConvaTec	x
	Durafiber	Smith & Nephew	x
	Alpha Tüll	Sanofi-Aventis	x
	Textus balance	Biocell	x
mit Silber	Textus bioactiv	Biocell	x
	Aquacel Ag	ConvaTec	x
	Aquacel Ag Tamponade	ConvaTec	x
	Aquacel Ag Burn Handschuhe	ConvaTec	x
	Aquacel Ag Burn	ConvaTec	x
	Aquacel Ag Extra	ConvaTec	x
	Aquacel Ag+ Extra	ConvaTec	x
	Aquacel Ag+	ConvaTec	x
	Aquacel Ag Surgical	ConvaTec	x
	Durafiber Ag	Smith & Nephew	x
Hydrokolloide	Algoplaque Border	URGO	x
	Algoplaque Sacrum	URGO	x
	Algoplaque	URGO	x
	Algoplaque Film	URGO	x
	Askina Biofilm	B.Braun	x
	Askina Hydro	B.Braun	x
	CombiDERM Hydrosorption	ConvaTec	x
	CombiDERM N	ConvaTec	x
	Comfeel Plus Flexibler Wundverband	Coloplast	x
	Comfeel Plus Flexibler Wundverband Sakrum	Coloplast	x
	Comfeel Plus Druckentlastender Verband	Coloplast	x
	Comfeel Plus Contourierter Wundverband	Coloplast	x
	Comfeel Plus transparenter Wundverband	Coloplast	x
	Comfeel Paste	Coloplast	x
	Cutimed Hydro B	BSN medical	x
	Cutimed Hydro B	BSN medical	x
	Cutimed Hydro L	BSN medical	x
	Decutastar Hydrocolloid	ADL	x
	DracoHydro Hydrokolloid	Dr. Ausbüttel & Co	x
	DracoHydro dünn	Dr. Ausbüttel & Co	x
	DracoHydro ultra trans	Dr. Ausbüttel & Co	x
	GOTA DERM foam	Gothaplast GmbH	x
	GOTA DERM thin	Gothaplast GmbH	x
	Hydrocoll Wundverband	Paul Hartmann	x
	Hydrocoll concave	Paul Hartmann	x
	Hydrocoll thin	Paul Hartmann	x
	Hydrocoll sacral	Paul Hartmann	x
	Miro hydro S	Most Active Health Care GmbH	x
	Miro hydro S	Miro	x
	Miro hydro T	Most Active Health Care GmbH	x

Gruppe	Produktname	Hersteller	Ziehung
Hydrokolloide	Miro hydro T	Miro	x
	Nobacolloid	NOBA	x
	Nobacolloid transparent	NOBA	x
	Nu Derm Hydrokolloid Verband	Systagenix	x
	Nu Derm Hydrokolloid Verband	Johnson & Johnson	x
	Nu Derm Sacral	Systagenix	x
	Nu Derm Sacral	Johnson & Johnson	x
	Nu Derm Thin	Systagenix	x
	Nu Derm Thin	Johnson & Johnson	x
	Nu Derm Heel Elbow	Systagenix	x
	Nu Derm Heel Elbow	Johnson & Johnson	x
	Replicare	Smith & Nephew	x
	Replicare Thin	Smith & Nephew	x
	Replicare Ultra	Smith & Nephew	x
	Restore	Hollister	x
	Restore CX spezial Wundverband	Hollister	x
	Rogg Hydrokolloid	Rogg Verbandstoffe	x
	Rogg Hydrokolloid dünn	Rogg Verbandstoffe	x
	Suprasorb H	Lohmann & Rauscher	x
	Suprasorb H	Lohmann & Rauscher	x
	Suprasorb H	Lohmann & Rauscher	x
	Suprasorb H	Lohmann & Rauscher	x
	Tegaderm Hydrocolloid	3M Medica	x
	Tegaderm Hydrocolloid THIN	3M Medica	x
	Tegaderm Hydrocolloid Verband	3M Medica	x
	Tegaderm Hydrocolloid Verband THIN	3M Medica	x
	Trigocolloid	TRIGOcare GmbH	x
	Trigocolloid thin	TRIGOcare GmbH	x
	Trigocolloid foam	TRIGOcare GmbH	x
	Traumasive Film	Hexal	x
	Traumasive plus	Hexal	x
	Traumasive sacrum	Hexal	x
	Ultec Pro Hydrokolloidverband	Covidien	x
	Ultec Pro Sakral	Covidien	x
	Ultec Pro Hydrokolloidverband Border	Covidien	x
	Varihesive E	ConvaTec	x
	Varihesive E Border	ConvaTec	x
	Varihesive Extra dünn	ConvaTec	x
	Varihesive Signal	ConvaTec	x
Hydrogel Tubengele in Gelform	Askina Gel	B.Braun	x
	Askina Gel Hydrogel Wundauflage	B.Braun	x
	Cutimed Gel Hydro	BSN medical	x
	Decutastar Hydrogel	ADL	x
	DRACOHYDROGEL	Dr. Ausbüttel & Co	x
	Hydrosorb Gel steril	Paul Hartmann	x
	Hypergel steril	Mölnlycke	x
	Intrasite Gel	Smith & Nephew	x
	Miro-Gel	Most Active Health Care GmbH	x
	Miro Gel	Miro	x
	Nobagel	Noba	x
	Normlgel	Mölnlycke	x
	NU Gel	Systagenix	x
	NU Gel	Johnson & Johnson	x
	Purilon Gel	Coloplast	x
	Suprasorb G Amorphes Gel	Lohmann & Rauscher	x
	Tegaderm Hydrogel	3M Medica	x
	TRIGOgel	MIV Management AG	x
konservierte mit Octenidin /mit Polihexanid	Urgo Hydrogel	URGO	x
	Varihesive hydrogel	ConvaTec	x
	Octenilin Wundgel	Schülke & Mayr	x
	Draco Wundgel PHMB	Dr. Ausbüttel & Co	x
	LAVANID Wundgel	SERAG Wiessner	x
	Prontosan Wound Gel	B.Braun	x
	Prontosan Wound Gel X	B.Braun	x
	Rogg Hydrogel Plus	Rogg Verbandstoffe	x

Gruppe	Produktname	Hersteller	Ziehung
mit PVP-Jod	Repihtel Hydrogel	Mundipharma	x
Tubengel mit Silber und Alginat	Askina Calgitrol Paste	B.Braun	x
Weitere konservierte Hydrogele	CURAFIL	Covidien	x
	ActiMaris Wundgel	QuantumMedis Est.	x
	Anosteralyth Gel	AQUIS GmbH	x
	Biosept Wundgel	GlucoMetrix Pharma GmbH	x
	Flaminal Forte	Flen Pharma GmbH	x
	Flaminal Hydro	Flen Pharma GmbH	x
	Neutrosteralyth Gel	AQUIS GmbH	x
Hydrogel-kompressen	ApoCure Hydrogel	Karl Beese GmbH	x
	AUQAFLO Hydrogelverband	Covidien	x
	Elasto Gel Hydrogel Dressing	Velo Medzinprodukte GmbH	x
	Geliperm	Geistlich Pharma	x
	Geliperm perforiert	Geistlich Pharma	x
	GoTac Hydrogel-Pflaster	Gothaplast	x
	Hydrosorb Wundverband	Paul Hartmann	x
	Hydrosorb comfort	Paul Hartmann	x
	Miro aquapad	Most Active Health Care GmbH	x
	Miro aquapad	Miro	x
	NOBAGEL	NOBA	x
	Suprasorb G Gelkompr.	Lohmann & Rauscher	x
	TRIGOpad aqua	MIV Management Ag	x
Superabsorber/ Vlieskompresse mit Superabsorber	Askina Absorb+	B.Braun	x
	BIOSORB	Systagenix	x
	BIOSORB	Johnson & Johnson	x
	Curea P1 Superabsorbierender Wundverband	Curea medical	x
	Curea P1 Border		x
	Curea P1 drain	Curea medical	x
	Curea P2 Superabsorbierender Wundverband	Curea medical	x
	Cutisorb ultra	BSN medical	x
	DryMax Extra	mediSet GmbH	x
	DURAMAX	Smith & Nephew	x
	Eclypse	Advancis Medical Deutschland	x
	Eclypse Border	Advancis Medical Deutschland	x
	Eclypse Adherent	Advancis Medical Deutschland	x
	Eclypse Adherent Sacral	Advancis Medical Deutschland	x
	Eclypse Boot	Advancis Medical Deutschland	x
	KerraMax care	Rogg Verbandstoffe	x
	KerraMax care Border	Rogg Verbandstoffe	x
	Mextra Superabsorbent	Mölnlycke	x
	sorbion sachet S	sorbion AG	x
	sorbion sachet S plus	sorbion AG	x
	sorbion sachet S drainage	sorbion AG	x
	sorbion sachet sana	sorbion AG	x
	sorbion sachet sana multi star	sorbion AG	x
	sorbion sachet border	sorbion AG	x
	sorbion sachet drain	sorbion AG	x
	sorbion sachet multi star	sorbion AG	x
	sorbion sachet EXTRA	sorbion AG	x
	sorbion sachet XL	sorbion AG	x
	Tegaderm Superabsorber	3M Medica	x
	UrgoSuperabsorber	URGO	x
	Vliwasorb	Lohmann & Rauscher	x
	Vliwasorb adhesive	Lohmann & Rauscher	y
	Zetuvit plus	Paul Hartmann	x
Superabsorber/ Hydrokapillar-verband	Biatain Super nicht-haftend	Coloplast	x
	Alione	Coloplast	x
	Biatain Super selbst-haftend	Coloplast	x
	Alione nicht haftend	Coloplast	x

Gruppe	Produktname	Hersteller	Zieh-ung
Schaumverbänd feinporig mit Silber	Askina Calgitrol Ag	B.Braun	x
	UrgoCell Silver Verband	URGO	x
	UrgoCell Silver Non Adhesive Verband	URGO	x
	UrgoCell Ag Border	URGO	x
	Acticoat Moisture Control	Smith & Nephew	x
	Allevyn Silber Adhesive	Smith & Nephew	x
	Allevyn Silber non adhesive	Smith & Nephew	x
	Allevyn Ag Sacrum	Smith & Nephew	x
	Allevyn Silber Schaumverband	Smith & Nephew	x
	Allevyn Silber Schaumverband Ferse	Smith & Nephew	x
	Allevyn Ag Gentle	Smith & Nephew	x
	Allevyn Ag Gentle Border	Smith & Nephew	x
	Aquacel Ag Foam adhäsiv	ConvaTec	x
	Aquacel Ag Foam nicht adhäsiv	ConvaTec	x
	Aquacel Ag Foam ADHÄSIV Ferse	ConvaTec	x
	Aquacel Ag Foam ADHÄSIV Sakral	ConvaTec	x
	Biatain Ag selbst-haftend	Coloplast	x
	Biatain Ag Schaumverband	Coloplast	x
	Biatain Ag Schaumverband	Coloplast	x
	Biatain Ag Schaumverband Sakrum	Coloplast	x
	Biatain Ag Schaumverband Ferse	Coloplast	x
	Biatain Silikon Ag	Coloplast	x
	Mepilex Ag	Mölnlycke	x
	Mepilex Ag Heel	Mölnlycke	x
	Mepilex Border Ag	Mölnlycke	x
	Mepilex Border Sacrum Ag	Mölnlycke	x
	Mepilex Transfer Ag	Mölnlycke	x
	PolyMem Oval	mediSet GmbH	x
	PolyMem Wundpad Silver mit selbstklebendem Fixiervlies	mediSet GmbH	x
	PolyMem Finger Silber	mediSet GmbH	x
	PolyMem Max Silber	mediSet GmbH	x
	PolyMem Silber Wund Pad	mediSet GmbH	x
	PolyMem Silber Pad	mediSet GmbH	x
	PolyMem Sacral Silber	mediSet GmbH	x
	PolyMem Silver Shapes Oval	mediSet GmbH	x
	PolyMem Silver Shapes Sacral	mediSet GmbH	x
Cavity-Schäume zum Tamponieren mit Silber	Biatain Ag Schaumverband Cavity	Coloplast	x
	PolyMem Wic Silber	mediSet GmbH	x
Cavity-mit Polihexanid PHMB	PolyMem Wic Silver	mediSet GmbH	x
	Kendall AMD Border	Covidien	x
	Kendall AMD	Covidien	x
	Kendall AMD Plus	Covidien	x
	Kendall AMD Schaum Disk	Covidien	x
	Draco Foam PHMB	Dr. Ausbüttel & Co	x
	Draco Foam PHMB Ferse	Dr. Ausbüttel & Co	x
	Draco Foam infekt haft	Dr. Ausbüttel & Co	x
mit Ibuprofen	Biatain Ibu	Coloplast	x
	Biatain Ibu sanft-haftend	Coloplast	x
ohne Zusätze	ACTIVE Foam	Trusetal Verbandstoffwerk	x
	ACTIVE Foam	Trusetal Verbandstoffwerk	x
	Advazorb	Advancis Medical Deutschland	x
	Advazorb Border	Advancis Medical Deutschland	x
	Advazorb Border Lite	Advancis Medical Deutschland	x
	Advazorb Lite	Advancis Medical Deutschland	x
	Advazorb Heel	Advancis Medical Deutschland	x
	Advazorb Silfix	Advancis Medical Deutschland	x
	Advazorb Silfix Lite	Advancis Medical Deutschland	x
	Advazorb Silflo	Advancis Medical Deutschland	x
	Advazorb Silflo Lite	Advancis Medical Deutschland	x
	Allevyn Schaumverband	Smith & Nephew	x

Gruppe	Produktname	Hersteller	Zieh-ung
ohne Zusätze	Allevyn Schaumverband	Smith & Nephew	x
	Allevyn plus adhesive	Smith & Nephew	x
	Allevyn adhesive	Smith & Nephew	x
	Allevyn non adhesive	Smith & Nephew	x
	Allevyn plus adhesive	Smith & Nephew	x
	Allevyn Heel	Smith & Nephew	x
	Allevyn plus Sacrum	Smith & Nephew	x
	Allevyn Tracheotomy	Smith & Nephew	x
	Allevyn Tracheostomie	Smith & Nephew	x
	Allevyn Sacrum	Smith & Nephew	x
	Allevyn compression	Smith & Nephew	x
	Allevyn Gentle	Smith & Nephew	x
	Allevyn Gentle Border	Smith & Nephew	x
	Allevyn Gentle Border Heel	Smith & Nephew	x
	Allevyn Gentle Border	Smith & Nephew	x
	Allevyn Gentle Border	Smith & Nephew	x
Cavity- ohne	Allevyn Gentle Border Lite	Smith & Nephew	x
Zusätze	Allevyn Thin	Smith & Nephew	x
	Allevyn Life	Smith & Nephew	x
	Cutinova Hydro	Smith & Nephew	x
	Aquacel Foam adhäsiv	ConvaTec	x
	Aquacel Foam nicht adhäsiv	ConvaTec	x
	Aquacel Foam Ferse	ConvaTec	x
	Aquacel Foam Sakral	ConvaTec	x
	Askina Foam	B.Braun	x
	Askina ThinSite	B.Braun	x
	Askina Heel	B.Braun	x
	Askina Transorbent	B.Braun	x
	Askina Transorbent Sacrum	B.Braun	x
	Askina Transorbent Border	B.Braun	x
	Askina Tracheo	B.Braun	x
	Askina Touch	B.Braun	x
	Askina DresSil Border	B.Braun	x
	Askina DresSil	B.Braun	x
	Askina DresSil Sacrum	B.Braun	x
	Biatain	Coloplast	x
	Biatain adhesive	Coloplast	x
	Biatain	Coloplast	x
	Biatain non adhesive	Coloplast	x
	Biatain	Coloplast	x
	Biatain Schaumverband Sakrum	Coloplast	x
	Biatain Schaumverband Ferse	Coloplast	x
	Biatain Silicone Schaumverband	Coloplast	x
	Biatain Silicone Lite	Coloplast	x
	Kendall Schaumverband	Covidien	x
	Kendall Plus Schaumverband	Covidien	x
	Kendall Island Schaumverband	Covidien	x
	Kendall Schaumverband gefenstert	Covidien	x
	Cutimed Siltec	BSN medical	x
	Cutimed Siltec B	BSN medical	x
	Cutimed Siltec Heel	BSN medical	x
	Cutimed Siltec L	BSN medical	x
	Cutimed Siltec Sacrum	BSN medical	x
	Cutimed Siltec Plus	BSN medical	x
	Decutastar Foam A	ADL	x
	Decutastar Foam pur	ADL	x
	Decutastar Foam heel		x
	DracoFoam	Dr. Ausbüttel & Co	x
	DracoFoam haft	Dr. Ausbüttel & Co	x
	DracoFoam Ferse	Dr. Ausbüttel & Co	x
	DracoFoam Ulcus Set	Dr. Ausbüttel & Co	x
	Mepilex	Mölnlycke	x
	Mepilex Heel	Mölnlycke	x
	Mepilex Transfer	Mölnlycke	x
	Mepilex border	Mölnlycke	x

Gruppe	Produktname	Hersteller	Zieh-ung
Cavity- ohne Zusätze	Mepilex Border Flex	Mölnlycke	x
	Mepilex Border Sacrum	Mölnlycke	x
	Mepilex Border Heel	Mölnlycke	x
	Mepilex lite	Mölnlycke	x
	Mepilex Border lite	Mölnlycke	x
	Mepilex Border Post-OP	Mölnlycke	x
	Mestopore	Mölnlycke	x
	Miro absofoam	Most Active Health Care GmbH	x
	Miro absofoam	Miro	x
	Miro hydrofoam T	Most Active Health Care GmbH	x
	Miro hydrofoam T	Miro	x
	Miro hydrofoam S	Most Active Health Care GmbH	x
	Miro hydrofoam S	Miro	x
	NOBASPONGE	NOBA	x
	NOBASPONGE PLUS	NOBA	x
	NOBASPONGE Set	NOBA	x
	PermaFoam	Paul Hartmann	x
	PermaFoam comfort	Paul Hartmann	x
	PermaFoam sacral	Paul Hartmann	x
	PermaFoam tracheostomy	Paul Hartmann	x
	PermaFoam concave	Paul Hartmann	x
	HydroTac	Paul Hartmann	x
	HydroTac comfort	Paul Hartmann	x
	HydroTac sacral	Paul Hartmann	x
	Protek	Trusetal	x
	PolyMem Wund Pad	mediSet GmbH	x
	PolyMem Wundpad mit selbstklebendem Fixiervlies	mediSet GmbH	x
	PolyMem Wundpad mit selbstklebender PU-Folie	mediSet GmbH	x
	PolyMem Finger	mediSet GmbH	x
	PolyMem Max	mediSet GmbH	x
	PolyMem Sacral	mediSet GmbH	x
	PolyMem Tube	mediSet GmbH	x
	PolyMem Quadra Foam	mediSet GmbH	x
	PolyMem Spezial Pad	mediSet GmbH	x
	PolyMem Oval	mediSet GmbH	x
	Suprasorb P PU-Schaumv.	Lohmann & Rauscher	x
	ROGG Foam Kompressen	Rogg Verbandstoffe	x
	ROGG Foam adhesive	Rogg Verbandstoffe	x
	Tegaderm Foam	3M Medica	x
	Tegaderm Foam FK	3M Medica	x
	Tegaderm Foam Adhesive	3M Medica	x
	Textus biofix	Biocell	x
	Tielle Hydro	Systagenix	x
	Tielle Hydro	Johnson & Johnson	x
	Tielle Lite	Systagenix	x
	Tielle Lite	Johnson & Johnson	x
	Tielle Max	Systagenix	x
	Tielle Max	Johnson & Johnson	x
	Tielle Sacrum	Systagenix	x
	Tielle Sacrum	Johnson & Johnson	x
	Tielle Plus	Systagenix	x
	Tielle Plus	Johnson & Johnson	x
	Tielle Plus Heel	Systagenix	x
	Tielle Plus Heel	Johnson & Johnson	x
	Tielle Plus Sacrum	Systagenix	x
	Tielle Plus Sacrum	Johnson & Johnson	x
	Tielle Hydropolymerverband	Systagenix	x
	Tielle Hydropolymerverband	Johnson & Johnson	x
	UrgoCell Non Adhesive	URGO	x
	UrgoCell Adhesive Contact	URGO	x
	UrgoCell Contact	URGO	x
	UrgoCell Lite	URGO	x
	URGO Cell Heel contact	URGO	x
	UrgoTül Foam Border	URGO	x

Gruppe	Produktname	Hersteller	Ziehung
Cavity- ohne	UrgoTül Foam Border Sacrum	URGO	x
Zusätze	TRIGOfoam	MIV Management Ag	x
	Trigofoam adhesive	MIV Management Ag	x
Cavity-	Allevyn Cavity	Smith & Nephew	x
Schäume zum	Allevyn plus Cavity	Smith & Nephew	x
Tamponieren	Askina Foam Cavity	B.Braun	x
	Biatain cavity	Coloplast	x
	Cavi Care	Smith & Nephew	x
	Cutimed Cavity	BSN medical	x
	PermaFoam cavity	Paul Hartmann	x
	PolyMem WIC	mediSet GmbH	x
	Tielle packing	Systagenix	x
	Tielle packing	Johnson & Johnson	x
Schaumverbänd	EPIGARD	Biovision, Vertrieb MEDISAVE	x
offenporig	LIGASANO weiß	LIGAMED medical Produkte GmbH	x
	LIGASANO grün	LIGAMED medical Produkte GmbH	x
Folien/	Syspur derm	Paul Hartmann	x
semipermeable	Askina Derm	B.Braun	x
Transparentfolie	Bioclusive Select	Systagenix	x
steril	Bioclusive Select	Johnson & Johnson	x
	Blisterfilm	Covidien	x
	Hydrofilm Transparentverband	Paul Hartmann	x
	Leukomed T sterile Pflaster	BSN medical	x
	Leukomed T plus sterile Pflaster	BSN medical	x
	Mepore Film Pad	Mölnlycke	x
	Mepore Film	Mölnlycke	x
	Mepitel Film Folienverband	Mölnlycke	x
	Miro film frame Folienverband	Most Active Health Care GmbH	x
	Miro film frame Folienverband	Miro	x
	Miro Film Wundverband	Moist Active Health Care GmbH	x
	Miro Film Wundverband	Miro	x
	NOBADERM	NOBA	x
	OPSITE FLEXIGRID	Smith & Nephew	x
	Optiskin Film Pflaster	URGO	x
	Polyskin II Folienverband	Covidien	x
	Rogg Film Exakt	Rogg Verbandstoffe	x
	Rudafilm Verbandpfl. Transparent	NOBA	x
	Suprasorb F Folien	Lohmann & Rauscher	x
	Tegaderm Film	3M Medica	x
	Tegaderm 3M Film	3M Medica	x
	Tegaderm Plus Pad	3M Medica	x
	Tegaderm Transparentverband	3M Medica	x
	TRIGOFILM comfort	TRIGOcare GmbH	x
	TRIGOFILM pad	TRIGOcare GmbH	x
	TRIGOFILM	TRIGOcare GmbH	x
unsterile Folien	Fixomull transparent	BSN medical	x
von der Rolle	Hydrofilm Roll	Paul.Hartmann	x
	Mepore Film Roll Verband	Mölnlycke	x
	OPSITE FLEXIFIX PU Folie	Smith & Nephew	x
	OPSITE FLEXIFIX Gentle	Smith & Nephew	x
	Optiskin Film Roll	URGO	x
	Rogg Folienverband	Rogg Verbandstoffe	x
	RUDAFILM Pfl.	NOBA	x
	Suprasorb F Folien	Lohmann & Rauscher	x
	Tegaderm 3M Pflaster	3M Medica	x
	TRIGOFILM Rolle	TRIGOcare GmbH	x
	XTRATA Transparent Verband	mediSet GmbH	x

Gruppe	Produktname	Hersteller	Zieh-ung
Wundauflage feuchte Zel-lulose/Sonstige Wundauflagen			
ohne Zusätze	Suprasorb X HydroBalance Tamponade	Lohmann & Rauscher	x
	Suprasorb X HydroBalance Wundverband	Lohmann & Rauscher	x
mit PHMB	Suprasorb X + PHMB HydroBalance Tamponade	Lohmann & Rauscher	x
	Suprasorb X + PHMB HydroBalnace Wundverband	Lohmann & Rauscher	x
	Rogg Vulcosan AMC	Rogg Verbandstoffe	x
Saugspülkörper zur Nassthera-pie			
ohne Zusätze	TENDERWET 24 active	Paul Hartmann	x
	TENDERWET active cavity	Paul Hartmann	x
	TENDERWET Kompressen	Paul Hartmann	x
mit PHMB	TENDERWET plus Kompressen	Paul Hartmann	x
	TENDERWET plus cavity Kompressen	Paul Hartmann	x
Transparenter Hydroaktiv-verband	Tegaderm 3M absorbent	3M Medica	x
Aktivkohle-verbände	Actisorb Silberfrei	Systagenix	x
ohne Silber	Actisorb Silberfrei	Johnson & Johnson	x
	Askina Carbosorb	B.Braun	x
	CARBOFLEX	ConvaTec	x
	CARBO FLEX	ConvaTec	x
	Carbonet	Smith & Nephew	x
	Miro carbonpad	Most Active Health Care GmbH	x
	Miro carbonpad	Miro	x
	NOBACARBON Aktivkohle	NOBA	x
	TRIGOpad carbon	TRIGOcare GmbH	x
	Vliwaktiv	Lohmann & Rauscher	x
mit Silber	Actisorb 220 silver	Systagenix	x
	Actisorb 220 silver	Johnson & Johnson	x
	Vliwaktiv Ag	Lohmann & Rauscher	x
	Vliwaktiv Ag	Lohmann & Rauscher	x
	NOBACARBON Set Ag Kompr.	NOBA	x
Hydrophobe Wundauflagen	Cutimed Sorbact Kompressen	BSN medical	x
	Cutimed Sorbact Saugkompressen	BSN medical	x
	Cutimed Sorbact Tamponaden	BSN medical	x
	Cutimed Sorbact Tupfer	BSN medical	x
	Cutimed Sorbact Hydroactive Kompressen	BSN medical	x
	Cutimed Sorbact Gel Kompressen	BSN medical	x
	Cutimed Sorbact Hydroactive Border	BSN medical	x
	Cutimed Siltec Sorbact	BSN medical	x
	Cutimed Siltec Sorbact Sacrum	BSN medical	x
Aktive Wundauflagen	PROMOGRAN 28 qcmPROMOGRAN 28 qcm	Systagenix	x
Kollagen ohne Silber	PROMOGRAN 123 qcm	Johnson & Johnson	x
	PROMOGRAN 123 qcm	Systagenix	x
		Johnson & Johnson	x
	ABE-COLLAGEN	Beese	x
	MB Collagenvlies	Beese	x
	Catrix	Valeant	x
	NOBAKOLL	NOBA	x
	Rogg Bio-Kollagen	Rogg Verbandstoffe	x
	SorboCept C	PHRAMCept GmbH	x
	Suprasorb C Kollagen	Lohmann & Rauscher	x
Kollagen mit Silber	PROMOGRAN PRISMA	Systagenix	x
	PROMOGRAN PRISMA	Johnson & Johnson	x
Hyaluronsäure	Hyalogran	BIOS Naturprodukte GmbH	x
	Hyalofill F	At Technologies GmbH	x
	Hyalofill R	At Technologies GmbH	x
	Hyalomatrix PA	At Technologies GmbH	x
	Hyalosafe	At Technologies GmbH	x
	TEXTUS heal	Biocell	x

Gruppe	Produktname	Hersteller	Ziehung
Proteasen modulierender Salbenverband	CADESORB	Smith & Nephew	x
Schaumverband /Gaze mit NOSF	URGOSTART Verband	URGO	x
	URGOSTART Heel	URGO	x
	URGOSTART Tül	URGO	x
	URGOCEll Start Verband	URGO	x
Hämoglobin	Granulox	SastoMed	x
Chitosan	Quractiv Derm	Medoderm	x
	Chitoskin	Karl Beese GmbH	x
	Chitoderm plus	Trusetal Verbandstoffwerk	x
	Chitoderm Folienwundverband	Trusetal Verbandstoffwerk	x
	Chitoderm Wundauflage	Trusetal Verbandstoffwerk	x
Weitere Silberhaltige Wundauflagen	Acticoat	Smith & Nephew	x
	Acticoat Site	Smith & Nephew	x
	Acticoat 7	Smith & Nephew	x
	Acticoat Flex 3	Smith & Nephew	x
	Acticoat Flex 7	Smith & Nephew	x
Sonstige	Tegaderm 3M Matrix	3M Medica	x
Honig Produkte Gazen mit Honig	Actilite Honig Wundauflage	Advancis Medical Deutschland	x
	Activon Tulle	Advancis Medical Deutschland	x
	Medihoney Antibakterieller Tüllverband	ApoFit Arzneimittelvertrieb GmbH	x
	MELMAX	Principelle Deutschland	x
Tuben Honig	ACTIVON Tube	Advancis Medical Deutschland	x
	InfectoHoney Tube	Infectopharm	x
	Medihoney Antibakterieller Medizinischer Honig	ApoFit Arzneimittelvertrieb GmbH	x
	Medihoney medizinischer Honig Verband	ApoFit Arzneimittelvertrieb GmbH	x
Gelverband	Medihoney Antibakterieller Gelverband	ApoFit Arzneimittelvertrieb GmbH	x
	Medihoney HSC Hydrogelverband	ApoFit Arzneimittelvertrieb GmbH	x
Wundgel	Medihoney Antibakterielles Wundgel	ApoFit Arzneimittelvertrieb GmbH	x
	Medihoney Wundgel Verband Tube	ApoFit Arzneimittelvertrieb GmbH	x
Alginatwundauflage mit Honig	Algivon	Advancis Medical Deutschland	x
	InfectoHoney Alginat Wundauflage	Infectopharm	x
	Medihoney Apinate Alginatverband	ApoFit Arzneimittelvertrieb GmbH	x
	Medihoney Apinate Honig Alginatverband	ApoFit Arzneimittelvertrieb GmbH	x
	Medihoney Apinate med.Honig Alginatverband	ApoFit Arzneimittelvertrieb GmbH	x
Wundauflagen mit Honig	InfectoHoney Wundauflage	Infectopharm	x
Wundspüllösungen konserviert	ActiMaris Wundreinigungskonzentrat	QuantumMedis Est.	x
	Actimaris Wundspüllösung	QuantumMedis Est.	x
	Anosteralyth flüssig	AQUIS GmbH	x
	Anosteralyth 30%	AQUIS GmbH	x
	Biosept Wundspray	GlucoMetrix Pharma GmbH	x
	Biosept Wundspülung	GlucoMetrix Pharma GmbH	x
	Dermacyn	Fribamed	x
	Flamirins Wundspüllösung	Flen Pharma GmbH	x
	Neutrosteralyth flüssig	AQUIS GmbH	x
	Neutrosteralyth 30%	AQUIS GmbH	x
	Urgo steriles physiologisches Kochsalzlsg.	URGO	x
mit Polihexanid konserviert	LAVANID 2	SERAG WIESSNER KG	x
	LAVANID 1	SERAG WIESSNER KG	x
mit Polihexanid	Lavasorb	Fresenius Kabi	x

Gruppe	Produktname	Hersteller	Zieh-ung
konserviert	Prontosan Wound Spray	B.Braun	x
	Prontosan Wundspüllösung	B.Braun	x
	Prontosan W Wundspüllösung	B.Braun	x
	Urgosan Wundspüllösung	URGO	x
mit Octenidin konserviert	Octenilin Wundspüllösung	Schülke & Mayr	x
Wundspül-lösung unkonserviert	TENDERWET Solution	Paul Hartmann	x
Sonstige Wundauflagen	ASKINA ThinSite	B.Braun	x
	CUTICELL Epigraft	BSN medical	x
	GLYCOcell	MEDI-GLOBE GmbH	x
	GLYCOcell Fixoform	MEDI-GLOBE GmbH	x
	GLYCOcell Gel	MEDI-GLOBE GmbH	x
	GLYCOcell Soft	MEDI-GLOBE GmbH	x
	GLYCOcell Soft SondoFix	MEDI-GLOBE GmbH	x
	GLYCOcell Soft MiniFix	MEDI-GLOBE GmbH	x
	GLYCOcell Soft VnFix i.v.	MEDI-GLOBE GmbH	x
	Mestopore absorbierender Stomaverband	Mölnlycke	x
	Principelle Matrix Hydrogelkompresse	Principelle Deutschland	x
	Principelle Matrix Border	Principelle Deutschland	x
	Principelle IF Wundauflage	Principelle Deutschland	x
	Versiva XC	Convatec	x
	Versiva XC	Convatec	x
	Versiva XC	Convatec	x
	Versiva XC	Convatec	x
Wundauflagen zur Narben-reduktion	*Cica Care*	*Smith & Nephew*	
	Mepiform	*Mölnlycke*	
Produkte, Unterstützung Wundreinigung	Debrisoft	Lohmann & Rauscher	x
	LIGASANO Wundputzer weiß	LIGAMED medical Produkte GmbH	x
	LIGASANO Wundputzer grün	LIGAMED medical Produkte GmbH	x
	LIGASANO Wundputzer 2x5x5 cm	LIGAMED medical Produkte GmbH	x
	URGOCLEAN Kompresse	URGO	x
	URGOCLEAN Tamponade	URGO	x
Spezielle lokale Verfahren modernen Wund-versorgung	*ATMOS S041 Wound*	*ATMOS MedizinTechnik*	
Lokale Unterdruck-therapie/Vakuu mversiegelung (nur Pumpen)	*Avance Pumpe Negative Pressure Wound Therapy*	*Mölnlycke*	
	CADITEC MV1 Mobiles programmierbares Niedervakuumsystem	*CADITEC Medical und Technic GmbH*	
	Eurosets MOBI.S, Mobiles Saugsystem	*CADITEC Medical und Technic GmbH*	
	CuraSul WoundCare V12 NPWT-Pumpe	*mtm medical*	
	RENASYS EZ PLUS	*Smith & Nephew*	
	RENASYS GO	*Smith & Nephew*	
	Suprasorb CNP P1	*Lohmann & Rauscher*	
	Suprasorb CNP P2	*Lohmann & Rauscher*	
	Vivano®Tec Unterdruckeinheit	*Paul Hartmann*	
	VacuMat 300ST	*ProMateum GmbH*	
	VENTURI AVANTI	*Qanun Medical*	
	VENTURI COMPACT	*Qanun Medical*	
	WoundASSIST-TNP-System	*ArjoHuntleigh*	
	V.A.C. Ulta™ Unterdruck-Wundtherapie-System	*Firma KCI*	
	Info V.A.C. Unterdruck-Wundtherapiesystem	*Firma KCI*	
	V.A.C. Via™ Unterdruck-Wundtherapiesystem	*Firma KCI*	
	ActiV.A.C.™ Therapy Einheit	*Firma KCI*	

Tabelle 8: Produktgruppen nicht-hydroaktiver Wundauflagen mit Produktnamen und Hersteller (Stand 31.01.2014)

Gruppe	Produktname	Hersteller	Ziehung
Wunddistanzgitter			
ohne Silber	ADAPTIC TOUCH	Systagenix	x
	ADAPTIC TOUCH	Johnson & Johnson	x
	Askina SilNet	B.Braun	x
	Cuticell Contact	BSN medical	x
	DRACOTÜLL Sil.	Dr. Ausbüttel & Co	x
	Duratouch	Smith & Nephew	x
	Hydrotüll	Paul Hartmann	x
	Intrasite Conformable	Smith & Nephew	x
	Mepitel Silikon	Mölnlycke	x
	Mepitel Netzverband	Mölnlycke	x
	Mepitel One	Mölnlycke	x
	Physiotulle Verband	Coloplast	x
	Physiotulle	Coloplast	x
	Physiotulle Wundverband	Coloplast	x
	ROGG Silikon ES	Rogg Verbandstoffe	x
	Silflex	Advancis Medical Deutschland	x
	sorbion plus	sorbion AG	x
	URGOTÜL	URGO	x
	Urgotül soft	URGO	x
	URGOTÜL Comfort	URGO	x
	URGOTÜL Duo	URGO	x
	URGOTÜL Lite Border	URGO	x
	URGOTÜL Lite		x
	VivanoMed Silicone Layer	Paul Hartmann	x
	Tegaderm Contact	3M Medica	x
	APOCURE Hydrogel Net	Beese	x
mit Silber	Atrauman Ag	Paul Hartmann	x
	Urgotül Ag Lite Border	URGO	x
	Urgotül Silver	URGO	x
mit Silbersulfadiazin	Physiotulle Ag	Coloplast	x
	Urgotul S Ag	URGO	x
Fettgazen	ADAPTIC	Systagenix	x
	ADAPTIC	Johnson & Johnson	x
	ADAPTIC DIGIT	Systagenix	x
	ADAPTIC DIGIT	Johnson & Johnson	x
	Atrauman	Paul Hartmann	x
	Branolind	Paul Hartmann	x
	Cuticell Salbenkompresse	BSN medical	x
	Cuticell Classic	BSN medical	x
	Cuticerin	Smith & Nephew	x
	GOTA TÜL Salbenkompressen	Gothaplast GmbH	x
	Grassolind	Paul Hartmann	x
	Jelonet	Smith & Nephew	x
	Lomatuell H	Lohmann & Rauscher	x
	NOBACUTIS	NOBA	x
	OLEO Tüll classics	Sanofi-Aventis	x
	Oleo Tüll	Sanofi-Aventis	x
	SOFRA TÜLL classics	Sanofi-Aventis	x
	Sofra Tüll	Sanofi-Aventis	x
	Textus Biotüll	Biocell GmbH	x
	VASELINE Gaze	Covidien	x
mit Chlorhexidin	Bactigras	Smith & Nephew	x
mit PVP-Iod	Betaisodona Wundgaze	Mundipharma GmbH	x
	Inadine	Systagenix	x
	Inadine	Johnson & Johnson	x

Gruppe	Produktname	Hersteller	Ziehung
Mullkompressen	Askina Mullkompressen	B.Braun	x
	Cutisoft Cotton Kompressen	BSN medical	x
	ES Kompressen	Paul Hartmann	x
	Gazin Kompressen	Lohmann & Rauscher	x
	NOBA Mullkompressen	NOBA	x
	Urgo Mullkompressen	URGO	x
mit Polihexanid PHMB	Kerlix AMD	Covidien	x
Vlieskompressen	Cutisoft Kompressen	BSN medical	x
	Medicomp Kompressen	Paul Hartmann	x
	Medicomp Extra Kompressen	Paul Hartmann	x
	NOBATOP	NOBA	x
	Topper	Systagenix	x
	Topper	Johnson & Johnson	x
	Vliwasoft Vlieskompressen	Lohmann & Rauscher	x
Kombinierte Saugkompressen	Askina Pad	B.Braun	x
	Ete	Mölnlycke	x
	Melolin	Smith & Nephew	x
	Mesorb	Mölnlycke	x
	Metalline Kompressen	Lohmann & Rauscher	x
	NOBA Saugkompressen	NOBA	x
	Nobasorb	NOBA	x
	Solvaline N	Lohmann & Rauscher	x
	Surgipad	Systagenix	x
	Surgipad	Johnson & Johnson	x
	Telfa Wundauflagen	Covidien	x
	Telfa Island Wundauflagen	Covidien	x
	Telfa Max Wundverband	Covidien	x
	Telfa Plus Wundauflage	Covidien	x
	Urgo Pad	URGO	x
	Vliwazell Kompressen	Lohmann & Rauscher	x
	Vliwin	Lohmann & Rauscher	x
	Zetuvit Saugkompresse	Paul Hartmann	x
Wundschnellverbände /Pflaster	Alldress	Mölnlycke	x
	Askina soft Wundverband	B.Braun	x
	Cosmopor steril	Paul Hartmann	x
	Curapor Wundverband transparent	Lohmann & Rauscher	x
	Cutifilm plus	Smith & Nephew	x
	Cutiplast steril	Smith & Nephew	x
	DRACOPOR Wundverband	Dr. Ausbüttel & Co	x
	HANSAPOR steril	Smith & Nephew	x
	Leukomed sterile Pflaster	BSN medical	x
	Leukomed tranps.plus sterile Pflaster	BSN medical	x
	Medipore + Pad	3M Medica	x
	Mepore Wundverband	Mölnlycke	x
	Mepore Pro Steril Pflaster	Mölnlycke	x
	Opsite Post OP Verband	Smith & Nephew	x
	Optiskin Pflaster	URGO	x
	Primapore Wundverb.	Smith & Nephew	x
	Rudavlies	NOBA	x
	Rudafilm	NOBA	x
	Steripad	Systagenix	x
	Steripad	Johnson & Johnson	x
	Tegaderm 3M Plus Pad	3M Medica	x
	Telfa Island	Covidien	x
	Telfa Plus Island	Covidien	x
	Viasorb	Covidien	x
	Urgosterile Wundverband	URGO	x

Printed in the United States
By Bookmasters